手术室护理查房
实战案例

主　编　吴春梅　　任玲爱　　戴靖华

副主编　张满红　　高文汇　　栗光青　　边海燕

山西出版传媒集团　　山西科学技术出版社

太原

《手术室护理查房实战案例》
编著者名单

名誉主编：王菊子

主　　编：吴春梅　任玲爱　戴靖华

副 主 编：张满红　高文汇　栗光青　边海燕

编　　委（按姓氏汉语拼音为序）：

　　　　　边海燕　白雪韬　戴靖华　代慧慧　段　莎　高文汇　高　宏

　　　　　郭　宁　栗光青　李　娜　莫存芳　任玲爱　吴春梅　王芳芳

　　　　　王文君　王佳宁　杨　芳　杨红霞　张满红　张晓丽　赵　青

　　　　　翟娟娟　赵　蓉　郑慧杰　张　旭　张文珍　朱　玢

校　　对：边海燕　任玲爱

前　言

　　手术室作为外科手术治疗和急危重症患者抢救的场所，是培养护士应急、应变、抢救、反应能力的科室，其工作质量直接影响医院的医疗质量和患者的安危，同时也承载了医院引领外科专业发展、实现外科医护价值、完成手术患者医疗救治的重托。随着诊疗技术的发展和医学分科的高度专科化，手术种类越来越多，高、精、尖技术不断开展，仪器设备不断改进与创新，手术室护理工作的内涵也随之深化，对手术室专科护士在手术技能、仪器设备使用、应急综合能力等方面提出了更高的要求。

　　国家卫生健康委员会颁发的《全国护理事业发展规划（2021—2025年）》主要任务中指出，要建立护士培训机制，提升专业素质能力，重点加强新入职护士、专科护士、护理管理人员、社区护士、助产士等的培训，切实提高护理专业素质和服务能力。手术室护理作为护理专业的重要组成部分，为适应新形势下手术室护理专业的发展需求，迫切需要提升专业素质能力的新途径。

　　手术室护理查房是手术室业务学习的一种方法，对提高手术室护士的业务素质和手术配合质量，深化手术室内涵建设，推动护理程序在手术室的运用，起到一定的促进作用。在护理查房过程中，可以培养护理人员独立思考，运用多学科知识去发现问题、分析问题和解决问题的能力，锻炼其沟通、写作、语言表达及运用高科技手段获取信息的能力。同时，通过护理查房的积累，使护理人员在护、教、研各方面的能力都得到提高。由此可见，高质量的护理查房是评价护理质量、提高护理水平的有效手段，有利于提高护理人员的综合能力。

《手术室护理查房实战案例》通过对手术室护理查房类型、研究现状、系统化的查房方法论进行详尽阐述，结合手术室查房特点，基于CDIO，即构思（Conceive）、设计（Design）、实现（Implement）、运作（Operate）教育模式，进行手术室护理查房程序设计，并灵活运用于各专科组查房活动中，充分将理论结合实践进行长达四年的多学科联合手术室护理查房，总结了大量的经验，特编写此书。本书的出版为手术室人员入职后继续教育、手术室护理科研及专科护士系统化培养提供了切实可行的新途径，对促进手术室专科护士培训的科学化、人才队伍的高素质化有着深远的意义。

由于本书撰写时间有限，受编写人员水平和所在医院环境等原因的限制，还有诸多不完善的地方，恳请阅读本书的手术室护理同仁给予批评指正，共同成长，我们将不胜感谢！

山西省人民医院

院长

目　录

第四章　手术室护理查房实践案例

第一章

相关基础理论

第一节　护理查房概述

查房是医院医疗、护理活动中不可缺少的临床活动之一，也是最主要、最常用的方法之一，是保证医疗护理质量和提升医务人员基本素质的重要环节。护理查房是护理管理中评价护理程序的实施效果，了解护士工作性质的一种最基本、最常用、最主要的方法，也是检查护理质量、落实规章制度、提高护理质量及护理人员业务水平的重要举措，其内容包括基础护理的落实、专科疾病护理、心理护理、技术操作、护理制度的落实等，其本身属于护理管理系统中的一个子系统。根据我国《护理管理标准及审评办法（试行）》，二、三级医院护理管理标准中明确规定"要定期组织护理业务学习，开展护理查房，组织护士长夜查房"。随着医学科学的发展，护理学的研究范围越来越大，临床护理所面临的难题也越来越多，因此开展临床护理业务查房有其必要性。另外，护理业务查房制度是护理核心制度之一，要想提高全院护理业务水平，规范护理核心制度，就必须组织护理业务查房。

一、护理查房的指导思想

自整体护理开展以来，护理查房的指导思想主要有两种。一种是"以患者为中心，以护理程序为框架"的护理查房，从对患者健康资料的收集整理、确定护理诊断、制订计划、实施及评价等五个环节进行全面、动态的评估，发现问题，讨论并解决问题，适用于各种类型的护理查房，目前这种查房形式已在全国护理界逐渐被接受和推广。另一种是"以问题为中心"的护理查房，以理论联系实际为出发点，以护理服务中遇到的具体问题为基础，能发挥护士的主观能动性，锻炼和培养护理人员的创新思维及独立分析问题、解决问题的能力，达到灵活运用多学科知识发现问题、分析问题和解决问题的目的。因此，近年来护理查房越来越受到护理管理者的青睐。

二、护理查房的目的和意义

护理查房的目的在于根据患者的病情、心理状况和生活习惯，制订合理的护理方案，实施并观察护理效果，检查护理工作完成情况和质量，发现问题并及时调整方案，是提高护理质量的重要环节。护理查房还可以结合临床护理实践进行教学工作，是培养各级护理人员的重要手段。因此，它在护理工作中是一项既有实践指导意义又有临床教学意义的护理活动。主要表现在以下三个方面：

1.对护士来说，能激发其学习多学科知识的兴趣，提高运用多学科知识分析问题、解决问题的能力及临床护理质量，使护理人员的知识、技能，以及观察、思考、收集资料、分析问题和解决问题的能力都得到不同程度的提高。同时，通过多种护理查房形式，促进护理科研工作的发展。

2.对护理管理者来说，护理查房能及时发现危重患者护理中存在的问题，得以了解护士解决问题的能力。通过查房，发现问题，解决问题，对责任护士的工作起到指导和监督作用，同时能及时了解危重患者的护理质量，规范护理人员的文书书写，帮助护士解决疑难问题，促进新技术、新方法的临床应用。此外，开展护理查房对护士长自身也是一个良好的学习与提高的过程。

3.对患者来说，能得到更全面、优质服务。通过护理查房，可融洽护患关系，并使患者掌握相关的疾病知识，解除思想顾虑，主动配合治疗和护理，从而提高护理质量。对危重患者的护理查房，能够解决重症患者的疑难问题，提高危重患者的护理质量。

三、护理查房相关术语和基本分类方法

护理查房是指为提高临床护理人员专科护理水平，针对解决某一专科疾病护理过程中的重点、难点问题而进行的护理活动，其对象是具有一定理论基础和临床经验的护理人员。根据接受护理查房患者的病情、查房内容和目的不同，护理查房常分为以下三种形式：临床护理查房、护理个案查房与护理教学查房。

（一）临床护理查房

1.概念

临床护理查房也称专科护理查房，是护士长在护理质量管理过程中，根据患者病情或对责任

护士质量管理的需要，以解决现存问题为目标的一种实用性较强、时间较短的简捷实用型查房形式。通过责任护士对患者现存护理问题、措施及效果的汇报，护士长对患者的专科查体及交流，了解患者的护理效果和需求，评价责任护士的工作质量及对患者的护理效果，对存在的问题提出修正意见。

2.解析

查房时间一般安排在床头交接班时或治疗、护理措施基本完成之后。如在交接班时，应遵循"简短实用"的原则解决实际护理问题，如为计划安排者，应按照规范的临床查房形式进行。案例应选择新入院、危重、病情复杂或采用新开展治疗、护理措施的患者，主要对患者现存的护理问题进行查房。通过查房，了解患者情况，掌握责任护士的工作质量，及时指导责任护士解决问题，确保患者护理效果。临床护理查房要注重实用性、及时性，使责任护士在短时间内得到及时、有效的指导，避免繁琐不实际的查房形式。

（二）护理个案查房

1.概念

护理个案查房是指由病区护士长根据疑难复杂患者病情及医疗护理特殊状况的需要有计划安排的查房，查房一般由护士长主持，高职称护师参加，根据责任护士的病情报告，查房者对患者的护理查体，与患者及家属的交流，对患者的护理方案、护理问题、护理措施、护理难点进行检查、讨论、修正，制订新的护理措施的过程，是一种以解决复杂疑难问题为主要目标的护理查房形式。

2.解析

护理个案查房是根据患者病情及医疗护理特殊状况的需要有计划安排的，以解决患者护理方案为中心的查房形式。需要讨论解决一些特殊及疑难的问题，拿出一些新的措施或指导性意见，一般由本护理单元内的各级护士参加，也可邀请主管医生及其他相关专业的人员（如营养师、药剂师等）参加。查房时间可事先安排，也可根据病情或责任护士的需要临时安排。此类查房是针对患者护理中的疑难点及护理方案的不足之处进行的专项护理查房，如患者采取常规护理措施效果不好、新出现的护理问题尚无成功经验等，选择的案例可以存在上述一种或多种情况。

查房者可以是本病房的高年资护师，也可以外请护理专家或跨科室邀请专科护理骨干。通过查房，达到解决护理难点、及时修正护理措施、明确下一步护理方案、提高患者护理效果的目的。通过护理查房可检验查房者及护士知识深度，锻炼临床护士、高职称护师的独立思考能力，是提升护理队伍整体水平的最有效的查房形式。这种查房形式要求护理管理者具有准确、及时选择案例的能力，查房者应具有敏锐的观察能力、一定的判断能力、较高的学识水平、较强的指导能力，要求责任护士具有发现问题、提出问题的能力等，因此各级护士均应在充分准备的基础上，参加护理个案查房。

（三）护理教学查房

1.概念

护理教学查房是临床总带教根据本专业教学大纲的要求，选择本病区主要病种、病情相对复杂、非急性期的患者为查房对象。通过责任护生的病情报告，责任护士的补充，总带教护士的护理查体，与患者及家属的交流，对所查患者的护理方案、护理措施、护理效果进行评价、分析与指导，对疾病涉及的相关知识和前沿信息进行讨论、讲解和指导的过程。它是以引导护生实际运用护理程序护理患者，掌握专科病种患者护理问题的确定、护理措施的制订与实施、护理效果的评价，达到提高专科理论知识与锻炼实践能力的目标。

2.解析

护理教学查房应选择各专科主要病种、病情相对复杂、涉及相关知识较广的病例。通过教学查房，护生通过对所查患者的病史、病情、诊断、治疗、护理问题、措施及效果的了解，开展本病种相关知识的学习讨论，深入掌握与该病种相关的解剖、病理生理、症状、体征、治疗的护理特点，掌握对本病种存在的护理问题、护理措施的确定及护理效果评价的能力，以达到理解患者、认识疾病、提高患者护理效果的目标。查房对象应选择各专科主要病种、病情相对复杂且稳定、非急性期的患者；应侧重选择专科性强、典型、涉及相关知识较广的病例。达到实习大纲要求的知识，锻炼责任护生报告病例的能力，使其他护生掌握护理程序的运用，复习并掌握相关的理论知识及前沿信息。

在对护生的临床带教活动中，教学查房是最重要的活动之一。在查房前，护生对所查病例的了解程度、责任护士对患者的了解程度、责任护士的针对性指导都非常重要，这些是保证查房效果的前提。查房者的知识水平、对患者的了解程度、对疾病知识的掌握程度、对疾病前沿信息的掌握程度，都是让患者信任，使护生提高学习欲望的基础。特别是大专以上学历的护生，还应掌握查房程序，以便在就业后尽快地具备查房能力。

四、护理查房的其他分类方法

1.按查房性质分为临床业务查房、教学查房和常规评价性查房

（1）临床业务查房：是以临床罕见病例、特殊危重病例、复杂大手术、新业务、新技术、特殊检查、护理工作中经常遇到的问题及工作中的经验教训等为主要内容进行的护理查房。

（2）教学查房：是由带教老师按教学大纲要求，组织护生选择一种典型病例或问题为重点而进行的护理查房。

（3）常规评价性查房：是通过检查护理程序的实施情况，如护理措施的落实情况、护理效果等，从而改进护理方法，提高护理质量为主要内容的护理查房。

2.按方法分类可分为评价性查房、对比性查房、典型个案查房、综合示范性查房

（1）评价性查房：评价的内容主要有整体护理、护理管理、护理教学、护理科研等。如整体护理评价方面，每天由主管护士对本组患者查房，了解、评估患者病情，分析病情变化，提出护理诊断，落实护理措施，并评价护理效果，此种方式具有一定的理论及实际指导意义，体现了以患者为中心的工作模式。

（2）对比性查房：分横向比较和纵向比较两类。横向比较是指在患同一类型疾病且接受同一治疗方案的不同个体间的比较，如接受放疗的不同淋巴瘤患者间的比较，以制订出更加个体化的护理方案。纵向比较是在同一疾病类型、不同时期的患者间进行比较，如同为胃癌患者的早、中、晚期的比较，从而找出不同阶段的护理重点。

（3）典型个案查房：有针对性地选择疑难、危重或典型的病例进行分析、提问、总结。对技术操作进行示范，提出收集患者资料的方法及注意问题，讨论患者的护理诊断、护理措施，评价护理效果。查房时分析典型个案患者的心理情况及应给予的心理指导，讲解对患者的健康教育及专科护理的注意问题等。针对临床护理工作中存在的问题强调基本理论和新知识。通过查房使护士懂得如何运用护理程序。

（4）综合示范性查房：一般针对实习护生或低年资护士，教学中选择有代表性的病例。查房时注意讲解、收集资料、分析护理诊断、落实护理措施、评价护理效果等，并做技术性示范。通过加强查房中对操作技术的示范操作、介绍操作难点和护理经验，有助于提高查房对象的操作水平。

3.按护理能级分类

三级查房指护士组长、护士长和护理部，在整体护理病区中指临床护士、护士组长、护士长。运用护理程序开展分级护理查房可充分发挥不同能级护士的技术优势，起到各尽所能的作用。

4.按时间分类

分早、中、晚一日三次查房。

5.按任务来源分类

分为上级指派和自由申请两种查房形式。

第二节　护理查房方法论

护理查房是护理管理者评价护理程序实施效果、了解护士工作质量的一种最基本、最常用、最主要的方法，它能够解决护理工作中的难点、疑点问题，是提高护士业务能力，全面考核护士素质的重要途径。护理查房的质量直接关系着临床护理质量，护理查房的方法直接影响查房效果，现将近年来临床常用的教学查房方法总结如下。

一、常用教学查房方法

（一）PBL 教学法

即以问题为基础的学习（Problem based learning，PBL）教学法，是1969年由美国神经病学教授Barrows在加拿大麦克马斯特大学首创的，自2002年引入我国医学教育中。该方法是一种以护生为中心、教师为引导、小组为单位，围绕问题进行讨论的教学形式，其核心思想是将问题作为学习和整合新知识的起点。

1.应用过程

以问题为基础的教学查房，由带教老师帮助护生或和护生一起选择教学大纲范围内较典型、有代表性的病例，并由护生复习或预习（可以是理论课上未学习过的内容），查找相关资料，设计问题，然后护生自己去学习有关知识，找出解决问题的答案，做好讨论发言的准备。主要围绕临床护理实践中所遇到的难点、疑点、重点问题及一些特殊病例的护理体会展开讨论。查房过程由带教老师和护生轮流主持或护生独立主持，讨论中由护生唱主角，以提出的问题为中心，积极参与讨论，发表自己的观点和见解，不同观点间可以争论。在相互交流中，带教老师不断地引导、启发，鼓励护生提出各种问题，最后由带教老师总结点评。

2.对护理教学查房的作用

以问题为基础的教学方法，改变了传统的灌输式、填鸭式的教学方法，要求护生围绕问题查找资料，不断学习。查房前的准备促使护生自觉地去翻阅资料、复习所学知识，有效提高了护生学习的自觉性；积极的讨论活跃了教学的气氛，使护生变被动输入为主动参与，有利于激发护生学习的兴趣；通过设疑—提问—讨论分析—总结，使护生对所学知识有了更深刻的理解，从而有效地应用到护理临床实际中去，有助于培养和提高护生发现问题、分析问题、解决问题的能力，以及锻炼其评判性思维；为护生锻炼沟通和语言表达能力，促进教学相长，更好地互相配合提供了平台；使护生的综合素质得到提高，从而提高了护理教学查房质量和护生护理实习的效果。

（二）叙述性教学法

叙述性教学法是1995年由Diekelmann提出，是以对话形式（或称讲故事形式）进行教与学的过程，其特点是运用了解释现象学和注释学。该教学法通过护士、护理对象和其他卫生保健工作者之间的对话，对护生具有一定的启发性、引导性。

1.应用过程

叙述性教学法叙述、解释的内容可以是患者典型的健康问题及亲身经历，查房中护生通过讲故事的形式和护理对象交谈。

2.对护理教学查房的作用

护生可以学会从语境中思考并解决其中的问题，增强护患之间的信任感，充分调动护生学习积极性，培养护生主动获取知识、分析问题、解决问题的能力，锻炼护生语言表达能力。通过查房，除了使护生掌握专业理论知识外，还应从人文关怀和护理照护方面得到启发。

（三）点拨教学法

所谓点拨就是教师针对护生学习过程中存在的知识障碍、思维障碍与心理障碍，运用画龙点睛和排除障碍的方法，启发护生开动脑筋，自己进行思考与研究，寻找解决问题的途径与方法，以达到掌握知识并发展能力的目的。所谓"点"，就是点要害，抓重点；所谓"拨"，就是拨疑难，排障碍。

1.应用过程

采用点拨教学法进行护理教学查房，带教老师结合所选病例和查房目标提出有关护生对本病存在的知识障碍、思维障碍和心理障碍的问题；护生通过检索相关资料，并结合患者的个体情况，分析问题的症结并提出解决的方法；在查房讨论中带教老师使用画龙点睛和排除故障的方法，抓住问题的关键，引导和启发护生积极思考，协助护生寻找解决患者问题的答案。

2.对护理教学查房的作用

点拨教学法鼓励护生积极参加教学活动，大大激发了护生学习的积极性。在师与生、生与生之间形成一种共同研究、相互切磋、彼此商量、集体琢磨的氛围。极大地拓展了教学思维和信息交流空间，提高了教学效率和效果。点拨教学法要求教师要具备深刻的洞察力和良好的辨析力，善于从护理教学查房过程中发现问题并采取相应的对策，通过适时点拨查房目的、学习方法、查房重点、关键点、难点、疑点，帮助护生逾越障碍，提高查房效果。

（四）CBL 教学法

CBL教学法即案例教学法（Case-based learning，CBL），其实质是依据教学目的，在老师的指导下，以案例为基本素材，把护生引入特定时间的场景中分析和解决问题的一种教学方法。

1.应用过程

案例教学法的案例在患者入院后选定，由较典型、简单到复杂渐进；既要突出实习大纲的重点，又要体现临床护理工作的关注点。护生对选择案例做好每日护理记录，查阅教科书、参考书等相关资料；教师对教学查房中的问题充分备课，并了解专科最新护理研究或动态。采用床边教学，带教老师诱导或启发护生共同分析、讨论。最后，由带教秘书对护生和教师的观点进行点评。

2.对护理教学查房的作用

案例教学法将护生置于一个真实的工作环境中，在实践条件下，提供短期内接触并处理实际问题的机会。在教师精心准备案例和引导下，要求护生带着问题去学习，迫使护生结合案例去寻找答案，使理论和实践充分结合起来，使护生在临床实习中勇于发现问题，积极提问，加强了对所学理论知识的巩固。通过对病例的跟踪，掌握典型案例的动态变化，对患者出现的问题能够给予及时、正确的指导。通过对案例的分析、讨论，使护生可以获得自己能够驾驭的有着真实背景的知识，能运用自己掌握的知识提出见解；培养护生评判性思维，分析和解决问题的能力，有助于理论向实践的转化，提高护生的综合能力；通过采集并评估患者的生理、心理、社会、文化及价值取向，落实护理措施，可使护理质量得到保障，增加师生之间、医患之间的三向交流，达到教学相长的目的，提高教学质量。

（五）互动式教学法

互动式教学法是在开放的教育环境下，把教学活动看作是教师与教师、教师与护生、护生与护生之间多方位、多层次的交互活动过程，充分展示出教学过程的情境性、创造性、和谐性和交互性。

1.应用过程

互动式教学法查房分为预先告知、以问题为中心的准备、现场案例互动分析、查房后评价4个阶段。查房前指导老师将案例资料、查房要讨论的目标问题预先告知护生，然后护生通过评估患者并围绕目标问题查找和了解与该疾病相关的知识、技能及最新进展，为互动案例分析、讨论做好知识准备。案例互动由查房指导老师主持（实习中后期可在老师指导下由护生主持），通过互动式提问、讲解、示范、讨论、补充等形式，使护生明确目前该患者存在的护理问题及解决护理问题的有效措施，并掌握该疾病相关基础知识和治疗、护理进展情况。最后带教老师总结点评，护生对查房存在的问题提出建议。

2.对护理教学查房的作用

互动式教学查房通过发挥教师和护生的双主动作用，调动护生学习的积极性和主动性，激发护生的主体意识和创新精神，培养护生自主学习和合作学习的能力，提高护生的基础知识和专业知识水平；强化带教老师的带教意识，丰富带教老师的知识，提高带教老师的教学能力，使教师和护生双方的潜能进一步发挥，从而达到提高护理教学质量的目的。

（六）阶梯式教学法

阶梯式教学法是指在教学过程中，根据护生学习的不同阶段和层次，采取逐级上升的教学方法，使教师教的内容和方式与护生的知识层次和学习的需要同步协调，提高教学质量，具有动态、递进的特点，符合目标教学的要求。

1.应用过程

阶梯式教学法主要体现在护理教学查房方式和内容上逐层递进。将护生在病区的轮转实习分三个阶段进行。护生到病区实习的第1周，先评估护生的理论知识水平，了解其学习需要，依据近期病区病种的特点，针对不同的理论知识水平、不同阶段的护生阶梯性地选择查房的内容和方式，使查房更具有针对性和科学性，且与教学目标相一致。

（1）辅助护士实习阶段：主要以基础护理的巩固和提高为目标；查房内容选择病区多发病、常见病的护理病例，该病例所涉及理论及技能在辅助护士职责范围内；查房方式采取被动灌输式教学查房，由教学经验丰富的教师主持，病区其余护士均参与，护生以旁听为主。

（2）执行护士实习阶段：主要以巩固、提高护理技术操作为目标；查房所选病例中的理论知识和技能在执行护士职责范围内；查房方式采取以问题为基础，以带教老师为向导的参与合作式教学查房，由带教老师主持，以老师为主导、护生为主体。

（3）责任护士实习阶段：主要以"护理程序指导护生为患者实施整体护理"为目标；查房内容由护生自定；查房方式采用主导式教学查房，由护生主持，以护生为主导、老师为主体。

2.对护理教学查房的作用

阶梯式教学法改变了以往刻板的教学查房方式，在满足护生学习需要的基础上，根据护生护理知识、技能的掌握情况和学习层次的不同，在不同的实习阶段，采取阶段上升的教学查房。查房的目的和层次明确，激发了师生双方对教学查房的兴趣，提高了教学查房的质量。

（七）多媒体教学法

多媒体教学法是运用计算机预先制作好课件开展的教学活动，又称计算机辅助教学（Computer aided instruction，CAI），是文字、图像、影像、声频、视频等功能结合在一起的一种教学手段。

1.应用过程

运用多媒体进行护理教学查房，首先根据护生实习的不同阶段，依据所选择的典型病例，分别由护士长、带教老师为主制作多媒体课件、准备资料，护生参与和以护生为主制作多媒体课件，护士长或带教老师指导、把关。查房时责任护士或护生用多媒体课件进行病例汇报，带教老师根据所掌握的患者实际情况和护生的病例汇报情况进行查房，就所提的护理问题是否正确、措施是否到位、健康教育有无针对性等给予肯定和补充。最后，参加护理查房的教师与护生进一步讨论、分析或就相关知识点进行介绍。

2.对护理教学查房的作用

多媒体教学把抽象的理论变成生动的画面，使教学内容生动、形象、直观，可以活跃查房气氛，有效地激发、提高护生的学习兴趣；通过多感官刺激，加深巩固教学内容，提高护生的求知欲望和学习效率，提高护理教学查房质量。

综上所述，护理教学查房是提高护生整体素质、综合能力和护理教学质量的有效方法。适当的护理教学查房方法可激发护生临床实习的学习兴趣，使之树立创造性思维，获得更多的专业技能，培养良好的服务态度和行为，并能不断提高教师的综合素质。

（八）情景模拟式教学法

情景模拟式教学法是指通过运用多媒体、实物演示、角色扮演、实验操作等多种手段创设教学情景，将认知与情感、形象思维与抽象思维、教与学巧妙地结合起来，充分发挥护生学习的积极性、主动性和创造性，改变护生单纯接受知识的被动局面的一种教学方法。

1.应用过程

情景模拟形式首先是确定主题。每次查房的对象由进行查房的实习护生从自己的责任组中挑选，查阅资料及相关疾病知识的文献，对患者的病情及疾病相关知识有一个初步的了解；再由科室临床带教老师进行指导，结合专科特点、教学计划、基础护理操作及临床遇到有待解决的护理问题，确定情景模拟教学查房主题。整个查房过程由实习护生起主导作用，带教老师起到穿针引线的作用。教学查房时间统一由护理部安排在护生实习最后1周的周末，由护生来扮演患者、家属、医生及护士等各类角色，编排患者在住院过程中发生的某个护理场景，如患者入院、治疗、手术前后、突发紧急状况、护患沟通、出院等。

2.对护理教学查房的作用

通过情景模拟式教学查房，护生可以积极地复习并且进一步学习理论知识，激发学习本专科知识的积极性，而且还使得临床操作技能得到提高。通过情景模拟活动中不同角色的扮演，从中体会患者的感受，体谅患者的痛苦，使护生能在模拟环境中得到语言交流和沟通技巧的锻炼，提高思维能力，培养护生发现问题、解决问题的综合能力。运用情景模拟式护理教学查房有利于提高护生护理程序的应用能力。传统的教学过程中，护生处于被动状态，在实际工作中无法获得足够的锻炼机会，当遇到急危重症抢救时极易由于没有经验而慌乱无措；在真实的抢救过程中，每个医护人员都处在高度紧张的状态，无法顾及对护生的带教，因此容易造成教学的不系统，护生得不到充分的实践。情景模拟查房可以让护生在高仿真的情景中实践操作，提供一个场景让护生能将理论知识运用于临床工作中。在带教老师的指导下，护生熟练掌握各项操作流程和步骤，做到有条不紊，从而提高了临床技能及应变能力。

二、新型教学查房方法

（一）循证护理教学法

循证护理（Evidence based nursing，EBN）是护理人员在计划其护理活动过程中，审慎、明确、明智地应用最佳科学证据，并使之与熟练的临床知识和经验相结合，参照患者的愿望，以在某一特定领域做出符合患者需求的护理决策的过程，属于一种决策的过程和工作的方法，是一种观念、理念，其特点是以证据为核心。

1.应用过程

循证护理教学查房首先选择典型病例、提出明确的临床问题，系统检索相关文献，寻找可以回答问题的最好证据；然后在带教老师的引导下汇报、讨论，从证据的真实性、可靠性、临床价值及适用性客观评价收集到的证据，获得最佳证据用于指导临床决策、服务临床；最后由带教老师总结、评价该证据解决问题的效果。

2.对护理教学查房的作用

循证护理教学方法通过循证思维能力的培养，使护生摒弃以往只凭书本知识和老师临床经验而做出护理决定的思维定势，理解任何护理决策的制订应将个人的临床经验与现有可信的临床研究证据完美结合，将护理服务建立在目前所能获得证据的基础上，并逐渐形成评判性思维和以证据为基础的护理行为模式，为护生今后的临床实践打下基础；同时在循证过程中，逐步培养护生发现和解决临床实际问题的能力，提高护生进行科学研究、文献检索、统计分析的能力，有助于提高护理教学质量。

（二）思维导图教学法

思维导图是用来组织信息的工具，它使用关键词、图片、颜色和分支结构，将信息进行图像化、层次化处理，也被称为脑图、心智图。思维导图通常围绕一个概念创建，该概念是思维导图的中心主题，以中心主题为核心由内向外呈辐射状、分层次不断分支，其中一级分支主题是与中心主题直接相关的重要概念，位置最靠近中心主题，其他分支主题则从这些一级分支主题衍生出来。思维导图中使用关键词代替冗长的文字，同时强调图形和色彩的应用，相关联的概念可以用相同的颜色表示或者使用曲线进行连接。制作思维导图时不要对学习者做过多的限制，应该充分发挥个人的想象力和创造力。

1.应用过程

（1）课前：思维导图集教与学于一体，能够渗透到教学的各个环节。教师可以利用思维导图进行备课，并在思维导图上随时修改或添加更新的知识。护生可以通过制作简单的思维导图，并在思维导图中标出难点、重点及疑问点进行课前预习。为了提高制作思维导图的效率，有研究提出，教师可以针对某一课程制作思维导图的模板，模板中只包含一级分支主题，护生根据课程内容添加中心主题和更多的分支。但是也有人提出，使用统一的模板会限制护生的创造力，因此这种方式的教学效果还有待进一步研究。此外，由于思维导图教学设计相对繁琐，受教学课时的限制，在某一专业课程中可以选择重点、难点章节进行思维导图教学，其他章节的内容则鼓励护生自己利用思维导图学习。

（2）课上：教师将思维导图加入到幻灯片课件中，对照思维导图讲解护理理论知识或护理操作技能，护生用思维导图记笔记或在听课的过程中修改自己课前制作的思维导图。除了教师讲授式教学之外，课堂上也可以将思维导图与案例教学、PBL教学结合起来，以护生自学为主。教师在课前将案例（问题）发给护生，让护生预习；课上教师对课程内容简单介绍之后即对护生进行分组，给护生足够的时间交流、讨论，并制作思维导图，教师监督并提供帮助；最后护生以思维导图的形式汇报讨论结果，教师评价总结。

（3）课后：护生以个人或小组为单位，制作或完善思维导图并上交，教师评价后挑选出优秀的思维导图供护生学习交流。有研究发现，将口头报告和思维导图结合可以帮助学习者更深入理解概念之间的相互联系，同时他人的反馈可以促进学习者认识到自己的不足，因此建议教师寻找时间和机会，让护生能够在小组内或者班级内展示、汇报自己的思维导图，教师和其他同学能够给予反馈。在一次课程结束后，教师也可以指导护生将每节课的思维导图作为分支图并入课程总图，构建自己的学科知识体系。

（4）教学评价：国外有研究尝试将思维导图作为课程考试中一种题型考查护生对知识的综合掌握情况。不同于传统的简答题，思维导图不提出具体的问题，而是只给出一个中心主题，护生可以展开头脑风暴，在脑海中勾勒出他们所知道的关于这个主题的一切，以及它与其他主题之间的联系，并以此绘制一个思维导图。

2.对护理教学查房的作用

思维导图在提高信息记忆能力，培养护生的自主学习能力方面的作用，以及在培养护生评判性思维方面的潜在作用，都已经证明了其在护理专业教学中的应用价值。

（1）提高信息记忆能力：思维导图在帮助护生理解、记忆知识信息方面的优势已经得到大家的普遍认可。Kalyanasundaram等研究证明，与传统的学习方法相比，护生接触一次思维导图后即展现出在长期记忆形成方面的优势。在实际教学中，也已经证明无论是护理理论教学，还是护理操作教学，使用思维导图都能帮助护生对知识进行梳理，提高学习效率，从而能够在测试考核中取得更好的成绩。

（2）培养自主学习能力：培养护生的自主学习能力始终是高等护理教育的重要目标之一。研究发现，在护理专业课程中使用思维导图教学可以提高护生的自主学习能力；思维导图和PBL教学或案例教学联合使用时，问题的启发或护生的讨论都能够使护生主动探索新知识，培养积极的学习态度和自主学习能力。由此可见，与传统教学方法相比，思维导图无论是单独使用，还是结合其他学习方法使用，对提高护生的自主学习能力都有帮助。

（3）对评判性思维的培养效果尚不明确：评判性思维是以解决问题为目的的，这个过程依赖于对问题的熟悉程度和对相关知识的掌握程度。从理论上来看，思维导图可以促进对理论知识的记忆和知识体系的构建，有助于评判性思维的培养。

（三）翻转课堂教学法

翻转课堂教学模式（Flipped Class Model，FCM）又称颠倒课堂、反转课堂，是信息化时代发展的产物，其理念最早出现在19世纪的西点军校，后随着全球视频公开课、可汗学院的盛行而得以迅速流行，成为各个学校课堂改革的一大焦点。在FCM中，教师从课程内容的传授者变为学习过程的指导者与促进者，护生从被动的内容接受者变为学习活动的主体，教学组织形式从"课堂授课听讲

+课后完成作业"转变为"课前自主学习+课堂协作探究",课堂内容变为作业完成、辅导答疑和讨论交流等,课堂的评价方式也呈现出多层次、多维度。作为一种"以护生为中心"的教学模式,FCM在国外已经广泛应用于教育领域,国内也在积极实践与研究。FCM的基本思路是将传统的课上授课与课下作业的学习过程翻转过来,在课外时间通过网络视频或教师录制的视频和材料完成新知识的自主学习,课堂主要用于师生互动、解答疑惑、汇报讨论等活动。FCM颠覆了传统学习习惯,把课堂传授知识和课外内化知识的结构翻转过来,形成"学习知识在课外,内化知识在课堂"的新型教学结构。

1.应用过程

(1)查房前准备:选定案例后,该组的2~3名护士共同负责组织查房内容。由于是自己每天护理的患者,对其病情已很熟悉,准备工作相对简单。重点是在临床护理过程中,遇到过哪些困难、疑惑,需要查找资料或集体商讨。组织者负责把这些切入点提炼出来,查找资料、请教相关科室或列出讨论大纲。其他护士通过查看病程记录,翻阅护理文件等详细了解待查房患者的资料和信息,感兴趣者也可有针对性地查阅资料,明确自己参与护理查房的目的和学习重点。运用翻转课堂模式,护士长只是任务的安排者,而护士是任务的研究者、执行者和探索者。

(2)应用过程:首先,简要介绍病情,重点列出查房切入点及通过多渠道已经获得的部分答案。然后就相关知识点与大家共同学习高质量文献,重点关注文献的思维模式及研究角度,在学习知识的同时培养论文阅读和书写的能力。其次是集体讨论环节,参会的所有护士都被鼓励积极参与讨论,说出自己参与护理该患者时的一些体会,指出查房汇报中的不足或亮点,也可谈谈自己所了解的相关医学及护理知识等。最后,护士长进行点评总结。所以在每次查房前,护士长也必须做大量的准备工作,以便对查房的内容及大家讨论的意见进行正确汇总,并提炼出下一步的工作重点及待改进的方面。

2.对护理教学查房的作用

(1)护士的积极性提高:运用翻转课堂开展护理查房后,无论是护士参加护理查房的主动性,还是查房过程中护士互动讨论的积极性,均明显提高。一方面,传统查房由护士长指定护士及案例,护士可能需要大量的时间去采集详细的病史;翻转课堂护理查房由护士主动报名,由于是自己连续负责的患者,对情况了解透彻、全面,节省了回顾性熟悉病情的时间,从而把充裕的时间用在自己感兴趣需深入研究或有困惑需要探讨的问题上,由被动变为主动,提高了积极性。另一方面,通过激励机制和考核机制的改进,全科护士对于查房的准备、参与及讨论的积极性都随之提高,互动比例也增加。

(2)护士对护理查房知识的掌握情况较好:学习过程中,预习的重要性一直被强调,在护理查房中也不例外。翻转课堂的基本思路就是把一部分授课内容提前到课堂之前，通过护生自学先掌握一部分知识，然后带着问题或想法在课堂上与老师和同学进行交流与讨论，进一步获得自己尚未掌握的知识。

（3）护士的临床综合能力有效提高：每组内护士层级不同，各有分工，共同协作，互相学习，有效提高护士尤其是低年资护士的临床综合能力。每个护士都进行了准备工作，带着问题去参与，带着想法去讨论，实现了理论和实践的结合，在护理部组织的各层级护士临床实践能力考核中，总体水平较去年提升。护士思考和分析问题的能力都得到锻炼和提高，并且由于在某个切入点上进行深入探讨，也会给护士的论文书写或临床研究以启发。将查房中发现的有争议的问题、难以用护理常规去解决的问题作为护理科研的研究方向，对现存问题进行跟踪调查、研究，寻找科学解决问题的方法，从而指导临床护理实践。

（四）同伴互助教学查房法

同伴互助学习是指具有相同地位或背景的人，通过积极地帮助和相互支持，以一对一的结合形式，根据一定的程序和方法组织学习的一种教学策略体系，以达到发展知识和技能的目的。研究表明，将同伴互助学习引入教学，可更有效地促进学习者掌握相关学习内容。同伴互助学习实际是在教师的指导下，护生间相互帮助、相互学习的一种有效的同伴互助式合作学习方式。合作学习是20世纪60年代末70年代初在美国兴起的一种符合现代教育心理学理论的教学模式，其主要理论依据包括建构主义的学习理论、群体动力理论等。从建构主义角度而言，学习是学习者主动构建内部心理表征的过程，不仅包括结构性的知识，也包括非结构性的经验背景。由于学习者是以自己的方式建构对事物的理解，从而使不同的人看到事物的不同方面。因此合作学习可丰富学习者视角，使其对事物的理解更加丰富和全面。从群体动力角度而言，群体可使成员间的相互依赖性转变为动力整体。在一个合作性的群体中，具有不同智慧水平、知识结构、思维方式的成员可以相互启发、相互补充，在交流撞击中产生新的认识，用集体力量共同完成学习任务。

1.应用过程

教学活动中采用自由组合的形式将人员进行分组，组成同伴互助学习小组，小组成员一般多于2人，少于5人，教学活动过程中采用同伴责任制和同伴教育。组内所有成员相互负责，依据选题进行查房内容设计，并依据操作评价标准对同伴演练的熟练度、准确度等进行把关。对于教学活动中需要进行互助同伴扮演时，要求成员将自己设想成患者，通过自己的感受，判断同伴的态度是否随和、语气是否温和、脸上的表情是否和蔼可亲、操作是否到位，比如对摆放体位后的舒适感进行评价。每次进行学习活动时都要进行轮换，达到同伴间知识、技能水平的提升。

2.对护理教学查房的作用

同伴互助学习模式不仅可以提高成员的自信心、解决问题的能力、岗位胜任能力、大大减轻焦虑，同时这种模式还可以很大程度提高成员的交流能力、评判性思维能力，是护理教育领域值得推崇的教育方式。同伴互助学习模式让学员更愿意积极主动去承担责任，毕竟其代表的不是个体而是一个集体，可使其自主性更强。同伴互助学习模式在提高护生评判性思维能力的同时还能提高其领导能力与管理能力。同伴互助学习能培养成员发展多方面有益品质。在同伴互助学习过程中护生间通过讨论、关心与支持，培养了护生的合作能力，以及发现、分析和解决问题的能力，提高了护生自主学习能力与人际沟通技巧，使学习不再是单一的知识复制，而是一个多元化的能力培养过程。

（五）辩论式教学法

辩论式教学法指以反向思维与发散思维为特征，充分发挥以护生为主体的教学方法。在该模式中，核心是"辩"：教师可根据辩题的立场和看法将护生分为两方，辩手凭借思维能力、知识储备、反应能力和语言能力来表达自己的观点。

1.应用过程

（1）确定辩题：组织辩论前，教师需要在相关理论学习的基础上提出与课程相关的辩题，以便护生收集整理相关资料。辩题应具有现实意义、对立性和可辩性等特点。双方辩题对立，但无明显正确观点，有利于深入展开辩论。确定辩题后应给予护生充足的课后准备时间，以使辩论赛顺利进行。

（2）辩论过程：第一阶段：开篇立论，双方阐述本方观点，由正方一辩先发言，然后反方一辩发言。第二阶段：攻辩阶段，双方依次互相提问并作答。第三阶段：自由辩论阶段。双方依次轮流发言，双方各自累计时间，直至一方用时结束。另一方可继续发言，也可放弃发言。发言辩手落座为发言结束并结束计时，另一方即起立发言并开始计时。第四阶段：陈词阶段，总结观点。由反方四辩先总结，然后正方四辩总结。一般安排逻辑性强的护生适合一辩开场立论，总结能力强的护生适合四辩陈词，反应快、口才好的同学更适合二辩和三辩在自由辩论中出彩，从而最大化的发挥本方优势。赛前双方需认真查阅与准备资料，归纳出本方论点论据，并在"猜测"对方论点、论据的基础上，写好开场立论和总结陈词，经团队讨论并修改，临场适当补充即可。而攻辩和自由辩论阶段的辩词也可事先多设想几种可能并充分准备。此外，为了加强论据的可信性，可准备幻灯片在辩论时放映，增强论据的说服力。在正式辩论前，可进行模拟辩论，以提高团队配合能力。

（3）总结过程：对辩题所涉及的学术问题进行总结和归纳，并进一步展望国内外研究动态和进展，为有兴趣的成员指明需进一步研究的课题和方向等；同时对双方辩论的表现（如审题能力、论证能力、辩驳能力、团队配合、辩论风采等）进行点评。

2.对护理教学查房的作用

辩论是以护生为主体，在辩论准备中提高其自学能力及辩证思维，在辩论过程中锻炼其语言表达能力和团队协作能力，从而激发护生的学习兴趣，提高教学效果。将辩论式教学法引入临床医学的教学中，可以将"知识"与"思维"良好地结合起来，充分发挥护生的主观能动性、学会有效地解决问题，并锻炼沟通和表达能力，提高护生的综合素质水平。

（六）任务驱动教学法

任务驱动教学法是近年来有效增强护生学习主动性和效果的现代课程教学方法，指教师将教学内容设计成一个或多个具体的任务，以任务为驱动，提出问题，引导护生思考，产生学习欲望，使护生通过主动应用学习资源进行自主探索和互动协作的学习，以及完成任务实现对所学知识的意义建构，从而实现教学目标。最显著的特点是以任务为主线、护生为主体，创造了以学定教、护生主动参与、自主协作的新型教学模式。

1.应用过程

根据实际情形分析教学目标，把握教学单元重点、难点，根据护生认知技能水平、任务的大小、知识点的含量、护生兴趣等多方面因素做好教学课程设计，使教学过程具体化、时间分配合理化。为了将护生的学习状态从课堂和书本引领到临床和病例上，制订"回顾复习—明确任务—多媒体导入—开放式讨论—教学查房—巩固总结"6个环节。

（1）回顾复习：教师预先根据教学素材及查房主题提出若干问题，让护生在课前进行查阅并收集资料，为讨论分析打下基础。

（2）明确任务：教师通过对2~4个典型病例的讲解，使护生对临床相关知识有一个充分的认识与理解，同时引领护生发现并提出问题，明确教学任务。

（3）多媒体导入：创建与"任务"对应的直观化和形象化的学习情境可以有效激发护生的兴趣和主观能动性，成功"驱动"护生进行自主学习。这一阶段，教师将引领护生通过纪录片、公益广告、网课、微课等教学视频从材料中寻找类案的基本规律及原理，分析总结，将类案的相关知识结合基本理论映射到临床病例中。

（4）开放式讨论：首先由教师对重点内容进行提纲式讲解，然后由护生共同探讨，教师参与分析、讨论，期间对参与不积极的护生加以引导，最后由教师进行总结。

（5）教学查房：查房者带领组员进行教学查房，其中查房者做启发性指导，讲解关于该主题的重点及最新知识，引导并进行讨论，对疑难问题进行释疑。

（6）巩固总结：进行现场试题测试，随后由各组组长进行总结，教师予以补充。鼓励组员说出自己的感受和意见。最后组长对各小组从"知识、能力、情感"等方面进行总结。

2.对护理教学查房的作用

任务驱动教学法通过完成具体任务，结合临床病例，让护生明确自己掌握的知识和技能，以及完成任务还要获取哪些资料。然后在教师的引导下结合临床，完成"提问—解疑—掌握"这一学习过程。这样一来，大大激发其求知欲，在"理论—实践"的不断循环中将专业知识和技能与临床病例融会贯通、举一反三，真正做到学以致用。

目前护理教学查房方法多样，如何根据不同的查房目的、查房内容、护生层次、教师水平等多方面的综合因素实施不同的教学方法或结合不同的教学方法，取长补短，综合利用，使之更适合现有的护理教学环境，更能充分利用已有的教学资源，更有利于培养全面综合型护理人才，有待今后做进一步的探讨。

第二章

手术室护理查房

第一节　手术室护理查房的特点

手术室作为外科手术治疗和急危重症抢救的重要场所，护理工作具有其特殊性，管理模式也不同于其他科室。随着医学科学的快速发展和医疗技术的更新完善，外科手术治疗的范围和领域也不断扩大，手术室成为各种新技术、新方法的集结之地，许多医学领域的高科技产品、设备大多率先应用于手术室，这对手术室护士的技术和专业素质提出了更高的要求，也给手术室护理管理工作带来了新的挑战。护理查房是评价护理措施实施效果、了解护士工作质量最基本、最常用的方法之一。如何将专科知识在护理查房中不断深化、更新，以及提高护理人员的整体素质是目前亟待解决的问题。手术室护理查房有以下特点。

1.体现学科发展的要求

面对多学科，要求各异的手术科室，多层次的手术医生、护士的技术水平与手术数量、质量有着互率互动的密切关联。护理学科发展日新月异，新业务、新技术及新医疗设备的更新应体现于手术护理查房中，内容更应与时俱进。

2.体现实践性强的特点

手术室护理不仅要求护理人员具备全科基础理论和专业理论知识，更重要的是护士的操作技能和配合水平直接与手术完成的效率、质量息息相关。因此查房内容应涵盖基础理论、专业理论及操作技能。

3.适应护理人员工作时间的不确定性

每台手术术式不同、患者的个体差异均会造成手术时间长短不一，且时有急救手术，护理人员工作时间随机性强，不适宜常规性的护理查房安排，应将查房时间整体规划。

4.涵盖到手术室所有护理人员

一般大型医院的手术室护理人员数量相当于3~4个护理单元的人员数量，为达到最佳的学习效果，按照管理学的理论，需要采用能级管理的形式和分组管理的模式，结合信息化手段，充分发挥各级各类人员的作用。

第二节　手术室护理查房的类型和内容

手术室护理查房是手术室业务学习的一种方法，对提高手术室护士的业务素质和手术配合质量，推动护理程序在手术室的运用，起到一定的促进作用。据某医院手术室报道，通过手术室护理查房，外科医生对手术室护士的满意度由78.8%上升到92.2%，患者对手术室护士的满意度由88.7%上升到97.0%。同时，在护理查房过程中，培养了护理人员独立思考，运用多学科知识去发现问题、分析问题和解决问题的能力，锻炼其沟通、写作、语言表达及运用高科技手段获取信息的能力。同时，通过护理查房的积累，使护理人员在护、教、研各方面的能力得到提高。由此可见，高质量的护理查房是评价护理质量、提高护理水平的有效手段，有利于提高护理人员的综合能力。不同于临床各科室，手术室查房类型和内容独具特色。主要分为以下几种常见类型。

1.个案护理查房

选取病情复杂、手术难度大且具有代表性的手术病例进行个案护理查房。要求参与手术的护士前一天参加术前讨论会，了解患者一般情况、护理需求、术前准备及特殊器械。由担任个案配合的巡回护士和洗手护士进行护理查房，详细介绍患者的病情、术前准备情况、麻醉方法、体位要求、手术物品准备、主要手术步骤及配合要点、所需特殊物品、术中需关注的护理问题及如何处理等。遇到特殊危重患者的抢救手术，结合临床进行手术配合的系统学习，使全科护理人员及时掌握相关知识，促进手术的顺利进行。

2.临床教学查房

针对原有术式方法的改进或者新开展的手术病例采取教学查房的形式，由学习人员或参与过新术式配合的护理人员介绍该手术的新进展、相关背景知识及配合方法，如机器人引导下SEEG电极植入术的手术配合。

3.回顾性查房

对于急危重症手术患者和抢救患者如肝脾破裂急性大出血、多发性外伤、关节置换使用骨水泥后血压骤降、术中心脏骤停患者的抢救及其他术中突发情况的处置等，可采取回顾性护理查房的方法，帮助手术室护士熟悉抢救流程，指导护士在抢救过程中分清主次，有条不紊，忙而不乱，沉着冷静，动作敏捷以提高抢救成功率，提高年轻护士的应急能力和处理突发事件的能力。

4.示范性查房

主要用于新购进大型仪器设备等的培训查房，如通过示范性查房的形式学习机器人、超声刀、射频消融仪、腔镜设备的使用，以及钬激光手术配合等；或重大复杂手术病例查房，如肝移植手术的配合。通过护理查房这种生动直观的教学形式，有助于提高临床护士的理论和业务水平，使手术室护士了解目前外科诊疗的新进展，掌握新仪器、新设备的原理、功能、使用目的、注意事项，提高手术配合效率，增加手术患者的安全性，使医生、患者都满意。

5.模拟演示查房

某些手术的器械复杂、体位特殊、专科性高，如人工耳蜗植入术、关节镜下交叉韧带重建术等，非专业组的护士由于接触少，较难掌握该类手术的配合要点。专业组手术护士在护理查房中模拟病例，介绍患者病情、手术体位、器械台安置、特殊仪器使用方法等，帮助手术室护士了解和巩固特殊手术的配合。

6.总结性查房

（1）对疑似或特殊感染患者如新型冠状病毒、SARS或气性坏疽手术患者进行护理查房。介绍疾病原因、症状、辅助检查，特别是对术前环境准备、术中配合和术后处理中的消毒隔离措施进行总结，使年轻护士增加对感染手术的认识，掌握自我防护措施，学习最新的卫生消毒规范，阻断疾病在院内的传播途径，防止手术患者交叉感染。

（2）手术室预防差错事故的护理查房。借鉴本院和外院的医疗不良事件，就手术室容易出现的差错事故进行分析，找出原因并制订护理措施，防止差错事故的发生。例如，针对期刊经常报道的电刀负极板位置摆放不当导致患者烧伤的病例进行查房，总结经验、教训，防止此类事件的发生。通过护理查房，加强了手术室护士的责任心，严格执行手术三方核查制度及手术暂停程序，确保正确的患者、正确的手术部位和正确的手术方式。术中巡视患者，检查仪器使用情况，加强患者的安全管理。强调在手术用药、输血、物品清点和标本管理等操作中，严格遵守手术室查对制度，杜绝差错事故的发生。

第三节　手术室护理查房的现状

1.医护合作在手术室护理查房中的应用

（1）查房前准备：手术室护理是涉及多学科协作的专科护理，为了更全面、深入地剖析专科手术特点及其配合需求，每月可针对一个专科进行护理查房，如某专科查房主题月，查房前进行专科主任授课，授课内容包括本专业国际及国内的发展情况，新业务、新技术的开展，新的手术方式、手术步骤及手术特点，以及新形势下对手术室护士的要求。可以以座谈形式授课，类似于术前讨论会，大家各抒己见，由专科医生解答护士提出的问题和困惑。

（2）查房内容：由专科组长组织全体护理人员围绕专科主任授课内容、结合手术室特点进行讨论，包括专科某疾病的临床表现、病理生理变化、诊断、手术治疗方案、手术应用解剖学、手术步骤、麻醉方法、手术体位、术前准备、洗手护士配合要点、巡回护士护理重点及注意事项、术后处理等；同时结合专科主任讲解的各专科常见特大手术、新业务、新技术、新手术入路进行教学查房；各个专科的仪器设备的使用、维护和保养均纳入查房范畴。

（3）查房意义：医护合作查房通过对专科内常见或典型病例的深入分析讨论，对专科手术特点及配合要求的讲解，有利于护士更好地理解手术医生操作意图，培养预见性思维，使护士在工作中判断更加准确，手术配合更加主动、及时。通过专科医生讲解专科的前沿动态及最新进展，提高护士的学习兴趣及积极性，拓宽护士的知识面。利于护士及时了解手术技术发展，结合护理组长的教学查房，掌握本专科护理的关注点，增强护理安全意识，提高护理质量。

2.多媒体技术在手术室护理查房中的应用

（1）查房资料的准备、整理：根据查房内容检索与某一手术相关的文献，广泛收集材料，包括其发展历史、解剖、生理、病理、手术步骤及手术特殊器械等；对手术中的注意事项、重点、难点、疑点及容易出错的环节，以数码相机拍摄其规范操作，配以照片做到图文并茂。

（2）多媒体课件的设计与制作：设计原则上立足于听课者的学习目的，最大限度地发挥他们的主观能动性、思维能力和想象能力。因查房的对象是全体手术室护士，具有一定的手术配合基础，因此设计课件时注意突出本手术的专科特色、手术重点和难点，如强调该手术的术前物品准备、铺巾顺序、特殊器械应用与配合、手术间仪器物品的最佳摆放位置等，常规操作部分则用言语一带而过；制作力求把课件制成该手术的回放，配以相关的手术图像、声音、动画等效果，使课堂增添趣味性和观赏性，但对需要重点突出的内容，应给予简明扼要的文字说明，这样既归纳了讲课内容，又起到画龙点睛的作用。课件内容的审核：查房前交由专业组长、护士长及相关专科领域专家把关，以提高课件的质量，并保证其准确性和严谨性。

（3）护理查房过程包括3个部分：设备的准备，包括数码相机、计算机、U盘、投影仪、刻录机；查房人员讲解；听课者现场反馈。

3.分组分级管理在手术室护理查房中的应用

（1）分组方法：根据外科科室设置、手术种类及数量，将手术室护士按业务水平、层级进行专科分组。每组设定组长1名，组长按照计划定期组织护理查房，使全科护理查房与分组分级查房有机结合起来，符合专科护理人才培养的要求，使年轻护士能在较短时间内掌握本专业的配合技能。

（2）制订计划：由各专业组长根据自己所在专科的手术治疗进展、常见病例、特殊病例和专业组内人员的业务水平，制订年度查房计划，护士长将各组的计划汇总并协调修订，制订全年度护理查房计划。

（3）实施：组长按照计划定期组织护理查房，也可根据手术安排调整查房内容，护士长定期参加专业组护理查房，了解查房目的性是否明确、组织是否严密、准备是否充分、护理措施是否落实及护理效果是否达到，发现存在不足应给予必要的指导与评价，同时定期组织全科护理查房，使全科护理查房与分组分级查房有机结合起来，既符合专科护理人才培养的要求，使年轻护士在较短时间内掌握本专业的配合技能，又能在全科范围内分享彼此的心得体会，达到共同进步。护理查房后针对查房中提出的建议，修订计划，组织实施，整理资料并归档。

第四节 手术室护理查房的未来发展

随着外科手术向高、精、尖的专科纵深发展，手术专科护理走向高度专业化，对手术专科护士的持续学习能力、默契配合能力提出了更高的要求。在多媒体的应用下，按照专业分组实施查房并联合临床专科医生给予手术护士相应专业知识和技能的扩展和补充，是提升专科护士的专业素质及综合素质，促进临床专科护理发展的培训路径。随着网络资源的悄然兴起，计算机网络技术和多媒体技术的发展及普及，网络教学作为一种新的模式出现在我们的护理教学中，为学习创设了更加广阔自由的空间，拓延了教学时空的维度，提高了教学素质，在一定程度上弥补了手术室工作节奏快、工作人员工作时间不易统一等的缺点。

在新形势下研究和探索网络环境下的手术室护理查房模式，是适应新世纪教育的需要，也是适应当今手术室护理教育发展的需要。这种崭新的查房方法，不仅对手术室传统的查房模式提出了巨大挑战，也对如何培养护士在多媒体和网络环境中高效学习的方法与能力进行了探究和思考。但网络护理查房的开展任重而道远，护士除了对这种新的教育、查房方式的认同，以及其对教育网络的熟悉和适应程度不容忽视外，团队合作精神、小组讨论及网络在线课堂积极参与的程度，也是远程网络护理查房能否充分发挥其互动功能和作用的关键。查房教学方法的灵活引入是目前值得研究的方面，如翻转课堂、同伴互助教学查房法、辩论式教学法、任务驱动教学法等，运用好查房新方法，将网络查房和多教学手段相结合，有助于真正将手术室的专科护理查房提高到一个新的水平。

第三章

手术室护理查房活动程序

手术室护理查房不仅是手术室护士业务学习的一种方法，也是促进护理程序在临床运用的有效手段、护理管理中评价护理程序实施效果最基本、最主要的方法，对提高手术室护士的业务素质和手术配合质量，推动护理程序在手术室的运用起到了一定的促进作用。

第一节 理论基础

为更好地适应专科手术发展，运用全新的思维和创新方法，将有利于突破现状，找到更适合手术室护理查房的新模式。创新查房模式的核心是制订目标方案、执行目标方案及检查目标方案。因此，可以将CDIO教学理论引入护理查房。

CDIO即构思（Conceive）、设计（Design）、实现（Implement）和运作（Operate）的缩写，是一种新的工程教育模式，由麻省理工学院及瑞典皇家学院在美国著名教育学家杜威"做中学"的理论基础上形成。CDIO模式提倡以学习者作为学习的主体，在情景、协作、对话等学习要素下发挥主动性和创造性，重视学习者主动对知识进行探索，并强调在整个教学过程中，教师只起到引导作用。在"做中学"的指导下，可以设置一个具体的实际操作环境，教师通过构建模拟场景、陈述病例，指导学员将CDIO模式用于情景模拟训练，学习者在具体的学习环境中独立思考和安排自己的学习计划，在"做"时发现问题，在"学"时明确问题的答案，再通过"做"理解答案的原理，真正实现理论和实践的融合统一，提升自身主动分析和解决问题的能力。

1.应用过程

（1）构思阶段：教师构思临床项目案例（包含若干个问题），导入学习任务，提前两天布置给学员，学员通过自己检索文献，寻找案例问题的答案。每次培训均分为基础理论课程培训和情景模拟课程培训，教师通过多媒体的授课形式进行理论课程培训。

（2）设计阶段：分组后设定组长，由组长负责项目分工及协调，组长和组员共同进行文献汇总，组长带领每位组员根据文献汇总提出意见，并带领本组工龄较长的护士分享学习经验，团队共同讨论分析需解决的项目问题及根据临床工作设计主要情景模拟学习项目。

（3）实现阶段：教师演示情景模拟，小组成员分工合作完成情景模拟学习项目任务，在情景模拟训练时教师应提醒每组护士不能忽视人文关怀。教师在每组完成情景模拟后，应鼓励护士，增强其学习行为的坚持性，并针对性地指出此过程中出现的问题，引导护生找出问题出现的原因，正确的处理问题。

（4）运作阶段：每个案例学习完后，教师组织小组间竞争，激发护士学习的热情和积极性，以幻灯片汇报的形式进行培训成果展示，包括项目构思理念、情景模拟设计思路、掌握知识与技能、存在的问题等，由小组进行讨论和分析。

2.对护理教学查房的作用

CDIO教育模式以培养能力为本，在完整的项目组织中培养学习者的实践能力和分析解决问题的能力，不仅注重知识的积累，更加重视提高实践能力、沟通能力、评判性思维能力和团队合作意识等。

第二节 手术室护理查房活动程序

手术室护理查房活动程序的推行模式参考以往循证总结，结合CDIO教育模式的原理，制订手术室护理查房活动程序如下：选择课题、提出方案、资料搜集和准备、查房实施、效果检查、总结（如图3-2-1）。

1.选择课题

（1）选题来源：选题应针对目前现有的技术、技能、方法等无法实现或满足工作任务的实际需求，突破现状，选择创新课题。

（2）选题要求：满足以下要求（一个或几个）：①原有手术方式、方法的改进或者新开展的手术病例，需要借鉴同行业中的优秀经验、知识、信息、技术等，改进并提高现有工作效率；②选取病情复杂、手术难度大且具有代表性的手术病例进行个案护理查房；③对急危重症患者抢救或术中突发情况处置进行回顾性查房，提高突发事件应急能力和抢救能力；④新进大型仪器设备的查房，提高实际操作能力；⑤特殊感染或差错事件查房，加强手术室护士的责任心。

2.提出方案

（1）提出可行性方案：分析小组现有的资源、具备的能力与课题的难易程度，提出可能达到预定目标的各种方案，并对所有的方案进行整理，包括查房方法和查房流程的制订，方案应具有创新性、相对独立性和可行性。

（2）确定最佳方案：对所有方案进行对比后确定最佳方案，分解最佳方案，分解应逐层展开到可以实施的具体方案。

3.资料搜集和准备

资料搜集做到循证国内外文献、主题相关书籍、指南等资料；专访查房所涉及的专科医生、器械所涉及的厂家人员等；准备与主题相关的教具，可购进教具或自行制作教具；根据方案确定查房人员及各自职责分工；按照制订的方案逐条实施，必要时评估方案的安全、质量、管理和成本等方面。

4.查房实施

确定查房所需要的多媒体设备、录播设备、专科设备、手术器械等，提前进行场地、场景布置、灯光调试，保证查房效果。清点人员、物品等到位情况，按照查房流程逐项进行。

5.效果检查

采用实战训练的方式进行效果检查，实战训练采用护士长提问或应用信息技术如问卷星等平台提前设定问卷进行现场效果检查。

6.总结

可以应用思维导图、口诀记忆等方法对查房重难点进行总结；管理者从临床实践、创新角度对专业技术、管理技术和小组成员素质等方面进行全面回顾和总结，找出此次活动的创新点与不足。

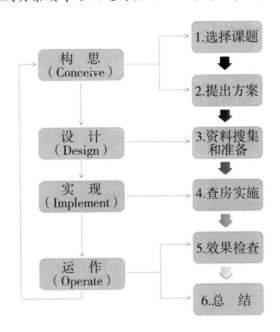

图 3-2-1　手术室护理查房活动程序

第四章

手术室护理查房实践案例

第一节 神经内镜下经鼻蝶鞍区占位切除术

 查房目标

1. 掌握无菌物品使用原则、清点原则及标本管理流程。

2. 掌握神经内镜器械的使用方法、手术步骤及相关护理配合。

3. 掌握神经内镜下经鼻蝶鞍区占位切除术的护理要点。

4. 熟悉鞍区相关解剖知识。

5. 了解神经内镜下经鼻蝶鞍区占位切除的优势。

 内容重点

1. 手术相关设备（神经内镜）的使用方法。

2. 神经内镜器械的摆台及使用方法。

3. 手术重点步骤的护理配合要点。

【专业组别】

神经外科专业组。

【查房类型】

对比性查房。

【教学查房方法】

辩论式教学法、阶梯式教学法、互动式教学法。

【参与人员】

神经外科专业组成员、神经外科医生（以下简称"神外医生"）、麻醉医生。

人员设置：

　　特邀主持人：神经外科专业组长。

　　访谈主持人：神经外科专业副组长。

　　正方、反方辩手：神外专业组成员6人。

　　手术医生：神外医生。

　　麻醉医生：麻醉医生。

　　巡回护士：神经外科专业组成员1人。

　　带教老师：神经外科专业组成员1人。

　　洗手护士（图中简称为"手护"）：神经外科专业组成员3人（N0、N1护士和带教洗手护士）。

【教学对象】

手术室N0、N1层级护士，护理实习生。

【方案设计】

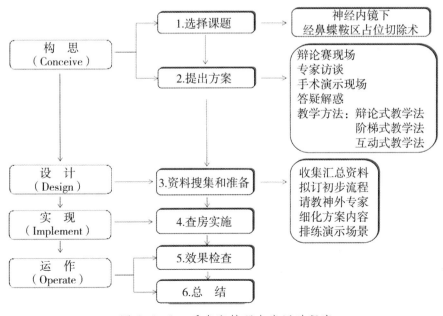

图 4-1-1　手术室护理查房活动程序

【教具制作】

教具名称：自制神经内镜冲洗系统。

制作材料：输血器、输液贴膜1张。

教具用途：冲洗神经内镜镜面，保持术野清晰。

制作方法：1.剪下输血器头皮针，保留头皮针管路部分。

2.头皮针管路前端剪成45°，斜面与镜头相对并平齐进行固定（如图4-1-2）。

3.用剪刀裁成长4cm、宽2cm大小的输液贴膜3条，距镜头头端0.5cm固定1条，然后向镜头尾端方向每间隔4~5cm固定1条，保持管路与镜头平行、稳定（如图4-1-3）。

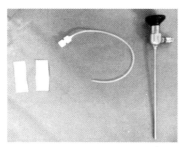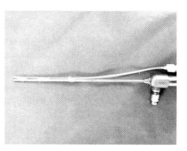

图 4-1-2　制作材料　　　　　图 4-1-3　固定方法

内镜之境——神经内镜下经鼻蝶鞍区占位切除术	
查房记录	方法
特邀主持人： 大家好，欢迎收看手术室护理查房专辑，本次查房由神外专业组为大家带来内镜之境——神经内镜下经鼻蝶鞍区占位切除术。我们还邀请到神经外科医生和麻醉医生两位嘉宾参加，感谢他们的到来。针对今天手术方式的选择，神外专业组进行了辩论大赛，现在进入辩论现场。 **正方观点：显微镜下经鼻蝶鞍区占位切除手术有优势。** **反方观点：神经内镜下经鼻蝶鞍区占位切除手术更有优势。** **正方一辩：** 我方认为显微镜下经鼻蝶鞍区占位切除手术有优势。目前神外显微外科的技术已非常成熟。具体表现有三大特点。 　　1.视野清晰：在显微镜下能最大范围地显露所需手术视野。 　　2.部位精准：对手术操作部位可做到精准定位，减少不必要的副损伤。 　　3.3D成像：与裸眼不同，显微镜下可看到全方位清晰视野，让术者对全局有更精准的把握。 **反方一辩：** 我方认为神经内镜下经鼻蝶鞍区占位切除手术更有优势，目前神经内镜辅助手术已蓬勃发展。同样具备三大特点： 　　1.神经内镜手术可以做到真正的视野广、盲区少，甚至可以做到全景化，并能对病变部位进行特写，暴露深部组织，提高操作精确度和安全性；肿瘤切除范围更彻底。 　　2.创伤小：神经内镜镜身长、横截面小，适合狭长腔隙的精准操作。	

3.视野清晰度高：神经内镜可以近距离分辨肿瘤与正常组织的界限。

正方二辩： 我们已经非常熟悉显微镜下经鼻蝶鞍区占位切除手术的配合，加之器械已常态化，显微镜下手术医生单人即可完成，提高了手术效率；而神经内镜手术的操作需要有显微神经外科技术，以应对可能出现的手术意外，另外对方辩手提到的狭长镜身可以提高腔隙的精准操作，那是不是也可以理解为，这个狭长的通道，并不利于器械操作的发挥呢？

反方二辩： 对方辩手的观点我们并不认同，神经内镜下经鼻蝶鞍区占位切除手术更有优势，我们不能单纯地认为原有的就是好的，既然您认为神经内镜手术的操作需要有显微外科技术，那我们是否可以理解为，神经内镜手术下对术者操作水平的需要高于显微镜手术呢？我们要学习、要最大限度提高自己的专业水平，才能为患者更好的服务。

正方三辩： 我对我方的观点进行一下陈述总结。从对显微镜的熟悉程度，到术者操作的熟练程度，我方都认为显微镜下经鼻蝶鞍区占位切除手术有优势！

反方三辩： 我对我方的观点进行一个陈述总结。神经内镜手术的发展是飞速的，我们要不断学习，提高自己的业务水平，将神经内镜优点最大化服务于患者，因此，我方认为神经内镜下经鼻蝶鞍区占位切除手术有优势！

访谈主持人： 大家好，我是神外专业组副组长，通过激烈的辩论，我们已经了解了今天的查房内容。下面我们介绍手术患者的相关信息。

　　患者，女，58岁，主因面容改变8年入院，现额头变大、下颌突出、鼻大唇厚、手指增粗，符合垂体瘤体貌特征（如图4-1-4），脚变大，伴多汗、饭量增多，无视物模糊，无多饮、多尿。

　　查体：肢端肥大体征，四肢肌力Ⅴ级，肌张力不高。

　　实验室检查：生长激素8.412ng/ml；胰岛素样生长因子661.2ng/ml。

　　临床诊断：鞍区占位，垂体瘤可能。

　　胡老师，请您给我们讲解一下鞍区解剖知识和术中我们需要关注的问题吧！

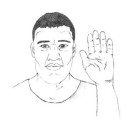

图 4-1-4　垂体瘤体貌特征

神外医生： 大家好！通过术前的各种检查，我们已经能确定该患者患有鞍区占位疾病。鞍区解剖就是大家现在看到的图片（如图4-1-5）。其中，蝶窦是蝶骨体中的一个含气腔，其形态和大小因气化发育程度不同而变异较大，通常上壁与颅中窝相邻，上有蝶鞍，承托垂体，其前上为视交叉；视神经管位于上壁与外壁交角处。因此，在手术中我们最重要的是保护视神经，避免造成视力损伤。尿崩症也为常见并发症，可分为暂时性或永久性，是我们术中需要重点关注的第二个问题。

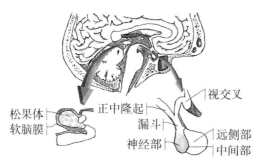

松果体
软脑膜
正中隆起
漏斗
神经部
视交叉
远侧部
中间部

图4-1-5　垂体

旁白（访谈主持人）： 随着神经内镜颅底外科技术的成熟及微创外科观念的深入人心，原有需要开颅手术的疾病也可以通过经鼻神经内镜微创手术取得满意的疗效，本例患者我们进行的就是神经内镜经鼻蝶鞍区占位切除术。

旁白（访谈主持人）： 患者入手术间行术前常规准备。

麻醉医生： 针对这类患者，在麻醉方面有以下几点需要注意。

1.麻醉诱导及插管：大多数垂体瘤患者样貌特殊，下颌及舌部肥大，声门不易暴露，属于困难插管类型。术前应充分评估插管难度，备多种插管工具；选用快速诱导法，即在面罩正压通气吸氧后再行气管插管，插管气囊充气应饱满，听诊确定无漏气现象，以防术中血性分泌物和鼻腔消毒液误入气管。

2.术中：使用盐酸肾上腺素时需注意盐酸肾上腺素吸收入血所引起的心率、血压的变化。

3.麻醉维持期：最常用小剂量多种镇静、镇痛药交叉复合来维持麻醉。另外，除常规测定血压、心率及呼吸变化外，还需持续监测尿量，必要时做血气分析、监测尿糖及血糖等，以便及时发现意外，及时处理。

4.麻醉苏醒期：充分清除口腔和气道分泌物，防止误吸，为拔管做好准备。

旁白（访谈主持人）： 了解过麻醉的关注点，我们谈谈神经内镜技术。神经内镜角度的变化和鱼眼效应，可以近距离、广角度显露病变，更可以观察术野侧方，随着神经影像、神经监测和神经导航等技术的应用，以及高速磨钻、激光、超声吸引器、超声多普勒及支撑臂等手术设备的使用，神经内镜手术质量得到进一步提高。下面有请巡回护士介绍一下手术关注点。

巡回护士： 我们主要的术前准备要点有以下几点。

1.根据手术中人员的站位，摆放内镜主机、高速磨钻（骨动力系统）、冲洗水、等离子刀等设备到合适位置（如图4-1-6）。

互动式教学法

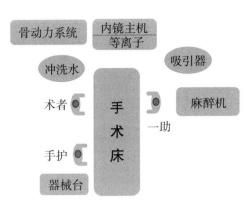

图 4-1-6 手术人员及设备布局图

2.术前在患者左上肢建立静脉通路；术中使用仰卧位；双上肢并于体侧。

3.手术安全核查无误，配合麻醉医生全身麻醉诱导后行气管插管；除两条胶布常规固定气管导管外，患者两侧脸颊的固定胶布上再覆盖一层防水透明贴膜，防止消毒浸湿胶布导致气管导管松动或脱出。

4.准备两张眼膜，严密粘贴闭合双眼，另备1张手术贴膜，按患者面部大小裁剪合适后完整覆盖颌面部，可有效预防气管导管脱出，防止冲洗液进入眼睛。

5.神外导航系统在术前、术中均要使用，确保导航系统红外线发射器与导航球之间无障碍物遮挡。

6.根据手术要求选择合适的磨钻头，本次手术需准备3号金刚砂磨头。

7.术中需要双路吸引器，一路接于无菌台吸引管上，另一路接于等离子刀头自带的吸引口上；另备双路冲洗液（0.9%氯化钠注射液），一路连接等离子刀水泵，另一路连接自制神经内镜冲洗系统。

术中带教 N0、N1 级洗手护士

带教老师：掌握无菌物品使用原则是N0护士的带教要求，请N0护士讲述一下针对今天这台手术需进行哪些术前准备呢？

N0护士：需对无菌物品逐一唱读用物名称、有效期、包外指示胶带变色情况（如图4-1-7）。确保无菌包无松动、无潮湿、无破损，均在有效期范围内方可使用；打开无菌包及无菌物品检查包内化学灭菌指示物合格方可使用；无菌器械台铺巾需4~6层，四周下垂长度30cm以上，并保证铺巾下缘在回风口以上；由巡回护士与洗手护士一对一打开无菌物品；将无菌器械台面按器械物品使用顺序、频率及分类进行摆放（如图4-1-8）；与巡回护士共同清点用物；常规消毒铺单，消毒范围：切口周围15cm，常规铺无菌手术单。

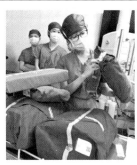
图4-1-7　打包前唱读

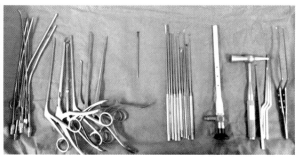
图4-1-8　器械台摆放

现场操作： N0护士在带教洗手护士指导下，手术台已处于备用状态：内镜已连接，常规器械与内镜器械均已摆放整齐，器械完整性与性能均已检查，双路吸引器均已连接，等离子刀头已安装并检测。

带教洗手护士： 好的，三方核查后手术开始。术中盐酸肾上腺素棉片的制备方法请N1护士讲述。

N1护士： 需准备盐酸肾上腺素棉片浸泡鼻腔，双人核对药物，我们使用3mg盐酸肾上腺素加0.9%氯化钠注射液20ml，混匀液浸泡10个棉片，浸湿的棉片以不滴水为宜。使用盐酸肾上腺素棉片可有效减少术中鼻黏膜出血，使用前提示麻醉医生注意患者血压，及时预防血压升高。

带教洗手护士： 手术切口我们选用经鼻中隔—蝶窦入路。"分离鼻黏膜，去除左侧鼻中隔骨性成分，去除的骨片用湿纱布包裹备术后回填用，到达蝶窦前壁；分离左鼻腔底部黏膜，于原鼻中隔黏膜弧形切口处纵行切开鼻中隔软骨，去除右侧鼻中隔骨性成分，也可达蝶窦前壁；分离右鼻腔底部黏膜，扩张两侧鼻中隔黏膜，能看到蝶窦前壁的船底状结构及两侧蝶窦开口的内下缘，可准确判定蝶窦前壁，确定手术入路的方向"。我们昨天已经讲解了这部分，请N1护士把此操作使用的器械准备一下。

N1护士： 需备鞍隔刀、3mm吸引器、电凝镊、椎板咬骨钳、髓核钳、棉片、骨蜡和明胶海绵。

带教洗手护士： 接下来要暴露和判定蝶鞍底了，蝶鞍底开窗，切开硬脑膜，此时摘除肿瘤需要备哪些用物呢？

N1护士： 递9号长针头做硬脑膜穿刺，进针深度不宜超过1cm。如抽出为血性液体，可能为动脉瘤或异位颈内动脉；如抽出囊液，则定位正确，可抽出部分囊液进行减压。

带教洗手护士： 切开硬脑膜后，多数可见粉色瘤组织外翻，伴有灰白色或褐色液体流出，这时使用环形小刮匙逐步刮除肿瘤，应传递哪些器械呢？

N1护士： 准备勾刀，检查并确保锋利，切开硬脑膜；递各种型号或角度的取瘤镊、刮圈取出肿瘤，及时将肿瘤标本置于小标本杯内，避免遗失。

带教洗手护士： 肿瘤切除后，需重建蝶鞍底和蝶窦前壁，蝶鞍内瘤床经充分止血后，一般先填入肌浆，它既可消除瘤腔空隙，又可起到止血作用。然后覆盖一层筋膜，再用稍大于鞍底骨孔的骨片（预留的鼻中隔骨性成分）嵌入骨窗内，防止肌浆和筋膜脱出。修复鞍底前需清点用物，请N0护士说一下应遵循的清点原则。

N0护士： 对于垂体瘤手术清点时机包括四次，分别为手术开始前、修复鞍底前、修复鞍底后及填塞鼻腔前；双人逐项清点内容包括手术台上所有物品，特别是棉片、缝针及杂项物品，检查器械、物品完整性并即刻记录。

N1护士： 我补充一下，最后填塞鼻腔，关闭切口时需用吸引器把两侧鼻腔、鼻咽部分泌物和积血吸净，将两侧鼻中隔骨膜复位，油纱条、纳吸棉或明胶海绵等填塞止血。

带教洗手护士： N0护士，标本管理的三原则包括哪些？

N0护士： 即刻核对、即刻记录和及时浸泡原则。

旁白（访谈主持人）： 手术医生、麻醉医生和巡回护士共同对患者进行出室前三方核查，手术结束。

答疑解惑

带教洗手护士： 您好，胡老师，我想请教您：脑脊液鼻漏是这种手术常会发生的并发症，术中或术后出现脑脊液鼻漏的主要原因是什么呢？

神外医生： 术中或术后出现脑脊液鼻漏的主要原因是以下几点。

1.肿瘤较大：手术中损伤鞍隔，多半因肿瘤较大，取瘤钳或刮匙深入鞍内太深，肿瘤与鞍隔有粘连，取瘤时可能直接或间接伤及鞍隔引起，常于手术中即可见脑脊液流量较多，甚至因大量脑脊液漏出致使颅内压降低，出现颅内积气。

2.鞍隔孔较大：当去除蝶鞍内肿瘤后，鞍内压力降低，蛛网膜撕裂，脑池内的脑脊液沿垂体柄周围流入鞍内，经蝶窦流入鼻腔。

3.撕裂蛛网膜：鞍内肿瘤与蛛网膜一起突入蝶鞍内，取瘤时撕裂蛛网膜，引起脑脊液鼻漏。

带教洗手护士： 查阅文献发现，这类手术易导致视神经损伤，这是为什么？应该如何预防与处理？

神外医生： 这是因为视神经管与蝶窦解剖变异，尤其是易将发育良好的蝶上筛房误认为蝶窦，或视交叉与垂体包膜和鞍隔有粘连，或术中未能保持在正中线操作，均有损伤视神经和视交叉的危险，特别是采用经筛窦、蝶窦入路时损伤的可能性更大。术后鞍区血肿或蝶窦内填塞过紧压迫视神经，或颈内动脉海绵窦瘘致静脉回流障碍，也可压迫视神经而造成视力障碍。因此，术前熟悉鞍区解剖，了解蝶上筛房的发育状况；术中手术操作保持在正中线，鞍底定位必须正确无误；术后鞍内和蝶窦腔填塞适当，不宜过紧。一旦发现视力障碍，可给予激素、血管扩张剂及神经营养药物对症治疗；同时，迅速、准确判定原因，及时对因处理。一时难以判定时，则应尽早经原入路去除填塞物和清除血肿，并探查视神经管。如发现骨管壁骨折，应立即减压；如因伤及颈内动脉造成颈内动脉海绵窦瘘所致者，一经确诊，须尽早行手术治疗。

访谈主持人： 我们此次查房也接近尾声了，希望通过今天的护理查房，强化此项手术的相关护理配合，掌握重要手术关注点。

【护理查房目标考核】

1.术中为何使用盐酸肾上腺素棉片浸泡，浸泡液如何配制及使用方法是什么？

答：盐酸肾上腺素属于α受体和β受体激动剂，可以产生正性心率、正性肌力及正性传导的作用。盐酸肾上腺素是一种抗休克的血管活性药，可用于心脏骤停和过敏性休克的抢救，也可与局部麻醉药合用，有利于局部止血和延长药效。术中使用3mg盐酸肾上腺素加0.9%氯化钠注射液20ml混匀，浸泡10个棉片，浸湿的棉片以不滴水为宜。

2.等离子刀水泵的使用方法？

答：等离子刀无菌包装内有连接水泵的冲洗器，连接水泵电源后先开启等离子刀主机，再打开水泵主机开关，将冲洗器卡入水泵卡槽，打开冲洗液排气阀；待冲洗液管路排尽空气后关闭水泵主机开关，使用时由术者使用脚踏控制冲水。

3.神经内镜自制冲洗装置如何制作？

答：剪下输血器头皮针，保留头皮针管路部分；头皮针管路前端剪成45°，斜面与镜头相对并平齐进行固定；使用剪成长4cm、宽2cm大小的输液贴膜3条，距镜头头端0.5cm固定1条，然后向镜头尾端方向每间隔4~5cm固定1条，保持管路与镜头保持平行、稳定。

4.神经内镜下经鼻蝶鞍区占位切除术后常见并发症有哪些？

答：①视力损害：视交叉损伤是鞍结节脑膜瘤最常见并发症，除直接损伤外，供应视路的血管损伤也是术后视力减退甚至失明的原因，预防是关键，应在操作过程中仔细辨认、保护视神经、颈内动脉及动眼神经。②尿崩症：丘脑下部有一个排尿中枢，在切除肿瘤的过程中可能会损伤此处，引起尿崩。当患者连续2小时尿量>300ml/h（儿童>150ml/h），尿比重降低时，提示患者可能发生尿崩，及时通知医生处理。

【护理查房回顾】

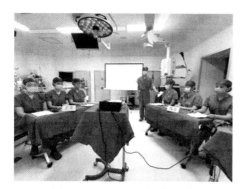

图4-1-9　正反方辩论会

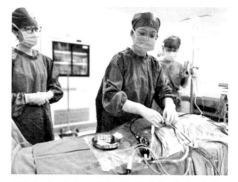

图4-1-10　现场演示连接内镜系统

第二节 ROSA 机器人引导下 SEEG 电极植入术

 查房目标

1.掌握手术重点步骤的护理配合要点。

2.熟悉机器人立体定向手术相关专业知识。

3.了解机器人立体定向系统及其工作原理。

 内容重点

1.ROSA机器人引导下SEEG电极植入术相关知识点。

2.ROSA机器人引导下SEEG电极植入术手术间设备布局。

3.ROSA机器人手术重点步骤的护理配合要点。

【专业组别】

神经外科专业组。

【查房类型】

示范性查房。

【教学查房方法】

PBL教学法、情景模拟式教学法、点拨教学法。

【参与人员】

神经外科专业组成员、神经外科医生（以下简称"神外医生"）、麻醉医生。

人员设置：

　　主持人：神经外科专业组长。

　　手术医生：神外医生。

麻醉医生：麻醉医生。

访谈护士：神经外科专业组成员1人。

巡回护士：神经外科专业组成员1人。

洗手护士：神经外科专业组成员1人。

辅助护士：神经外科专业组成员4人（负责手术用物准备及场景转换）。

【教学对象】

手术室全部层级护士。

【方案设计】

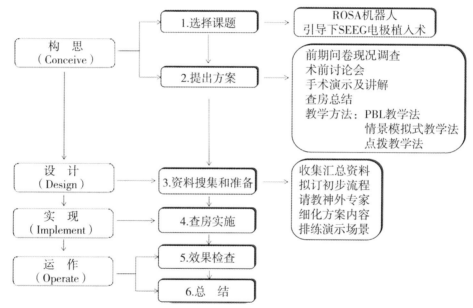

图 4-2-1 手术室护理查房活动程序

【教具使用】

教具名称：ROSA机器人系统、头颅模型、手术头架（如图4-2-2、4-2-3、4-2-4）。

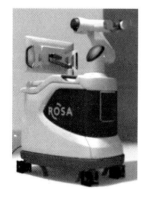

图 4-2-2 ROSA 机器人系统

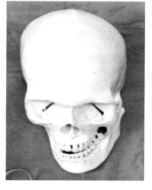

图 4-2-3 头颅模型

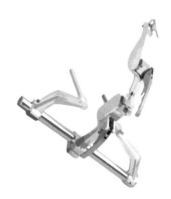

图 4-2-4 手术头架

I，ROBOT——ROSA 机器人引导下 SEEG 电极植入术	
查房记录	方法

主持人： 大家好，我是神外专业组组长，欢迎大家参加神经外科护理专业组查房，今天进行的是新技术查房，请随我步入今天的主题《I，ROBOT——ROSA机器人引导下SEEG电极植入术》。神经外科目前开展机器人引导下的相关手术已有一段时间了，但临床工作中我们发现大家对机器人手术的配合仍存在一定问题，为获取此类手术配合的现况数据，查房前我们采用问卷星的形式，对参与手术人员的配合情况及大家喜欢的新技术学习方式等问题进行了数据收集。

结果显示：73.47%的护士仅参与过1~2台机器人手术的配合，大多数护士对此类手术的了解程度为"少部分了解"与"一般了解"，自评"可以全程熟练配合手术"者为0人。从柱状图（如图4-2-5）可以看到大多数巡回护士对手术间设备布局、手术步骤及术中配合知识较为需求，洗手护士的知识需求点也集中在手术步骤、术中配合与特殊器械的使用等方面。

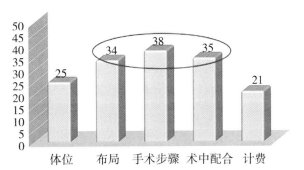

a.巡回护士对机器人手术配合知识需求情况调查（49人）

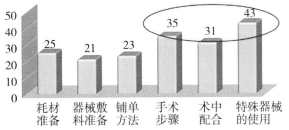

b.洗手护士对机器人手术配合知识需求情况调查（49人）

图 4-2-5　机器人手术配合现况调查分析

场景一　现场术前讨论会

主持人： 在进行新开展手术配合前，我们最先需要的准备是获取相关知识，而调查数据（如图4-2-6）显示大家喜欢的获取知识的方式为"医生讲解"与"情景教学"。按照大家的建议，今天我们采用这两种方式进行护理查房。

首先进入场景一："现场术前讨论会"（如图4-2-7），有请神经外科医生给我们讲解"机器人那些事儿"。

点拨教学法

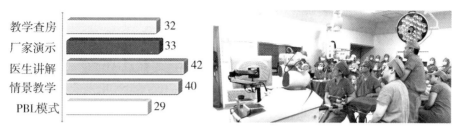

图 4-2-6　调查数据　　　　　图 4-2-7　现场术前讨论会

神外医生： 机器人引导下SEEG电极植入术是神经外科新开展的手术，SEEG是立体定向脑电图（Stereoelectroencephalography）的英文缩写。这种手术定位使用的是机器人无框架立体定向手术辅助系统（Robotized Stereotactic Assistant），也就是我们简称的ROSA机器人。ROSA机器人是将手术计划系统、导航功能及机器人辅助器械定位和操作系统整合于一体定位致痫灶，是一种有效的癫痫灶定位手段。较传统手术而言，它的优点在于具有六度自由机械臂传感，器械操作软件程控，无标记点自动注册，可自动追踪患者体位，是临床目前较好的立体定向工具，但要求做到术前计划、导航追踪、辅助器械定位和操作系统整合于一体。手术适应证为：难治性癫痫、神经内窥镜手术、术中导航手术、脑深部电刺激疗法（DBS）、脑组织活检术、脑脓肿穿刺引流术和颅内异物摘除等。今天查房的病例为ROSA机器人引导下SEEG电极植入术，手术步骤大致分为"机器人注册"和"植入电极"两大部分，具体步骤与配合我会跟随手术演示进行讲解。

答疑解惑

主持人： 对于这种新开展手术，大家有没有需要神外医生解答的问题呢？

专业组护士1： SEEG电极植入对于患者有什么治疗意义呢？

神外医生： 这种手术是一种侵入性的术前评估手段。将深部电极植入癫痫患者特定脑区并进行电信号记录，不仅可以对人脑表面和深部沟回的功能进行探索，还可以对癫痫发作模式、分布和传播及与临床特征的相关性进行三维分析，进而判断致痫灶的位置，对患者进一步手术治疗给予指导，以期望能彻底解除患者痛苦。

专业组护士2： 请问术中我们仅用电钻打孔进行操作，万一误伤到颅内血管导致出血较多时有什么止血措施，是否需要中转开颅止血呢？

神外医生： 如果确实伤到血管，肯定是要止血的，可以先用消融电极进行电灼止血，万一这种方法失败的话，确实需要中转开颅止血，但对于这种情况的预防措施我们都是在术前就做好的，也就是说术前必须在电极植入计划中清楚地看到血管的位置，要求植入电极时离周围血管至少3mm以上的距离，所以目前手术中我们还没有遇到过这种出血，手术安全性还是比较高的。

专业组护士3： 我想请教一下癫痫患者通常会经历三次手术：电极植入术、电极取出术和癫痫病灶切除术，这三次手术各有什么作用，它们之间的关系是怎样的呢？

神外医生： 这三次手术中最重要的是电极植入。植入的电极是用来探测癫痫起源位置的，也就是说通过这个植入的电极，能准确找到患者癫痫的起源，为我们后续的手术做一个精准定位。所以植入的电极确认癫痫起源后，它的作用基本就发挥完了，后续还需要去除电极。癫痫病灶切除术是在电极植入完成，明确找到癫痫起源病灶后，对病灶进行切除的手术，这就是这三种手术之间的关系。

主持人： 感谢神经外科医生的讲解，使我们对这种手术有了初步的概念。大家还有什么问题需要神外医生或麻醉医生解答吗？

专业组护士4： 我想请教一下麻醉医生，有什么是我们在术中配合麻醉时应该注意的呢？

麻醉医生： 在全身麻醉下完成定位及电极植入，确保患者全程充分肌肉松弛无"体动"。全身麻醉过程中，需要做到：

  1.长时间手术护理需要保温并进行体温监测，使用加温设施时尤其要注意体温的监测。

  2.注意颅压在术中的变动，防止颅压变动造成患者继发的一些改变。

  3.如果术中需输注甘露醇等降低颅内压的药物时，注意观察患者尿量并及时记录，适时倾倒尿液，避免膀胱过度充盈。

  4.液体输注的同时注意观察患者生命体征。

  5.注意术中体位变化时气管导管位置，因为操作是在头部进行，需固定牢固气管导管，防止脱出，确保患者安全。

主持人： 感谢麻醉医生的精彩讲解及对手术护士配合提出的要求和建议！我们现在有了理论知识，还需要理论与实践相结合，接下来让我们进入场景二"手术配合过程演示"，有请手术团队的成员！

场景二　手术配合过程演示

访谈护士： 大家好，我是今天的访谈护士，对于癫痫患者的术前访视是很重要的，术前与患者熟悉，建立良好的沟通，可以有效降低患者术前紧张与焦虑，避免癫痫的刺激性发作。做好术前宣教，指导患者术前按时服用抗癫痫药物。

  为确保术中脑电图监测的真实性，此类患者术前不宜使用苯巴比妥或地西泮类镇静剂。巡回护士需用推车平稳转运患者，固定床档，必要时准备氧气瓶、约束带、毛巾等物品，确保患者在转运途中的安全性。

  遇到突发癫痫发作时要迅速用约束带固定患者，固定推车，用毛巾放在患者上下门齿间，避免患者坠床或咬伤自己，将患者妥善安置好再迅速推入手术间。最后总结八句话，即：

  癫痫患者病特殊，心理护理需重视；

  术晨服药别忘掉，转运患者用推车；

  癫痫发作不慌张，尽量避免刺激他；

  避免坠床和咬伤，患者安全最重要。

巡回护士： 如图4-2-8所示，术前根据手术需求合理布置手术间设备等物品的摆放位置。主要原则是"方便术中使用，减少线路缠绕"。根据手术需要，ROSA机器人必须放在患者头侧，术者和第一助手的位置需根据手术部位调换，洗手护士站于术者对侧，便于术中器械的传递；吸引器和高频电刀可以摆放在患者足侧，减少术者右手侧的线路数量，方便术者术中操作；麻醉机根据多数神外手术需求放置在患者身体左侧，便于麻醉医生术中监测及操作，同时又不会造成术者操作范围缩小而导致操作不便。

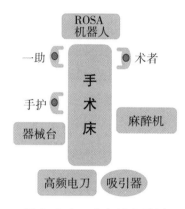

图 4-2-8 手术间布局图

主持人： 既然今天的查房是新术式查房，那么术前准备重点就应该包括熟悉手术中新设备的操作流程，有请手术人员进行相关内容的讲解。

巡回护士： 熟悉ROSA设备的基本操作流程，便于配合医生进行操作。在ROSA工程师指导下，建立《ROSA机器人颅脑手术操作流程》，为护士操作提供指导与帮助，同时将此操作流程制作成二维码，粘贴在设备上，方便使用（如图4-2-9、图4-2-10）。

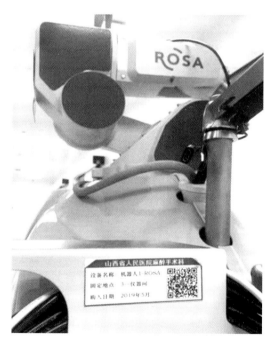

图 4-2-9 二维码标识

机器人2-ROSA 操作流程

名称：机器人2-ROSA
所属科室：神经外科
放置地点：1室
维修电话：

操作流程
一、用物准备
机器人ROSA、手术计划（光盘）、器械固定器、器械适配器、工具箱
二、操作流程
1.插电源线，打开系统电源开关。
2.导入手术计划。
3.确定和患者之间的距离，用头架固定患者头部，抬升机器人，连接机器人和头架。
4.患者注册，确定相对位置关系。
5.套无菌套单，开始手术。
6.手术完成后，先松头架，使得头架和机器人断开连接，再松头钉，卸载头架，关闭系统时，会提示卸载工具、移除无菌套单、回到初始位置、降低机器人，最后关闭开关并拔掉电源插头。

注意事项
1.遇到紧急情况，可以按显示屏下方红色紧急按钮，机器人完全不动。
2.到下个路径的时候，一定是在Free和Fast情况下，踩脚踏开关

图 4-2-10 操作流程截图

具体手术流程为：

1.接患者入手术间，手术核查无误后，妥善安置在手术台上，枕部垫头圈。双上肢约束于体侧，下肢保护性约束，建立外周静脉液路并确认通畅；骶尾部贴减压贴保护皮肤。

2.行全身麻醉，配合麻醉医生气管插管；麻醉后留置尿管，手术床升至平齐机器人头架固定器位置。

3.暂时不粘贴眼保护贴：因粘贴眼保护贴后，患者面容会有改变，同时皮肤牵拉也会导致面部定位点失准，为确保定位的准确性，待定位完成后再粘贴眼保护贴。

4.协助医生安装头架，头架与机器人连接。患者头部与机器人立体定向设备连接后，严禁碰触床或改变床的高度，防止损伤患者颈部；设置高频电刀功率为单极20W。

洗手护士：

1.准备物品齐全并确认有效期；根据患者情况准备需植入的无菌电极。

2.手术开始暂不需要铺设无菌器械台，可与巡回护士一同配合神外医生进行头架安装及机器人注册；注册完成前铺设好无菌器械台即可。

神外医生： 术前在病房给患者颅骨上放置金属marker定位，做影像学（薄层CT）检查，把CT、MRI及增强图像的数据传输到ROSA软件系统。安装头架并与ROSA紧密连接后进行注册，操作机械臂寻找固定在患者头部的骨性marker，进行三维可视下定位，随后进行验证，主要是确认ROSA机器人定位的准确性，误差控制在5mm内。如果ROSA机械臂和患者骨性marker能够匹配完美，我们就认为注册是非常准确的。术前1日，根据无创评估结果及假设的癫痫网络范围，提出电极植入假设，完成SEEG置入预计划，确定手术所需的电极数目和电极型号。

洗手护士： 定位完成前，需备好无菌器械台，将所需无菌物品提前放置在无菌台上（唱读各类手术用物均完整、无潮湿、无破损，在有效期范围内）。

巡回护士： 定位结束，贴眼部保护贴，确保眼周围粘贴紧密，防止皮肤消毒时消毒液浸入；确认SEEG电极按医生需求备齐。

洗手护士： 手术配合的要点如下：

1.常规消毒，范围为切口周围15cm。手术铺单采用4块治疗巾覆盖切口周围后，将1块大单从头面部向枕部马蹄形围绕，再将另1块大单一端覆盖其上，另一端覆盖ROSA机器人设备后由巡回护士协助将大单的两个角用弯钳固定稳妥，再取2块大单常规覆盖患者头部以下部位及器械托盘等其他位置。

通过文献查阅，这种铺单方法优于使用4块治疗巾覆盖切口周围后，直接使用1块大的开孔单全部覆盖手术区域的铺单方法，因为拼接的铺设方法可以避免移动体位或设备时手术铺单局部张力改变而导致的定位不准确，从而影响植入电极的精准度。

2.递艾利斯固定消融电极，2个显微镜套分别套好ROSA机械臂和屏幕，松紧适宜，机器人手臂处安装无菌定位底座，完成最后定位工作（如图4-2-11）。

点拨教学法

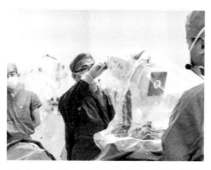

图 4-2-11　安装无菌定位底座图

3.递11号刀、齿镊在准确的定位点切开头皮。

4.递齿镊固定头皮，调整限位器，用直径2mm的钻头在颅骨钻孔，递硬膜扩张器，通过电凝工作器烧灼硬脑膜出血，点破硬脑膜并止血。

5.递改锥安装导向螺丝。

6.探针穿刺，确保计划植入电极与植入电极方向完全一致，根据靶点标尺测量植入深度。〔注：钻孔完成后测定机械臂平台到靶点的距离为L1，使用直尺测量安装完导向螺丝的改锥长度为L2，双人核对数据，计算电极植入长度并双人核对数据（如图4-2-12）。调整植入电极长度L（刻度尺测量）：L=L1-L2+2mm。〕

7.测量穿刺探针长度与电极植入长度相同，进行探针穿刺。

8.根据测量结果做好电极标记，植入电极，同时复述一遍确认无误，防止植入电极产生明显误差（如图4-2-13）。

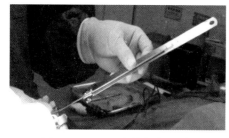

图 4-2-12　测量电极长度

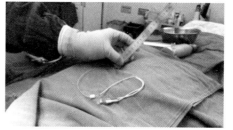

图 4-2-13　标记及记录电极植入长度

9.同法植入余下电极：植入电极的数目应根据患者实际定位情况确定，一般为6~8根，有时为保证病灶范围定位的精准，会适当增加植入电极的数量。

10.全部电极植入完成，需准备相应电极数目的纱布条（2cm×10cm）整齐盘成圆形包裹电极根部，盘好后用纱布覆盖，防止电极缠绕不清。需要准备棉纱垫两块，洗手护士将其剪成长条形用于包扎电极；简单固定无菌敷料并准备拆除头架。

11.神外医生一人固定患者头部，一人拆除头架；巡回护士协助归位手术床头板，将患者头部置于舒适位置；去除头钉，小敷贴覆盖头钉孔（注意：未确定机器人与头架分离前，手术床严禁升降或移动）。

12.弹力绷带帽式包扎头部，3条40cm长胶布按右耳前至左耳后、左耳前至右耳后、额前至枕后方向固定绷带；最后将电极线用胶布固定在帽式绷带外，避免不慎脱出。术后行CT扫描，将CT图像传入ROSA工作站与术前MRI融合，确认电极位置。

主持人： 今天的护理查房接近尾声，下面我对此次护理查房做个总结：

1.ROSA机器人引导下SEEG电极植入术包括机器人注册及植入电极两个部分。植入电极需在无菌操作下完成，因此，术中无菌操作是很重要的环节。

2.定位的准确性直接影响手术效果，因此，术中患者体位、手术床的位置均不能移动。

3.植入电极的标号、颜色及实际植入深度均应详细记录，确保术后确定癫痫病灶无误。

4.作为新开展的手术，手术护士应熟悉特殊器械、掌握手术流程，对于包含新设备的手术，更应掌握新设备的操作，将购入新设备后的培训与操作规范化。

5.对于新开展手术可以提前通过多途径掌握知识，比如组织术前讨论会、查阅文献等。

希望神外专业组带来的这次护理查房对各位同仁能有所帮助，感谢各位的参与，感谢特邀医生与专业组成员的认真配合！

【护理查房目标考核】

1.何为ROSA？它的优点与适应证有哪些？

答：机器人无框架立体定向手术辅助系统（Robotized Stereotactic Assistant），也就是我们简称的ROSA机器人，它是将手术计划系统、导航功能及机器人辅助器械定位和操作系统整合于一体定位致痫灶，是一种有效的癫痫灶定位手段。与传统手术方式相比，其优点在于具有六度自由机械臂传感、器械操作软件程控、无标记点自动注册，可自动追踪患者体位，是目前临床较好的立体定向工具，术前应做到术前计划、导航追踪、辅助器械定位和操作系统整合于一体。

适应证为：难治性癫痫、神经内窥镜手术、术中导航手术、DBS神经调控手术、脑组织活检术、脑脓肿穿刺引流术和颅内异物摘除等。

2.SEEG电极规划路径原则有哪些？

答：SEEG电极规划路径需要严格遵守以下原则：

（1）最大限度地增加与脑血管的距离，至少>3mm。

（2）避免跨过脑沟边界，远离脑室。

（3）最大限度地进行灰质取样，即尽可能多地将电极触点放置在灰质内。

（4）最小化电极长度。

（5）以与颅骨垂直的角度钻孔，若角度过大会导致针道偏移，产生误差。

（6）避开关键的神经结构。

（7）避免两个针道入点距离太近，相邻针道在颅骨外应呈平行或扇形向外，以避免导向螺钉和螺帽无法安装。

（8）设计针道时应考虑与头部体位、术中头架安装相适应，避免机器人机械臂和针道被头架所阻挡，特别是后枕部针道。

3.机器人引导立体定向脑深部电极植入术应如何铺设手术单？

答：先铺4块治疗巾在切口周围，1块大单从头面部向枕部马蹄形围绕，另1块大单一端覆盖其上，另一端覆盖ROSA机器人设备后，将大单的两个角用弯钳固定稳妥，再取2块大单常规覆盖患者头部以下部位及器械托盘等其他位置，保证无菌台面层次符合无菌技术要求，最后将ROSA机器人机械臂与屏幕用无菌塑料保护套覆盖。

4.术中放置电极时应如何配合，注意点有哪些？

答：术中放置电极的注意点有：

（1）术中放置电极时应注意患者及手术床的位置不能移动。

（2）用探针穿刺以确保计划植入电极与植入电极方向完全一致。

（3）电极植入时的测量数据与计算得出的植入长度等数据须双人核对，确认无误。

5.术中如果发生颅内出血应如何应对？

答：第一时间止血！可以先用单极电凝进行电灼止血，如果此方法止血失败，需要中转开颅止血。实际工作中，因前期定位工作有MRI与CT等影像学指导，可以有效避开血管位置，将风险大幅度降低。

【护理查房回顾】

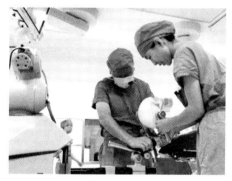
图 4-2-14　固定头架系统

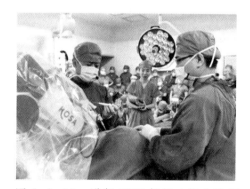
图 4-2-15　讲解 ROSA 机器人操作流程

第三节　前交通动脉瘤夹闭术

查房目标

1.掌握巡回护士、洗手护士的工作流程。

2.掌握动脉瘤破裂大出血的抢救流程。

3.掌握动脉瘤器械的功能及使用方法。

4.熟悉前交通动脉瘤夹闭术的相关解剖。

5.熟悉手术期控制性降压的目的和处理方法。

内容重点

1.前交通动脉瘤夹闭术的相关解剖知识。

2.巡回护士用物准备、仪器摆放、术前精准配合要点及术中病情观察要点。

3.洗手护士术前物品准备及术中配合要点。

4.动脉瘤破裂大出血的抢救流程。

5.脑血管痉挛的处理原则。

【专业组别】

神经外科专业组。

【查房类型】

模拟演示查房。

【教学查房方法】

PBL教学法、情景模拟式教学法、点拨教学法。

【参与人员】

神经外科专业组成员、神经外科医生（以下简称"神外医生"）、麻醉医生。

人员设置：

　　　　特邀主持人：神经外科专业组长（负责全程演示文稿的播放与控制）。

　　　　访谈主持人：神经外科专业副组长。

　　　　手术医生：神外医生。

　　　　麻醉医生：麻醉医生。

　　　　访谈护士：神经外科专业组成员1人。

　　　　巡回护士：神经外科专业组成员1人。

　　　　洗手护士：神经外科专业组成员1人。

　　　　辅助护士：神经外科专业组成员4人。

【教学对象】

手术室全部层级护士。

【教具使用】

颅脑模具、动脉瘤器械及动脉瘤夹。

【方案设计】

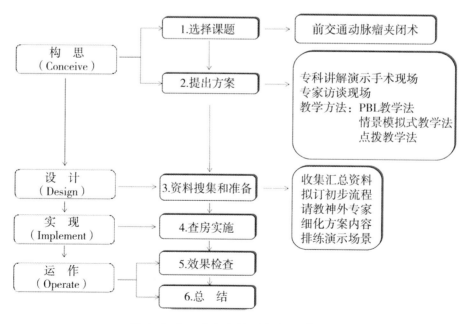

图4-3-1　手术室护理查房活动程序

小夹子，大能量——前交通动脉瘤夹闭术

查房记录	方法
（灯光于访谈现场） **特邀主持人：**大家好，欢迎收看手术室护理查房专辑，本次由神经外科专业组为大家带来《小夹子，大能量——前交通动脉瘤夹闭术》。 **访谈主持人：**大家好，我是神经外科专业组副组长，今天请大家跟随我们一起回顾前交通动脉瘤夹闭术的全过程，我们还邀请了神外医生和麻醉医生两位嘉宾一起参与此次查房，感谢他们的到来。接下来，让我们先了解一下颅脑及动脉瘤的概念及相关解剖知识，有助于我们更好地掌握手术配合。 **洗手护士：**颅内动脉瘤是由于局部血管异常改变产生的脑血管瘤样突起（如图4-3-2），是引起自发性蛛网膜下腔出血的最常见原因。其主要症状多由出血引起，部分因瘤体压迫、动脉痉挛及栓塞所致，任何年龄均可发病。大脑前动脉在视交叉外侧，由颈内动脉向前近直角发出，左右大脑前动脉中间以横支相连的就是前交通动脉（如图4-3-3）。前交通动脉是颅底willis环（大脑动脉环）的重要组成部分，是颅内动脉瘤的好发部位，也是鞍区肿瘤常累及的重要结构。	点拨教学法

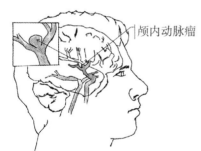

图 4-3-2　颅内动脉瘤示意图　　　　图 4-3-3　颅底 willis 环

访谈主持人：了解了大脑的解剖及前交通动脉的位置后，下面我们看一下前交通动脉瘤夹闭术及手术时机的选择原则是怎样的。

动脉瘤夹闭术是在显微技术支持下，用特制的动脉瘤夹将瘤颈夹闭，将动脉瘤排除于血循环之外，以防发生破裂，并保持载瘤动脉通畅、保证灌注区供血，这是处理颅内动脉瘤理想和常用的方法。手术时机的选择原则有：

1.动脉瘤破裂后，如病情较轻，可在3天内进行手术。

2.动脉瘤破裂后，如病情较重，待病情稳定或有改善时进行手术。

3.动脉瘤破裂后发生威胁生命的颅内血肿者应立即手术。

4.偶然发现的未破裂动脉瘤者。

访谈主持人：我们来一起看下面这个病例：

患者，女性，62岁，因两小时前突发头痛伴恶心、呕吐，呼之不应，双侧瞳孔直径3mm，对光反射存在，四肢肌力Ⅴ级，急诊入院。核磁颅脑平扫+动脉血管成像示：左侧

前交通动脉瘤，蛛网膜下腔出血。患者术前准备完善，行急诊手术"前交通动脉瘤夹闭术"。

术前准备阶段

巡回护士：我已准备显微镜、头架、颅骨动力系统、血液回收机、加温仪和高频电刀等，设备检查并处于完好备用状态，按位放置。麻醉机靠患者右侧平前臂处放置，高频电刀、骨动力系统及加温设备置于床尾；双吸引器及血液回收机置于患者头部右上方；显微镜置于患者头部左上方（手术间布局如图4-3-4）。

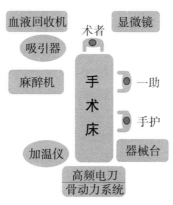

图 4-3-4 手术间布局图

洗手护士：准备常规开颅手术物品外，另备动脉瘤夹闭的特殊器械，包括各角度的动脉瘤夹持钳及各型号动脉瘤夹。特殊用物需备头钉、血液回收套件和加温毯。

巡回护士：巡回工作的关注点有：

1.此类患者平移至手术床上的搬动过程应注意保护头部，防止外力及震动引起瘤体出血。

2.此类手术比较紧急，医护合作至关重要，协助麻醉医生迅速连接心电监护、血氧饱和度监测和无创血压监测，必要时需监测平均动脉压（MAP）、动脉血气和血细胞压积等。放置有创血压监测时，由于重力影响，传感器距心脏水平位每增高2.5cm，血压即降低2mmHg，故有创血压传感器应置于患者腋中线水平。

3.气管插管及疼痛刺激易引起反应性血压升高，致颅内压增高，易诱发动脉瘤破裂。护士应配合麻醉医生采取相应措施，抑制麻醉诱导时的呛咳、躁动，并减轻疼痛刺激，维持术中血流动力学稳定。全身麻醉后常规进行腰大池置管、颈内静脉穿刺置管等有创操作。

4.头架安装前检查各部件是否完整，关节是否灵活，螺丝有无松动。头钉固定时患者头稍下垂，肩下垫软枕，使颞突部处于最高点，额叶利用自然重力下垂离开眶顶，便于术中动脉瘤暴露和减轻牵拉力量。配合术者安放灭菌头钉，将患者头部稳妥固定于头架，旋紧每个螺丝，防止松脱致颈椎脱位（如图4-3-5）。头钉固定后压力为：男性80Pa，女性60Pa。

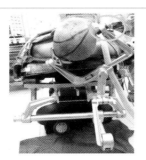

图 4-3-5 安装头架

术中配合阶段

巡回护士： 在术中应做到严密观察和护理，应从以下几方面进行病情观察：

1.密切观察血压变化：

（1）解剖动脉瘤颈、阻断载瘤动脉循环和夹闭动脉瘤时需要精确控制血压，以减少术中出血，并顺利放置动脉瘤夹。手术开始时将血压控制在较正常偏低水平，分离和夹闭动脉瘤时将MAP降到70~80mmHg，动脉瘤夹闭后，血压调升至原有水平。

（2）老年人及高血压病患者不可过低，否则可导致脑缺血。

（3）护士密切关注手术进展，降压时观察术野渗血有无明显减少，肢端皮肤温度、颜色及心率有无变化，及时提醒术者MAP值及降压持续时间，提示麻醉医生及时调整降压药物的剂量和速度。动脉瘤夹闭后缓慢复压，避免血压反跳并注意术野有无继发性出血。

2.观察尿量和肾功能：肾血流在MAP 80~180mmHg范围内可自主调节，不产生明显变化，但MAP低于75mmHg时，肾小球滤过率会降低，导致尿量减少甚至无尿。护士需密切观察尿量和MAP变化，控制性降压期间不可长时间无尿，以防低血压引起急性肾功能衰竭。

3.降低颅内压的观察：术前腰大池引流释放部分脑脊液降低颅内压，有利于术中分离动脉瘤，但引流过快颅内压骤降易诱发动脉瘤破裂。所以，摆放体位时，腰大池引流针头封帽宜旋紧，以防不慎脱开。引流时与手术医生及时沟通，速度宜慢并密切观察脑组织回缩情况。

洗手护士： 精准配合是关键，通过显微镜显示屏密切观察手术步骤，做好动脉瘤破裂出血的应急准备。根据手术部位传递不同规格的明胶海绵及棉片，并将双极电凝镊连续滴水调节合适，可保持术野清晰并避免局部温度过高加重脑血管痉挛。根据术中情况及术者要求，选择合适的动脉瘤夹，用动脉瘤夹持器夹好后递于术者。动脉瘤夹体积小且贵重，使用时防止丢失并做好清点。

现场访谈答疑

访谈主持人： 动脉瘤夹该如何选择及使用是我们本次查房的重点，有请洗手护士给我们做一个简单介绍。

洗手护士： 选择动脉瘤夹的基本要求为以下三点（如图4-3-6）：

1.动脉瘤夹应光滑、有弹性、无裂纹、强度可靠。

2.既能开闭自如又能长久固定在夹闭位置上。

3.持夹器选择要细巧，角度适合，易于开合。

情景模拟式教学法

动脉瘤夹按大小分迷你型（紫色弹簧）和标准型（蓝色弹簧）（如图4-3-7）。按用途分永久性动脉瘤夹（咬合部位银色）和暂时性动脉瘤夹（咬合部位金色）（如图4-3-8）。

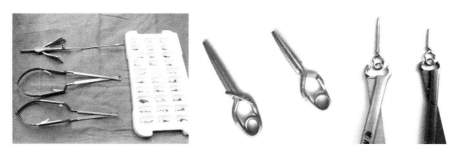

图 4-3-6　动脉瘤夹及夹持器　　　图 4-3-7　标准型和迷你型　　　图 4-3-8　永久性和暂时性

作为洗手护士应熟练掌握动脉瘤夹的分型。永久性和暂时性的颜色区分也非常关键，永久夹夹好以后，将不可取下。所以一定问清楚，先用暂时性还是永久性，一定要与术者做好沟通，以便更好地配合。

访谈主持人：现在，我们再请神外医生为我们讲解一下外科医生眼中的颅内动脉瘤和动脉夹。

手术医生：动脉瘤夹的类型较多，有单弯、直、侧弯、跨血管等。了解不同的动脉瘤夹如何使用前，我们应该先知道动脉瘤的分型，虽然目前颅内动脉瘤没有完全确切的分型，但是可以按照以下思路进行分型：

1.根据动脉瘤是否破裂分为破裂动脉瘤和未破裂动脉瘤。

2.根据动脉瘤是否有症状分为有症状动脉瘤和无症状动脉瘤。

3.根据动脉瘤位置可以分为前循环动脉瘤和后循环动脉瘤。

4.根据动脉瘤形态可以分为宽颈动脉瘤和窄颈动脉瘤。

5.根据动脉瘤个数分为单发动脉瘤和多发动脉瘤。

6.动脉瘤大小和破裂、发展有一定关系。<5mm叫小动脉瘤，5~10mm之间的叫中等大小动脉瘤，>10mm的属于大型动脉瘤。

以上即是动脉瘤大体分型，分型主要与动脉瘤发生、发展及与所表现症状和所带来的危害密切相关。

作为外科医生则希望术前能准备好各种型号的动脉瘤夹（永久性夹）、临时阻断夹（暂时性夹），以防术中动脉瘤再次破裂出血无法控制，所以，要求洗手护士熟练掌握动脉瘤夹的分型和适用情况；术前充分备血，术中自体血回输是预防术中大出血的重要措施；在麻醉方面的要求是术中控制患者平均动脉压在70~80mmHg之间，可有效减少出血及动脉瘤破裂的概率。

访谈主持人：非常感谢您的讲解，让我们受益匪浅。总结一下：合适的动脉瘤夹是根据动脉瘤大小、形态与载瘤动脉之间的关系及术中的综合情况而选择的。如无须阻断，则直接夹闭；若需临时阻断，应准确及时，不宜超过15min。除手术配合外，那么麻醉方面的关注点有哪些呢？下面有请麻醉医生为大家讲解。

PBL教学法

麻醉医生： 这类手术的麻醉需注意以下几点：

1.维持术中血流动力学的稳定：术中进行无创血压、动脉压监测、中心静脉压监测，可及时发现血压变化并及时有效控制平均动脉压在70~80mmHg之间，可减少术中出血及动脉瘤破裂的概率。

2.麻醉诱导前：注意血压过高者须先控制血压在合理的水平后再开始诱导，同时诱导药剂量要相对大些，尽可能避免气管插管引起的心血管反应。我们体会采用咪唑安定量相对较大，利用氟哌利多、芬太尼、依托咪酯等静脉诱导药的相对降压作用，再结合气管黏膜表面麻醉或复合静脉注射利多卡因60mg，可减轻气管插管引起的心血管反应。

3.麻醉深度及注意事项：术中麻醉维持应相对较深，特别在开颅过程中应维持三期二级左右的麻醉深度，同时采用适度通气，使$PaCO_2$维持在30mmHg左右。术中维持尽量不使用思氟烷吸入剂，因为思氟烷在降压的同时可导致心排血量降低，故不宜用于老年人和心功能不全的患者。据文献报道，异氟醚吸入剂可降低外周阻力，产生与剂量相关的低血压，而对心排血量和器官灌注的影响较轻；同时具有降低脑氧耗，保护脑组织的作用，此类手术更适用异氟醚。

4.术中严密关注患者的生命体征及出入量（尿量）。如发生变化（动脉瘤破裂等情况），巡回护士应配合麻醉医生积极给药、使用血液回收机，并加压给患者输注血液，维持血压稳定，持续严密监测生命体征，及时提供台上所需用品。

5.术前安装好血液回收机可极大程度地节约血制品，使患者能安全、及时获得血液输注。同时，确认术前备血随时可取用，根据术中情况，随时遵医嘱取血。取回的血液应双人执行三查十对，及时给予输注，输注全程须认真观察有无过敏反应。

访谈主持人： 当术中发生动脉瘤破裂大出血时，作为巡回护士应该怎么做呢？

巡回护士： 麻醉或手术过程中动脉瘤破裂将是灾难性的，发病率及病死率均增高。一旦发生动脉瘤破裂，应及时使用自体血回收机进行自体血回收并连接两路负压吸引器，加速输血、输液，及时扩充血容量；同时台下助手可将患侧颈总动脉按压在第六颈椎横突上3min，减少术野出血。若使用临时阻断夹暂时阻断载瘤动脉，应控制在15~20min之内；如阻断大脑中动脉，则应控制在15min之内，否则可加重脑血管痉挛或发生脑缺血。阻断载瘤动脉时，护士需配合麻醉医生将血压及时回升至正常范围，以改善脑侧支循环对抗危险供血区的脑缺血，同时准确记录阻断时间。

访谈主持人： 除此之外，文献中还提到了脑血管痉挛，也是常见的并发症之一，该如何预防和处理呢？

神外医生： 手术及血液刺激可引起反射性脑血管收缩、痉挛，造成脑缺血或脑损害。所以夹闭瘤颈、吸除脑池积血后，术野应用生理盐水反复冲洗，以减少脑池内积血。如脑血管痉挛明显，可遵医嘱采取3%盐酸罂粟碱注射液（罂粟碱30mg+0.9%氯化钠注射液10ml配制）浸湿脑棉后敷于载瘤动脉上数分钟，或罂粟碱稀释液反复冲洗术野，或撕去动脉外膜上的交感神经丛等措施缓解。同时，钙离子通道阻滞剂尼莫地平扩张血管，微量泵持续

PBL教学法

输注是目前治疗脑血管痉挛的常用方法，但大剂量使用尼莫地平易出现血压过低或心动过速、过缓等症状，应注意监测血压和心率。

访谈主持人：随着显微神经外科技术的发展，大部分颅内动脉瘤都可以通过手术直视下夹闭。但此类手术难度大、危险性高，只有手术者、麻醉医生和手术护士通力合作，才能保证手术取得最安全、最有效的效果。而充分的器械物品准备、细致的病情观察、密切的术中护理配合，特别是控制性降压和降低颅内压期间准确及时的观察与监护对减少术中并发症发生，保证手术成功具有十分重要的作用。

访谈主持人：我们对今天的查房内容进行如下总结：

头架安置位适宜，术前压疮要预防；

用物准备样样齐，术中配合要精准；

根据瘤性选夹子，永久临时要分清；

动脉瘤破不慌张，加大吸力保通畅；

仪器设备全运转，术中输血先输胶；

巡回不离手术间，医护配合要默契；

手术步骤在心中，围手术期保平安。

特邀主持人：好，今天的护理查房即将结束，感谢神外专业组的全体成员及特邀嘉宾的大力支持与协作，谢谢大家！

【护理查房目标考核】

1.颅内动脉瘤手术时机有哪些？

答：（1）动脉瘤破裂后，如病情较轻，可在3天内进行手术。

（2）动脉瘤破裂后，如病情较重，待病情稳定或有改善时进行手术。

（3）动脉瘤破裂后发生威胁生命的颅内血肿者应立即手术。

（4）偶然发现的未破裂动脉瘤者。

2.巡回护士术中如何应做到严密观察和护理？

答：（1）密切观察血压变化：①解剖动脉瘤颈、阻断载瘤动脉循环和夹闭动脉瘤时需要精确控制血压，以减少术中出血并顺利放置动脉瘤夹。手术开始时将血压控制在较正常偏低水平，分离和夹闭动脉瘤时将MAP降到70~80mmHg，动脉瘤夹闭后，血压调升至原有水平。②老年及高血压病患者不可过低，否则可导致脑缺血。③护士密切关注手术进展，降压时观察术野渗血有无明显减少，肢端皮肤温度、颜色及心率有无变化，及时提醒术者MAP值及降压持续时间，提示麻醉医生及时调整降压药物的剂量和速度。动脉瘤夹闭后协助麻醉医生缓慢复压，避免血压反跳并注意术野有无继发性出血。

（2）观察尿量和肾功能：肾血流在MAP 80~180mmHg范围内可自主调节，不产生明显变化，但MAP低于75mmHg时，肾小球滤过率会降低，导致尿量减少甚至无尿。护士须密切观察尿量和MAP变化，控制性降压期间不可长时间无尿，以防低血压引起急性肾功能衰竭。

（3）降低颅内压的观察：术前腰大池引流释放部分脑脊液降低颅内压，有利于术中分离动脉瘤，但引流过快颅内压骤降易诱发动脉瘤破裂。所以，摆放体位时，腰大池引流针头封帽宜旋紧，以防不慎脱开。引流时与手术医生及时沟通，速度宜慢并密切观察脑组织回缩情况。

3.头架安装的注意事项、安置方法及压力要求？

答：头架安装前检查各部件是否完整，关节是否灵活，螺丝有无松动。头钉固定时患者头稍下垂，肩下垫软枕，使颞突部处于最高点，以利额叶因自然重力下垂离开眶顶，便于术中动脉瘤暴露和减轻牵拉力量。配合术者安放灭菌头钉，将患者头部稳妥固定于头架，旋紧每个螺丝，防止松脱致颈椎脱位。头钉固定后压力为男性80Pa，女性60Pa。

4.动脉瘤夹类型、选择及使用方法有哪些？

答：动脉瘤夹的类型较多，有单弯、直、侧弯、跨血管等。根据大小分为迷你型和标准型；根据适用情况分为永久性和暂时性。

选择时应考虑：

（1）动脉瘤大小形态跟载瘤动脉之间的关系及术中的综合情况。

（2）直接夹闭时选用永久性夹；若需临时阻断则选择暂时性夹。

（3）动脉瘤夹表面应光滑、有弹性、无裂纹、强度可靠。

（4）既能开闭自如又能长久固定在夹闭位置上。

（5）持夹器要细巧，有各种角度，易于开合。

5.术中动脉瘤破裂大出血时如何处理？

答：一旦发生动脉瘤破裂，应及时使用自体血回收机进行自体血回收并连接两路负压吸引器，加速输血、输液，及时扩充血容量；同时台下助手可将患侧颈总动脉按压在第六颈椎横突上3min，减少术野出血。若使用临时阻断夹暂时阻断载瘤动脉，应控制在15~20min；如阻断大脑中动脉，则应控制在15min之内，否则可加重脑血管痉挛或发生脑缺血。阻断载瘤动脉时，护士需配合麻醉医生将血压及时回升至正常范围，以改善脑侧支循环对抗危险供血区的脑缺血，同时准确记录阻断时间。

【护理查房回顾】

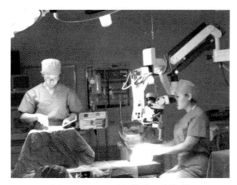

图 4-3-9　显微镜下操作

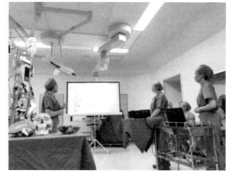

图 4-3-10　神经外科组长讲解解剖知识

第四节　全髋关节置换术

查房目标

1.掌握全髋关节置换术的体位安置及手术步骤。

2.掌握全髋关节置换术重点环节的配合。

3.熟悉髋关节的相关解剖。

4.了解髋关节置换的适应证。

内容重点

1.全髋关节置换术体位安置方法及注意事项。

2.全髋关节置换术的步骤及配合要点。

3.配合安装假体时的注意事项。

【专业组别】

骨科专业组。

【查房类型】

临床教学查房。

【教学查房方法】

PBL教学法、情景模拟式教学法、任务驱动教学法、点拨教学法。

【参与人员】

骨科专业组成员、骨科医生、麻醉医生。

人员设置：

　　主持人：骨科专业组长。

手术医生：骨科医生。

麻醉医生：麻醉医生。

洗手护士：骨科专业组成员1人。

巡回护士：骨科专业组成员1人。

辅助护士：骨科专业组成员3人。

【教学对象】

手术室全部层级护士。

【教具使用】

髋关节模型、髋关节置换专用器械、解剖图谱、总结展示牌。

【方案设计】

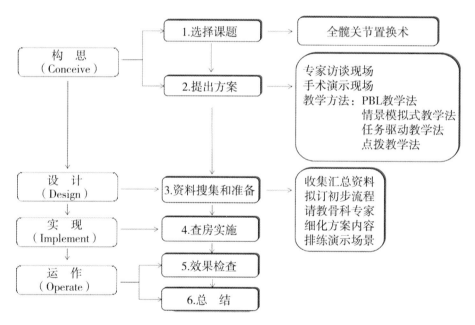

图 4-4-1　手术室护理查房活动程序

严于律己，"髋"以待人——全髋关节置换术	
查房记录	**方法**
专家访谈环节—答疑解惑	任务驱动教学法
主持人： 大家好，欢迎收看手术室护理查房专辑，本次由骨科专业组为大家带来《严于律己，"髋"以待人》。 **主持人：** 大家好，我是骨科专业组组长，今天请大家跟随我们一起回顾全髋关节置换术。此次我们特别邀请了骨科医生和麻醉医生两位嘉宾。首先我们来了解手术患者相关信息。	

患者，男性，65岁，既往高血压病史。主诉：左髋及大腿外侧酸困1年余。2月前左髋及左大腿外侧酸困加重，并出现左下肢短缩、跛行等，需挂拐杖辅助行走，就诊于我院求进一步治疗。术前诊断：左髋重度骨性关节炎。拟行左侧全髋关节置换术。下面先请骨科医生给大家讲解关节置换手术的适应证。

骨科医生： 全髋关节置换术是骨科常见的一类手术，患者以老年人居多，通过手术将包含人工髋臼外杯假体、髋臼内衬假体、股骨柄假体、球头四部分组成的人工髋关节植入人体来替代病变的人体髋关节，从而提高患者的生活质量，临床应用比较广泛。主要适用于：①严重的骨关节炎，活动受限；②类风湿髋关节炎，关节强直，病变稳定；③股骨头坏死和陈旧性股骨颈骨折并发股骨头坏死，并严重变形、塌陷和继发髋关节骨性关节炎；④髋臼发育不良继发骨关节炎。

主持人： 我们都知道只有熟悉解剖，配合手术才能做到心中有数，对于髋关节的解剖结构您给讲解一下。

骨科医生： 髋关节由股骨头与髋臼相对构成，属于杵臼关节。髋臼内仅月状面被覆关节软骨，髋臼窝内充满脂肪，可随关节内压的增减而被挤出或吸入，以维持关节内压的平衡。在髋臼的边缘有盂唇附着，加深了关节窝的深度。在髋臼切迹上横架有髋臼横韧带，并与切迹围成一孔，其中有神经、血管等通过（如图4-4-2）。

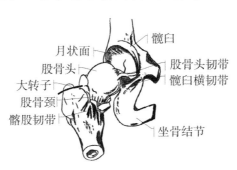

月状面　　　　　　髋臼
股骨头　　　　　　股骨头韧带
大转子　　　　　　髋臼横韧带
股骨颈
髂股韧带
　　　　　　　　坐骨结节

图 4-4-2　髋关节解剖图

主持人： 骨科医生，有护士提出手术入路与手术体位的摆放有关，我们该如何选择手术入路？各有何优势呢？

骨科医生： 关于这个问题，为了方便大家比较，我把它们总结成表（如表4-4-1），大家可以对比了解一下，根据这个患者的影像资料及初次手术特征，我们选择后外侧入路。

表 4-4-1　髋关节置换术手术入路选择

分类	优点	缺点	体位	适合手术
后外侧入路	跛行少	脱位发生率较高	侧卧位	初次/翻修
前外侧入路	脱位发生率低	跛行：外展肌受损，神经损伤	仰卧位	多用途
经粗隆入路	髋关节显露佳	骨不连风险	侧卧位	翻修
外侧入路	髋臼显露好	跛行，异位骨化	侧卧位	初次

PBL教学法

主持人： 关于人工髋关节假体的构造及功能，您能给大家讲解一下吗？

骨科医生： 人工髋关节假体（如图4-4-3）仿照人体髋关节的结构，将假体柄部插入股骨髓腔内，利用头部与关节臼或假体金属杯形成旋转，实现股骨的屈伸和运动。不同金属材料的髋关节假体的使用寿命不同：钛合金假体使用寿命为10～15年；钴铬钼合金假体使用寿命为10～15年；超低碳不锈钢假体使用寿命为4～6年。

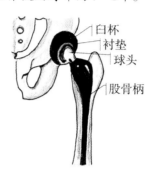

臼杯
衬垫
球头
股骨柄

图4-4-3 人工髋关节假体

主持人： 手术的关键步骤是什么？

骨科医生： 手术关键的步骤分为以下6步，包括：

1.显露及处理关节囊。

2.股骨头脱位及股骨颈截骨。

3.测量股骨头尺寸。

4.显露并处理髋臼、髋臼假体植入。

5.股骨植入床准备、股骨假体置入。

6.球头植入及复位。

主持人： 经常看到你们术后会将引流管夹闭，这是为什么呢？

骨科医生： 有文献报道术后早期暂时夹闭引流管对减少术后切口引流量有明显的作用，原因在于早期使渗血积存于切口内，增加了切口内压力，起到了压迫止血的作用。

主持人： 谢谢您的精彩讲解！麻醉医生为整个手术的顺利进展提供保障，配合麻醉也是护士工作重要的一部分，有请麻醉医生给我们讲解麻醉期间的相关配合。

麻醉医生： 有关医护合作方面，除全程密切观察患者生命体征外，需特别关注以下几方面：

1.建立可靠的静脉通路，吸引器处于备用状态。

2.再次观察患者是否妥善固定，以防麻醉后坠床或肢体损伤。

3.关注术中出血量及尿量，及时告知麻醉医生。

4.调整体位告知麻醉医生，术毕与手术医生一起将患者改为仰卧位。

5.保证各管路通畅，妥善固定患者，以免坠床。

主持人： 针对这个患者，麻醉方面需要重点关注哪些？

麻醉医生： 今天的病例有高血压病史，术中需要将血压调节在合适的范围内，严格控制液体的入量，做好术中意外出血的准备，最后高龄患者别忘了做好约束及保暖。

点拨教学法

主持人： 对于这类手术您经常强调给患者使用加温措施，还请您给大家说说理由。

麻醉医生： 此类手术患者以老年人居多，手术暴露时间长、大量冲洗液冲洗体腔、麻醉后肌肉松弛机体产热减少及可能输注的库存血，均会使术中热量散失增多而导致患者低体温。此外，老年人自身的生理原因也可引起老年患者温度调节障碍，包括肌肉量减少、静息肌张力降低、体表面积与体重之比升高、皮肤血管收缩反应减退及心血管储备有限等。体温过低还影响凝血功能，使伤口感染率及心血管并发症增加。

主持人： 谢谢麻醉医生的精彩讲解！下面我们将进入实战演练环节。

实战演练——检验真理

主持人： 都说实践是检验真理的唯一标准，下面我们将从体位摆放、器械台摆放和假体植入这三个环节进行实战演练。

巡回护士： 本患者为后外侧入路，应选择右侧卧位，需体位用物有：侧卧位挡板2个，头圈、胸垫、衬垫、高低托手架各1个。麻醉后，巡回护士、手术医生和麻醉医生共同合作摆放体位。麻醉医生站在患者头侧，托住患者头颈部；手术医生两人分别站在患者两侧，扶托患者背部、胸腰部及下肢，按照"步调一致、轴线翻身"原则，将患者同时向同一方位转动，避免牵拉损伤。

患者取侧卧90°，健侧手臂固定于低托手板，患侧手臂伸展固定于高托手板；腋下距离腋窝10cm处垫胸垫；健侧下肢弯曲，约束带固定，患侧下肢伸直；在背部及耻骨联合使用侧卧位挡板固定患者，挡板与皮肤之间加衬垫。注意背部挡板的底座安置要靠近手术床头侧，以免影响术中操作；体位摆放后确认各肢体处于功能位（如图4-4-4）。

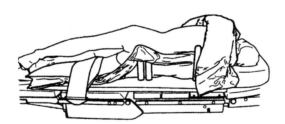

图 4-4-4　全髋关节置换侧卧位示意图

巡回护士： 全髋关节置换术体位摆放的注意点：

1.确保手术床处于水平位置，否则会影响术中医生测量角度。

2.髋部固定必须松紧适宜，避免压迫股动脉。

3.注意保护隐私及保暖。

主持人： 有资料显示，术前调节手术床处于水平位置是手术成功的重要保证，还请骨科医生给解释一下。

骨科医生： 髋关节置换手术的效果与假体植入位置的准确与否有直接关系，术中保持手术床水平位有利于准确摆放手术体位，而手术体位可直接影响手术医生对髋臼的定位和前倾角度的判断。因此，体位对假体植入是有一定影响的。应准确摆放手术体位，保证手术顺利进行。

主持人：现在有没有更精准的方法来完成全髋关节置换术呢?

骨科医生：随着现代医疗技术的快速发展，患者对手术的精准度及术后康复的预期也不断提高。传统人工全髋关节置换术通常凭借手术医生的临床经验进行估算，决定术中偏心距的选择和假体的安放位置。而机器人辅助全髋关节置换术，先由手术医生参照患者术前下肢CT影像学资料，进行数据重建和精准评估，制订手术计划。术中根据患者骨骼病变的实际状况，结合术前重建数据，精准切除多余骨赘和周围软组织，通过探针扫描定位、验证完全匹配后，再将假体植入到最佳位置，提高了手术的精准性与安全性。

主持人：了解手术与体位摆放后，下面我们一起看看洗手护士的配合工作。

洗手护士：我主要介绍术前用物准备及骨科专用器械摆台：

　　1.除常规用物外需另备：手术贴膜2~3张、冲洗枪（或冲洗球）、潘氏引流管、伤口敷料、消融电极A2、1-0号可吸收线、2-0号可吸收线。

　　2.特殊用物：太空帽、冲洗水（3000ml生理盐水）、护目镜，据实际情况另备罗哌卡因注射液100mg、9号长针头。

　　3.无菌台器械摆放要求为：

　　（1）主、副器械台摆放位置正确，器械摆放整齐有序。

　　（2）主器械台按照手术步骤顺序摆放器械如图4-4-5，器械安装准确无误。

　　（3）副器械台摆放暴露关节所需器械。

　　（4）提前预留适合患者使用的截骨模块和试模。

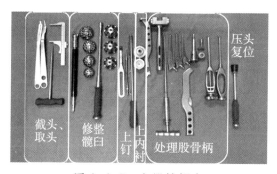

图 4-4-5　主器械摆台

骨科医生：洗手护士用物准备充分，摆台动作熟练，布局合理，便于使用。

骨科医生：准备消毒，骨科手术消毒范围的基本原则是切口上下至少各超过一个关节。所以，这次手术消毒范围是：上至剑突，下过患侧踝关节，前后过正中线。

主持人：洗手护士配合骨科医生铺无菌单。

　　（无菌单铺设方法演示）

　　1.治疗巾1块1/2对折包裹大腿根部，布巾钳固定。

　　2.治疗巾2块反折1/4铺于会阴部及髋关节外侧口。

　　3.中单1块铺于患肢下，上缘齐患肢根部，遮盖健侧下肢及会阴部。

4.大单1块铺于患肢下（铺设方法同3）。

5.包布包裹患肢远端至膝关节以上，绷带固定，范围超过包布。

6.大单1块铺于头侧，布巾钳固定。

7.中单1块悬吊于头侧。

主持人： 骨科髋关节手术的铺单有别于下肢其他手术，但铺单的原则是一样的，希望各位护士关注其特殊性。下面我们进入最重要，也是我们最需要提升的环节——假体植入过程。我们采用动画模式还原髋关节假体植入全过程。接下来我们一起来看投影屏幕。

洗手护士： 配合动画进一步讲解手术过程。

1.显露及处理关节囊：骨膜剥离子、纱布钝性分离切口前后皮瓣；直角拉钩暴露股外侧肌，消融电极切开臀中肌和臀小肌。直角拉钩牵开肌群，显露关节囊；消融电极、扣扣钳切开或切除关节囊。

2.股骨头脱位及股骨颈截骨：脱位股骨头，消融电极沿小转子上缘标记截骨位置，小粗隆上1cm与转子窝基底的连线约45°（如图4-4-6）；摆锯行股骨颈截骨，截骨后需检查摆锯完整性，用取头器取下股骨头。

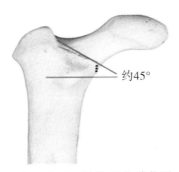

约45°

图4-4-6　股骨颈截骨位置

3.测量股骨头直径：卡尺测量股骨头直径，估计假体尺寸。测量股骨头时，应测股骨头的最大直径。

4.显露并处理髋臼：消融电极、扣扣钳切除髋关节前后方关节囊。髋臼拉钩显露髋臼，清理髋臼周缘、臼内软组织及清除臼缘骨赘。髋臼磨钻从小号到大号磨掉髋臼内软骨，扣扣钳夹纱布团擦拭，观察出血点是否均匀。传递并安放合适的髋臼试模，取出试模后，骨锤击入假体试模，确定置换假体的型号。

5.髋臼假体植入：生理盐水冲洗髋臼窝，确保髋臼窝内清洁无杂质。将正确型号的髋臼假体安装在髋臼持取器上，使用骨锤击打，安装假体。使用直径3.2mm的弹簧软钻头、电钻及导向器沿髋臼假体垂直方向打通软骨下骨，测深器测量，合适的髋臼螺钉固定。使用骨锤、内衬打入器，安装内衬假体。

6.股骨植入床准备：髋臼拉钩、纱布包裹的骨膜剥离器将股骨近端撬起；开口器、骨锤在股骨截骨面紧贴大转子内侧开口，骨锤、扩髓直锉从小号到大号依次扩大髓腔至合适的大小后取下手柄，留髓腔锉于髓腔内；平磨钻套入髓腔锉颈部，修整股骨近端截骨面。

安装髓腔锉试颈，安装球头试验，选择合适的球头，复位髋关节。做伸直外旋和屈曲内旋活动，确定假体稳定且位置满意，从而确定植入假体的型号，拔出所有假体试模。

7.股骨假体植入及复位：清洁髓腔及切口周围，确认植入的假体型号。股骨柄假体安装在持取器上，递骨锤将股骨柄假体植入，再使用打入器打实；安装股骨头假体，复位髋关节，再次检查活动度。操作过程应注意无接触式传递与安装，避免术后感染。

8.止血冲洗，安放引流管，清点物品并关闭切口。

主持人： 看完动画演示，配合护士的讲解，相信大家对全髋关节置换术的步骤有了更深刻的认识，下面有请巡回护士跟大家分享巡回工作的注意事项。

巡回护士： 巡回工作是对护士整体能力的考验，需要专业的技术和完善的流程，接下来将手术过程分术前、术中及术后三个阶段跟大家分享。

1.术前：保持手术间整洁安静，温度调节22~25℃，湿度40%~60%，严格控制参观人数、开关门次数及防止不必要的人员走动；做好手术安全核查，尤其是手术部位的核对。心理护理须贯穿于围术期，尽可能减轻患者焦虑和紧张心理，使其积极主动配合手术，有利于加快患者康复。

2.术中：防止假体取用错误，打开假体外包装前仔细检查有效期和型号，并与手术医生再次确认需要的假体型号；使用后的假体标签需粘贴于病历中。

3.术后：与手术医生、麻醉医生一起将患者平稳搬运至推床上，搬动时维持患肢外展中立位，防止脱位；确认各管路通畅，填写《患者转运交接单》，离室时带齐所有物品。

主持人： 谢谢巡回护士的精彩分享，术中使用的植入假体较多，我们应该注意哪些方面？

洗手护士： 在使用假体时要注意：①防止假体型号及有效期错误。②正确安装假体，避免用手直接接触假体表面；传递时不要碰触坚硬物体，避免假体表面涂层因刮痕而破坏。③加强保护髋白内衬，它是超高分子聚乙烯，其表面接触其他金属或玻璃等物体后会因防护层划伤而容易被体液侵蚀，进而导致手术失败。

主持人： 感谢各位老师细致的讲解，我们此次查房也接近尾声了，感谢现场同仁的参与，希望大家能通过今天的护理查房强化此项手术的护理配合工作及掌握手术关注点。

主持人： 敲黑板，划重点。

巡回护士： 体位安置床先平，保暖核对不能忘。

洗手护士： 手术步骤要牢记，假体取放无接触。

麻醉医生： 生命体征勤观察，突发状况多沟通。

手术医生： 配合做到稳准快，无菌技术是保障。

主持人： 好，今天的护理查房圆满结束！感谢骨科专业组全体成员的配合，感谢嘉宾医生的大力支持。

PBL教学法

【护理查房目标考核】

1.髋关节的解剖知识有哪些?

答:髋关节由股骨头与髋臼相对构成,属于杵臼关节。髋臼内仅月状面被覆关节软骨,髋臼窝内充满脂肪,可随关节内压的增减而被挤出或吸入,以维持关节内压的平衡。在髋臼的边缘有盂唇附着,加深了关节窝的深度。在髋臼切迹上横架有髋臼横韧带,并与切迹围成一孔,其中有神经、血管等通过。

2.无菌台器械摆放要求是什么?

答:(1)主、副器械台摆放位置正确,器械摆放整齐有序。

(2)主器械台按照手术步骤顺序摆放器械,器械安装准确无误。

(3)副器械台摆放暴露关节所需器械。

(4)提前预留适合患者使用的截骨模块和试模。

3.髋关节术后会将引流管暂时夹闭,这是为什么呢?

答:有文献报道术后早期暂时夹闭引流管对减少术后切口引流量有明显的作用,原因在于早期使渗血积存于切口内,增加了切口内压力,起到了压迫止血的作用。

4.髋关节置换术的主要手术步骤?

答:髋关节置换术的主要手术步骤主要有以下6步:

(1)显露及处理关节囊。

(2)股骨头脱位及股骨颈截骨。

(3)测量股骨头尺寸。

(4)显露并处理髋臼,髋臼假体植入。

(5)股骨植入床准备,股骨假体置入。

(6)球头植入及复位。

5.使用假体时的注意事项?

答:在使用假体时要注意:①防止假体型号及有效期错误。②正确安装假体,避免用手直接接触假体表面;传递时不要碰触坚硬物体,避免假体表面涂层因刮痕而破坏。③加强保护髋臼内衬,它是超高分子聚乙烯,其表面接触其他金属或玻璃等物体后会因防护层划伤而容易被体液侵蚀,进而导致手术失败。

6.为什么摆放体位时一定要注意手术床处于水平位?

答:髋关节置换手术的效果与假体植入位置的准确与否有直接关系,术中保持手术床水平位有利于准确摆放手术体位,而手术体位可直接影响手术医生对髋臼的定位和前倾角度的判断。因此,体位对假体植入是有一定影响的，应准确摆放手术体位，确保手术顺利进行。

【护理查房回顾】

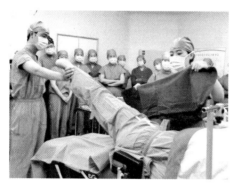

图 4-4-7 手术前无菌单的铺置

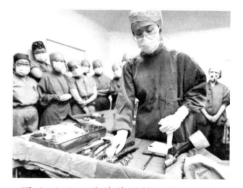

图 4-4-8 髋关节置换器械的摆放

第五节　经前路颈椎间盘切除、椎管减压椎间植骨融合内固定术 VS 经后路单开门椎管扩大成形术

 查房目标

1.掌握颈椎前路手术步骤及相关护理配合。

2.掌握颈椎后路手术步骤及相关护理配合。

3.掌握颈椎前、后路手术体位摆放的方法。

4.了解颈椎病的分型及术式选择。

 内容重点

1.颈椎前路和颈椎后路术前准备工作要点与不同。

2.颈椎前、后路手术麻醉关注点。

3.颈椎前路手术及护理配合要点。

4.颈椎后路手术及护理配合要点。

【专业组别】

骨科专业组。

【查房类型】

对比性查房。

【教学查房方法】

叙述性教学法、翻转课堂教学法、情景模拟式教学法、思维导图教学法。

【参与人员】

骨科专业组成员、骨科医生、麻醉医生。

人员设置：

情景演员：（各角色由骨科专业组护士、骨科医生和麻醉医生承担）。

"战争"主线介绍者：骨科组长。

"战略战术"部署：患者（专业组成员1人）、骨科医生。

"后勤保障先遣部队"：专业组成员2人、麻醉医生。

"正面迎敌"（颈前路）：专业组成员2人。

"后路包抄"（颈后路）：专业组成员2人。

【教学对象】

手术室全部层级护士。

【教具使用】

颈椎模具、自制椎板单开门模型（如图4-5-1、图4-5-2）。

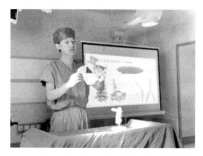 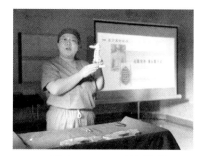

图 4-5-1　椎体横截面模具　　　　图 4-5-2　颈椎模具

【方案设计】

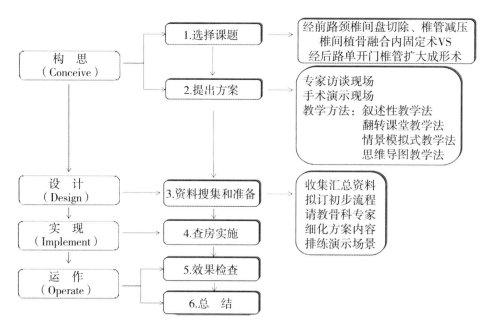

图 4-5-3　手术室护理查房活动程序

决战紫"颈"之巅——经前路颈椎间盘切除、椎管减压椎间植骨融合内固定术 VS 经后路单开门椎管扩大成形术	
查房记录	方法

"战争"背景介绍

主持人： 大家早上好，欢迎来到骨科专业组护理查房，如果将颈椎手术比喻成颈椎保卫战，那我们今天查房的主题就是"决战紫'颈'之巅"，大家可能会问为什么叫这个名字？和紫禁城又有什么关系呢？请看下面这个图片（如图4-5-4）：如果把脊髓看作紫禁城的话，那么包绕它的脑脊液就是护城河，护城河可以提供给脊髓足够的缓冲空间，而更外层的骨性椎管及附属软组织就相当于外城墙，主要是起到抵御外敌攻击的作用。比如说外伤，而椎间盘突出是属于内患，"叛变"的椎间盘会直接越过护城河，兵临紫禁城下。内患来势汹汹，紫禁城乱作一团，这时人体就会表现出颈椎病的一系列临床症状。

（投影字幕出"前线告急"，"患者"、骨科医生上场）。

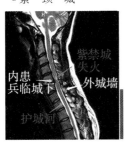

图 4-5-4　颈椎病影像

医患现场访谈

患者： 最近在电脑前面工作比较多，脖子特别不舒服，我得到医院去看一下。

主持人： 当患者和骨科医生碰面后，我们这场紫禁城保卫战正式拉开帷幕。首先，我们来看一下，骨科医生是如何进行战略、战术部署的。

患者： 医生你好，我最近脖子特别不舒服，这是我的影像资料，麻烦您给看看。

骨科医生： 从影像上看，我们可以初步诊断为颈椎病。

患者： 我年纪这么小，为什么会得颈椎病呢？

骨科医生： 现在人们的工作压力越来越大，颈椎病的发病也越来越年轻化。主要发病原因有这几个：①年龄增长导致的颈椎退变；②慢性劳损（如低头）造成的慢性劳损；③不正确的锻炼方式；④先天性椎管发育不良。

患者： 我现在会感觉到头晕、手麻、走路像踩在棉花上，这是什么原因啊？

骨科医生： 颈椎病主要有这几种类型：神经根型、椎动脉型、交感神经型、脊髓型和混合型。神经根型颈椎病的特点是手麻、胳膊麻，或者手疼、胳膊疼；脊髓型往往产生于外伤，比如车祸；椎动脉型的主要症状是头晕；交感神经型会产生心烦、气躁、失眠等症状。

患者： 像我这种情况应该如何治疗呢？

叙述性教学法

骨科医生： 治疗无非是保守治疗和手术治疗两种方案。当影像学检查和患者口述症状很严重的情况下，需要选择手术治疗。你目前这种情况是需要手术治疗的。

患者： 我查了一些资料，说手术分为前路和后路，这两种有什么区别呢？

骨科医生： 当间隙≤3个，后纵韧带没有明显钙化时，我们首选颈前方入路。优点是：①出血少、创伤小、恢复快；②椎间高度维持好，能较好恢复颈椎正常的生理曲度；③椎间植骨融合率高。不足是：对于多节段、严重的脊髓压迫不适用，且风险高于后路。

颈椎后路手术适用于多节段颈椎病（超过3个椎间盘），伴颈椎管狭窄或连续型后纵韧带骨化者。优点是：①通过对颈椎后方的椎板减压并重建，来达到间接减压的目的；②手术风险比前路小，疗效确切。不足是：颈椎后凸畸形的患者不适用（如图4-5-5、图4-5-6）。

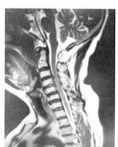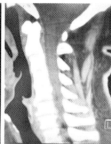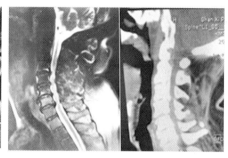

图 4-5-5 颈椎前路　　　　　　　　图 4-5-6 颈椎后路

场景一　兵马未动，粮草先行（术前准备）

主持人： 首先，我将派出我们的"后勤保障先遣部队"，为本次"战役"保驾护航。

巡回护士： 我先介绍颈前路手术。颈前路手术相对比较简单，患者取仰卧位，左上肢建立外周静脉通路，连接两个三通延长管，用一次性眼贴贴合患者眼睛，保护眼角膜；肩胛下垫一个软枕，使颈椎前突，充分暴露术野，便于手术操作，需要注意的是不能使用头圈，避免使颈椎前突弧度减小（如图4-5-7）。

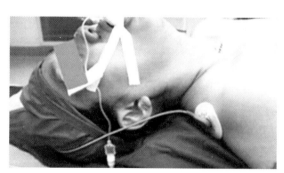

图 4-5-7 颈椎前路手术体位

通常颈前路手术时间较短（≤2h），骶尾部不需要贴减压贴保护，但术前长期卧床患者或皮肤状况差的患者，需要考虑局部使用减压贴保护皮肤；双足垫足跟垫。

巡回护士： 了解颈前路的体位关注点后，我们再学习一下颈后路的注意事项。颈后路采用俯卧位，需要准备的体位摆放用物有：俯卧位垫、头面部保护垫、约束带2条、减压贴

情景模拟式教学法

4张、足跟垫和软枕。右上肢建立外周静脉通路，连接两个三通延长管；贴合双眼，保护角膜；双侧髂前上棘各贴1张减压贴，面部粘贴保护贴后摆放体位。

骨科医生、麻醉医生和巡回护士三方共同轴线翻身，从三通延长管处断开右上肢液路，三通帽盖好保持无菌。翻身后立即连接好静脉液路，由头到脚检查受压部位皮肤、双眼、气管导管、女性患者乳房及男性患者会阴等。双膝下垫硅胶垫，小腿下垫软枕，使足尖离开床面，大腿处约束带约束。双手掌心靠近并放于患者身体两侧，床单包裹，约束带约束。这里需重点讲解一下面部皮肤的保护。我们需要准备4个减压贴：两张横折对半剪开，两张将上部剪2cm宽度的窄条。

粘贴方法：

1.由于颈后路需要拉伸颈椎，前额和眉弓都是施压点，因此眉弓处贴1/2张，前额和眉弓再重合粘贴1/2张。

2.下颌处重叠粘贴两个1/2张，靠近头侧的1张需覆盖下唇部分。

3.在以往管理此类手术患者时，术后发生鼻尖处压红，牙垫也曾将嘴唇压出水疱，经过改良，将粘贴髂前上棘的两张减压贴各剪下1个窄条，分别贴在鼻梁和上唇，上唇的减压贴需塞在牙垫和口唇之间以保护嘴唇（如图4-5-8）。

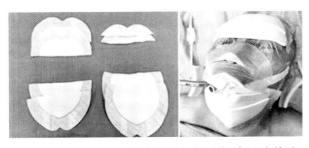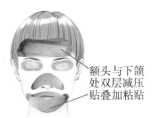

额头与下颌处双层减压贴叠加粘贴

图4-5-8　颌面部减压贴粘贴示意图

麻醉医生：颈椎手术一般选择全身麻醉，缺点是术中不易发现喉返、喉上神经及脊髓损伤的反应，且使用肌松剂后，颈椎失去了颈部肌肉张力的保护，改变体位或术中容易出现颈椎的损伤。颈部外伤患者摆放体位时，要保持头颈部固定，防止脱位及骨折加重而进一步损伤脊髓。

当外伤患者颈椎损伤在C4椎体以上时，膈肌运动受影响，直接影响患者的自主呼吸；C5~C7损伤，肋间肌受损，也会影响腹式呼吸，所以颈椎损伤的患者要求快速进行气管插管。颈椎病患者围术期不可将颈椎过伸，尤其是伴有颈椎关节炎和颈椎管狭窄的情况下，过伸可使椎管容积减小，致脊髓损伤。高位颈椎手术麻醉管理中还应注意一些特殊问题：例如寰枢椎半脱位患者，前脱位插管时颈部仰伸影响不大，但切忌屈颈，若为后脱位，一定要避免颈椎仰伸运动。

颈椎后路手术摆放体位时，除了眼睛的保护，气管导管的固定也是非常重要的。不仅需要用胶布固定，还需用透明贴膜粘贴覆盖胶布加强。注意保护眶上神经和臂丛神经。保持液路通畅，手术开始前需输注500~1000ml液体，确保患者血压平稳。颈前路手术的风险

翻转课堂教学法

要远远高于颈后路，一旦出血就"来势汹汹"，止血困难。所以术前要确保液路通畅，吸引器功能正常，并做好体温管理。

场景二　真刀真枪实战
一、正面迎敌——颈前路手术

主持人： 下面进入真刀真枪环节。首先，我们从正面向敌军发起进攻"正面迎敌——颈前路手术"。

洗手护士： 颈椎前路减压手术分为椎间盘摘除和椎体次全切除术。椎间盘摘除术中植入融合器目前我院使用的有两种：椎间融合器（Cage）+钛板和零切迹融合器（Zero-p）；椎体次全切除术植入钛笼+钛板。接下来我们一起学习颈椎前路手术的术中关注点。

　　1.切口选择：文献多选择左侧入路，左侧喉返神经位置较为固定且左侧喉返神经损伤概率较低。一般来讲，锁骨上3~4横指处切口可以暴露C3~C5，锁骨上2~3横指处切口可以暴露C5~C7。

　　2.定位：目前骨科医生习惯使用注射针头充当定位针，但我们仍建议使用骨科器械内的定位针，因为注射针头过细，安全性低于定位针。但就目前这种情况，请问如果使用注射针头一般使用什么型号呢（请护士现场回答后再讲解）？是的，正如刚才洗手护士所说，其实不论粗细的针头均可作为椎间盘定位用，我们需要关注的是针头"Z"型折弯后前端的长度，一般以1.5cm为宜，过浅达不到所需位置，过深有刺伤颈髓的危险（如图4-5-9）。

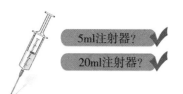 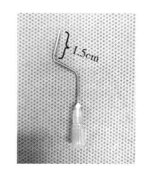

目的：明确颈椎位置；避免刺伤颈髓

图 4-5-9　定位针

　　3.撑开器的安装与使用：椎间盘摘除时于椎间盘两侧椎体置入撑开钉、椎体次全切时于病椎上下位椎体中央分别拧入撑开钉，安装椎间撑开器，撑开椎体间隙。

　　4.减压过程（播放教学录像讲解）：

　　（1）递11号尖刀，环形切开拟切除椎间盘前方的纤维环；递小号髓核钳、刮匙、椎板钳切除椎间盘和髓核组织。若需切除椎体，继续以下步骤。

　　（2）递咬骨钳、椎板钳咬除终板下软骨，便于融合器安放。进一步撑开椎间隙分离后纵韧带。递椎板钳咬除向后方突出的椎间盘组织、增生的后纵韧带和骨赘。

　　（3）递钩型神经剥离子小心逐步挑起后纵韧带，递11号尖刀切断，即可见膨隆的硬膜。

（4）递明胶海绵、棉片、双极电凝彻底止血。递神经剥离子探查硬膜囊及神经根出口处有无压迫。

（5）处理骨块时注意，单纯椎间盘摘除术时要收集骨质为植骨融合时使用。

（6）椎体次全切除时，需要用咬骨钳将骨质去除多余组织及皮质骨，保留松质骨并修剪成绿豆大小的骨块备用。

5.植入融合器：颈椎椎间植骨融合常见的三种方式：Cage+钛板、Zero-p和钛笼+钛板。前两种用于单纯的椎间盘摘除，第三种用于椎体次全切除的情况（如图4-5-10）。

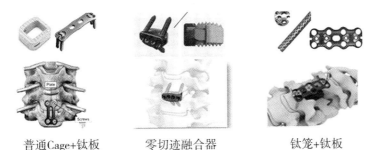

普通Cage+钛板　　　　零切迹融合器　　　　钛笼+钛板

图4-5-10　三种固定方式

（1）Cage+钛板：选择Cage做椎间融合时，先递融合器试模来确定Cage的大小。将处理好的松质骨放入融合器内递骨锤轻敲融合器把持器，使之紧密嵌入椎体间。选择合适钛板，递钛板折弯钳进行钛板塑形，安放钛板，依次递开路锥、导钻和限深钻头建立通道，上螺钉进行固定。固定过程中使用C型臂透视，证实位置正确，然后用紧锁装置锁紧螺钉，防止螺钉松动和移位。

（2）Zero-p：不用钛板固定，椎体和食管之间没有金属存在，降低吞咽困难的发生率，使用方法同Cage。

（3）钛笼+钛板（椎体次全切除术）：进行椎体次全切除时，选择钛笼植骨融合，先递分规测量所需植骨长度。递钛网剪进行裁剪后，在钛笼中植入备好的骨粒，压紧压实，植入钛笼，固定钛板方法同前。

需要注意的是，植骨前，洗手护士与巡回护士应共同清点棉片数目，防止棉片遗留在植骨块下端。

二、后路包抄——颈后路手术

主持人：前战告捷。下面我们派出另一支"军队"，从"敌军"后方进行"包抄"，学习颈后路手术。

洗手护士：想更好地理解颈后路手术，需要先对颈椎的解剖进行回顾，大家看这是人体正常的颈椎，由从上而下的7枚椎体组成，其中C1、C2椎体也就是寰枢椎合称为上颈椎，C3~C7合称为下颈椎，椎管内走形脊髓，每个椎体之间由脊髓向两侧走行发出神经根，支配双上肢的感觉和运动。

颈后路手术包括以下三种手术方式（如图4-5-11）。

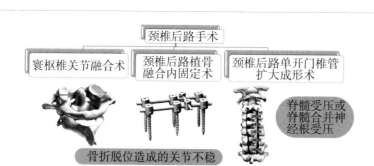

图 4-5-11　颈椎后路三种手术方式示意图

其中寰枢椎关节融合术和颈椎后路植骨融合内固定术是针对暴力造成的骨折脱位，需要椎弓根钉的植入重建关节的稳定性，是大家所熟悉的手术方式。颈椎后路单开门椎管扩大成形术适用于脊髓合并神经根受压时，椎管扩大成形减缓椎管内压力。这一部分应作为重点内容学习和掌握，让我们一起进入门的世界，门可开可关，打开可以增加内部的空间，有开门一侧、门轴一侧。如果我们把颈椎想象成一块木板，门要开多大呢？C3~C7就是门的高度，双侧关节突内侧缘的距离就是门的宽度。接下来使用尖刀将C2~C3及C7~T1的棘间韧带进行切除，为造门做准备。

洗手护士： 由我来讲解造门过程，一般选择症状较重的一侧为开门侧，使用磨钻，椎板钳、咬骨钳辅助磨透全层椎板；铰链侧也就是门轴侧以相同的方法进行开槽，保留内侧骨皮质，形成门轴；掀起椎板，小心分离硬脊膜外的粘连，去除棘间韧带和黄韧带。

洗手护士： 那么如何保持门处于开放状态而不关闭呢？

洗手护士： 这就要用到今天的主角，U型钛板，一般分为8号、10号和12号三种规格，U型一侧环抱椎弓使用螺钉固定、另一侧固定于侧块上。实际工作中我们使用钢板持取器安装钛板，固定时使用开路锥、持钉改锥选择合适的螺钉进行固定（如图4-5-12）。依次将C3~C7进行固定，造门完成，我方取得胜利。

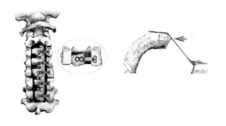

图 4-5-12　单开门手术正确固定位置

兵家秘笈

主持人： 经过激烈的"战斗"，紫禁城保卫战告捷，下面奉上这场战争的"兵家秘籍"（如图4-5-13），希望在以后的"战役"中，可以"颈"上添花。

首先，颈前路手术要接双三通延长管、液路置于患者左上肢；体位要求头颈过伸位，无需头圈；要求熟练掌握钛笼+钛板、Zero-p、Cage+钛板的手术方式及手术配合。

颈后路手术液路置于患者右上肢，重点掌握患者体位摆放的关注点，有效做好面部保护，正确用约束带约束，了解颈后路手术步骤及U型板的作用，熟练掌握手术配合。

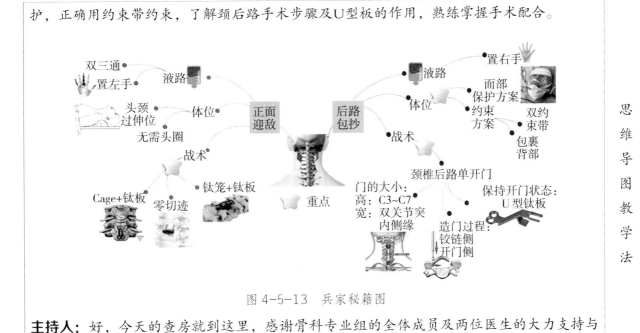

图 4-5-13　兵家秘籍图

主持人： 好，今天的查房就到这里，感谢骨科专业组的全体成员及两位医生的大力支持与配合！护理工作任重而道远，我们将继续努力前行！

【护理查房目标考核】

1.颈椎病常见分型有哪些？

答：神经根型、椎动脉型、交感神经型、脊髓型和混合型。

2.颈前路手术术前关注点有哪些？

答：患者取仰卧位，左上肢建立外周静脉通路，连接两个三通延长管，用一次性眼贴贴合患者眼睛，保护眼角膜；肩胛下垫一个软枕，使颈椎前突，充分暴露术野，便于手术操作，需要注意的是不能使用头圈，避免颈椎前突弧度减小；双足下垫足跟垫，通常颈前路手术时间较短，骶尾部不需要贴减压贴保护，但术前长期卧床患者或皮肤状况差的，需要考虑局部使用减压贴保护皮肤。

3.颈后路手术俯卧位患者面部保护方案有哪些？

答：面部皮肤的保护需要准备4个减压贴：两张横折对半剪开，两张将上部剪2cm宽度的窄条。粘贴方法：①由于颈后路需要拉伸颈椎，前额和眉弓都是施压点，因此眉弓处贴1/2张，前额和眉弓再重合粘贴1/2张；②下颌处重叠粘贴两个1/2张，靠近头侧的1张需覆盖下唇部分；③在以往管理此类手术患者时，术后发生鼻尖处压红，牙垫也曾将嘴唇压出水疱，经过改良，将粘贴髂前上棘的两张减压贴各剪下1个窄条，分别贴在鼻梁和上唇，上唇的减压贴需塞在牙垫和口唇之间，保护嘴唇。

4.简述颈椎的解剖结构？

答：正常颈椎由从上而下的7枚椎体组成，其中C1、C2椎体也就是寰枢椎合称为上颈椎，

C3~C7椎体合称为下颈椎。椎管内走行脊髓，每个椎体之间由脊髓向两侧走行发出神经根，支配双上肢的感觉和运动。

【护理查房回顾】

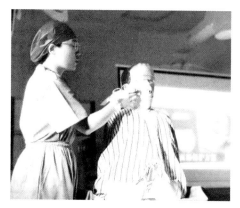
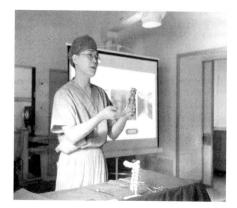

图 4-5-14　手术前颌面部皮肤保护　图 4-5-15　专科组员讲解手术过程中器械的使用方法

第六节　脓胸纤维板剥脱术

查房目标

1.掌握胸科侧卧位体位摆放的方法及要点。

2.掌握脓胸术中中转、出血等情况的应急配合。

3.了解呼吸困难、气促、端坐呼吸患者的手术管理。

4.了解肺隔离技术。

内容重点

1.呼吸困难患者的术前管理重点。

2.脓胸的分类及病理过程。

3.胸科侧卧位体位的安置方法及注意事项。

4.手术重点步骤的护理要点。

【专业组别】

胸科专业组。

【查房类型】

个案护理查房。

【教学查房方法】

CBL教学法、PBL教学法、情景模拟式教学法、点拨教学法。

【参与人员】

胸科专业组成员、胸科医生、麻醉医生。

人员设置：

主持人：胸科专业组组长。

胸科医生：胸科医生。

麻醉医生：麻醉医生。

等候室护士：胸科专业组成员1人。

洗手护士：胸科专业组成员1人。

巡回护士：胸科专业组成员1人。

【教学对象】

手术室N0、N1护士，护理实习生。

【教具使用】

侧卧位用物演示手术体位的摆放。

【方案设计】

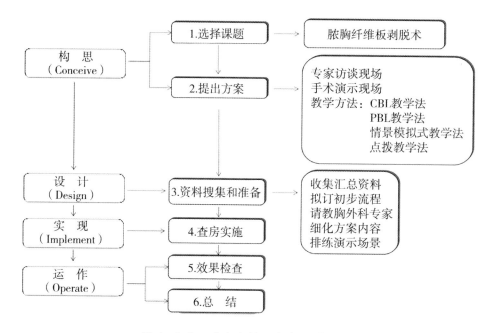

图 4-6-1 手术室护理查房活动程序

抽丝剥茧，气贯成胸——脓胸纤维板剥脱术	
查房记录	方法
主持人：大家好！欢迎参加胸科专业组的护理查房，此次我们特别邀请胸科医生和麻醉医生两位嘉宾。	
主持人：首先介绍病例，今天和大家共同分享的病例是包裹性脓胸患者，男，74岁，7天前出现呼吸困难，活动后加重，伴头痛、乏力、发热、体温37.5℃、咳嗽、咳痰、胸闷等，无咳血、恶心、呕吐等伴随症状，个人未予重视，以"感冒"治疗，静脉输"头孢"类	

药物后体温下降，3天前无明显诱因出现胸闷、气紧、呼吸困难加重，伴右侧第9、10肋间疼痛，腰背部困乏。

胸部CT显示：1.右侧胸腔积液。

2.右肺中、下叶炎症伴脓肿形成。

3.右肺中叶及肺下叶支气管扩张。

4.纵隔内多发淋巴结肿大。

实验室检查：白细胞13.1×10^9/L、中性粒细胞78.7%、中性粒细胞10.28×10^9/L，均高于正常值；白蛋白28.09g/L，低于正常值。

通过以上介绍，我们了解此患者有慢性中毒症状和长期慢性消耗造成的低热、乏力、消瘦、贫血和低蛋白，并有慢性咳嗽、咳痰、气短和胸痛，目前出现呼吸困难等症状。胸科医生，您能给我们讲解一下这个疾病的病因吗？

胸科医生： 这种疾病主要是由于病菌侵入胸膜腔，产生的脓性渗出液积聚于胸膜腔内引发的化脓性感染，称为脓胸。脓液局限于部分胸腔内，则称为包裹性脓胸。根据病程的长短可以分为急性脓胸和慢性脓胸；根据病原致病菌的不同可以分为化脓性、结核性和其他特异病原性脓胸；按胸膜腔受累的范围可以分为局限性脓胸和全脓胸（如图4-6-2）。这种疾病产生的原因主要是由不同的致病菌产生不同性状的脓液，以肺炎球菌、链球菌多见，是一个慢性期病理过程，主要是由脓液中的纤维素大量沉积在胸膜上，胸膜中的毛细血管及纤维母细胞向纤维素内生长，成为肉芽组织，机化成为较厚的致密包膜，即胸膜纤维板。广泛、坚硬的胸膜纤维板包裹肺组织，严重限制胸廓的运动，使胸廓内陷，纵隔移位，导致呼吸功能严重减退。

CBL教学法

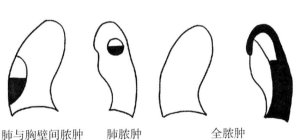

肺与胸壁间脓肿　　肺脓肿　　全脓肿

图4-6-2　按胸膜腔受累范围分类

主持人： 通过了解病因，我们在临床上怎么诊断和治疗这种疾病呢？

胸科医生： 根据病史、体检和胸部X线片和胸部CT，诊断慢性脓胸并不困难；还可以通过超声检查、胸腔穿刺等方法。治疗可以先进行胸腔闭式引流，减轻中毒症状，缩小脓腔，为根治手术创造有利条件，然后再进行脓胸纤维板剥脱术（如表4-6-1）。

表 4-6-1　外科手术治疗成人脓胸的指征

1	能够耐受手术治疗的Ⅱ或Ⅲ期脓胸患者，推荐使用胸腔镜（Ⅰb级推荐）
2	Ⅱ期脓胸患者胸膜腔内使用两种纤维蛋白溶解药进行纤维蛋白溶解被认为是外科干预治疗的替代方法（Ⅱb级推荐）
3	Ⅲ期脓胸患者和起始症状的延续期，需要进行脓胸纤维板剥脱术（Ⅱb类C级推荐）；在有经验的医院胸腔镜被认为是Ⅲ期手术的主要手段之一，但如果这种方法不能获得完全的治疗，则不实行该手术

主持人：了解病因和治疗方法后，让我们回到手术室。本次护理查房主要从以下几个方面进行：

1.等候室及入手术间的管理。

2.麻醉诱导期的配合。

3.术中体位的关注点。

4.术中的配合。

5.讨论及总结。

针对此病例，我们知道此患者有强迫坐位呼吸，患者半坐卧位携带氧气由推车进入手术室。等候室护理至关重要，接下来我们先了解一下在等候室有哪些关注点。

等候室护士：强迫坐位呼吸的患者进入等候室后，要做好以下6点：

1.及时给予患者吸氧，监测血氧饱和度，观察生命体征。

2.严格执行查对制度：包括患者信息、核对术中抗生素医嘱并在术前30min输注。

3.建立静脉通路，术中易出血应选择18号留置针，以保证术中因血液大量流失而能及时补充血容量，并补充电解质。

4.给予半坐卧位并保证患者安全，守护床旁及时拉起床挡，约束带约束。

5.及时给予盖被保暖和隐私保护。

6.胸腔引流管保持通畅勿打折，妥善固定胸瓶，防止引流管脱出。

主持人：那么，由等候室到达手术间，我们需要做哪些准备呢？

巡回护士：准备工作包括术前手术间环境、仪器设备和物品准备等。

1.术前常规擦拭手术间物表，检查净化系统正常开启，温湿度在正常范围。

2.仪器设备：高频电刀功率在50~60w，负压吸引器装置准备两路，术中台上吸引和吸痰各用一路；备加温仪，温度设置38℃。

3.物品准备：侧卧位翻身用物一套（包括头圈、薄枕、胸垫、前后固定挡板和隧道垫、高低托手板各1个、衬垫5块及上下肢约束带）；中心静脉通路；70℃生理盐水数瓶置于温箱保温备用；备碘伏、乙醇和3%过氧化氢溶液。

PBL
教
学
法

4.核对患者：请患者主动说出姓名，患者腕带、手术通知单和病历三方信息要一致；核对患者禁饮食时间；询问患者过敏史、手术史；核对术前配血情况。

5.麻醉前准备工作：协助患者脱去衣服，为患者保暖及约束；调整手术床，床头抬高；手术床头侧放置脚凳，便于麻醉医生插管时使用；协助麻醉医生连接心电监护，给予患者面罩吸氧。

主持人： 下面，我们了解一下麻醉方面的关注点。

麻醉医生： 对于老年患者的麻醉选择主要取决于全身状况、生理改变程度和精神状态。麻醉主要目的是确保患者安全的前提下，满足手术需要。在麻醉时，应考虑手术方面的因素有：①手术部位；②手术时长；③手术创伤或刺激的大小、出血量等；④手术体位；⑤手术者的特殊要求与技术水平。

目前肺部手术选择双腔气管导管插管方法，它可以将两肺分隔开进行控制通气，既可避免病肺的脓性或血性溢出物涌入健肺，也可避免某些情况下的通气不均匀，利于单侧吸引和单侧支气管肺灌注，使单侧肺萎陷利于手术野暴露。

1.对于病例中的患者，术前我们应评估患者的一般情况、了解临床症状、检查肺功能和评定简易心肺功能。做好麻醉前的准备及患者术前的思想准备，向患者说明麻醉及手术的大体情况、术后气管导管和尿管引起的不适感，以及术后胸部切口疼痛呼吸受限制、胸腔引流管引起的不适感等。患者气促明显，伴有紧张、焦虑甚至窒息，给予保持端坐位，轻扣面罩予高浓度氧吸入，而后静脉缓慢给予小剂量阿片类药物，可达到清醒镇静的目的。然后进行全身麻醉，可视喉镜进行双腔导管的气管插管，正确的双腔导管位置是保证单肺通气的关键，最常用的检验方法是听诊法和呼吸运动观察法。

2.手术中体位的改变对呼吸系统的影响。胸科手术患者多采取侧卧位，因受重力的影响，上侧肺及纵隔压向下侧肺，同时腹腔脏器亦经纵隔压向下肺，致使其在平静呼吸末功能余量较上肺为少。全身麻醉时，双侧肺功能残气量均减少，然而健侧肺因纵隔、横膈及体位垫的压迫，肺容量削减尤甚。胸腔手术时，患侧胸腔为正压，手术操作、压迫等使患肺膨胀不全，通气不足，因此，呼吸功能主要依赖于健侧肺及恰当的通气方法，才能避免缺氧和CO_2蓄积。

3.体温降低对机体的不良影响。病例中的患者是低体温的高发人群，低体温对机体极为不利，可诱发和加重疾病。因此，术前要将室温调节在24~26℃，相对湿度控制在40%~50%；术中要使用加温毯体表加热，静脉输注使用液体加温仪及术中使用37℃冲洗液等，加温措施的使用可预防术中低体温的发生。

4.出血对机体的不良影响。手术中术者钝性剥离粘连在胸腔和肺表面的纤维板时会出血，必要时需输入库存血。由于手术创面大，体腔水分蒸发散发热量，很容易导致患者体温下降。低体温时，血液中的凝血因子及血小板活性明显降低，可进一步加重出血。因此，在输入大量库存血时，应使用液体加温仪。

巡回护士： 总结如下，对于这样的手术，在麻护配合中，我们的护士应做到协助麻醉医生

PBL教学法

进行全身麻醉诱导及双腔气管导管的插入，一方面提前备好负压吸引器、液体加温仪、升温仪等设备，以便术中使用。另一方面，应对术中出血情况进行预判，尤其是脓胸患者本身血红蛋白较低，手术过程中会大量出血，因此，护士术前应了解患者实验室指标，术中观察出血量，主动询问麻醉医生是否需要输血，积极做好术中大出血的应对。同时，还要做好术中体位的管理和出入量管理。

主持人： 感谢您详细讲解了单肺通气、肺隔离技术、术前评估、术中体位的改变、低体温及大出血对机体的影响。同时，在麻护配合方面也提出了很高的要求。

主持人： 根据手术需要给予左侧卧位，需麻醉医生、胸科医生和巡回护士共同轴线翻身摆放手术体位。根据斯卡特触发点评分，患者年龄≥62岁，手术时间>3h，血清白蛋白<38g/L、BMI<19kg/m²或>40kg/m²，ASA麻醉评分≥3级，达到或超过两条即可评定患者为压力性损伤高危人群，需要给予减压贴保护局部皮肤。侧卧位受压部位在健侧肩部、胸部、髋部、膝外侧及踝部等，这些部位骨隆突处均要给予保护。

巡回护士： 摆放体位前要做到：

1.准备物品有头圈、薄枕、胸垫、前后固定挡板、下肢隧道垫、高低托手板各1个，衬垫块5块、下肢约束带。

2.摆放左侧卧位，人员分工为：麻醉医生负责头部，两名胸科医生分别站患者两侧负责躯干，巡回护士负责垫胸垫，实习同学负责摆放下肢，由麻醉医生发出口令，步调一致，轴线翻身。

3.头下置薄枕和头圈，高度平健侧肩高，使颈椎保持水平位，用衬垫遮盖头圈，防止分泌物污染；腋下距肩峰10cm处垫胸垫。

4.患侧上肢屈曲置于可调节托手架上，衬垫包裹，远端关节稍低于近端关节；健侧上肢外展于托手板上，衬垫包裹，远端关节高于近端关节，与患侧上肢呈抱球状，共同维持胸廓自然舒展。肩关节外展或上举不超过90°，两肩连线和手术台成90°。

5.腹部安放耻骨挡板于耻骨联合处，背部安放挡板于骶尾部，挡板与患者间加衬垫保护皮肤，维持患者90°侧卧位；双下肢约45°自然屈曲，前后分开放置，保持两腿呈跑步姿态屈曲位；两腿间用隧道垫隔开；小腿、大腿及双上肢用约束带固定（如图4-6-3）。

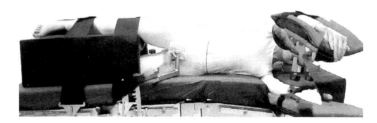

图4-6-3 侧卧位摆放示意图

巡回护士： 体位安置后，检查床单是否平整，评估患者脊椎是否在一条水平线上，脊椎生理弯曲是否改变，腋窝处是否悬空；防止健侧眼睛、耳廓及男性患者外生殖器受压；避免固定挡板压迫腹股沟，导致下肢缺血或深静脉血栓的形成；下肢需避开膝关节外侧，在距膝关节上方和下方5cm处各用1条约束带固定；术中调节手术床时需密切观察，防止体位移动，导致重要器官受压。

手术现场演示

洗手护士： 唱读各类手术用物完整、无松动、无潮湿、无破损，均在有效期。除常规开胸物品外，多备纱垫、温热盐水和3%过氧化氢溶液。

常规消毒铺单，消毒范围：上至颈根部平面，下至脐部平面，前至对侧腋前线，后至对侧腋后线，上臂至肘关节上5cm，包括同侧腋窝。常规铺无菌手术单。

巡回护士： 静脉通路通畅，体位摆放到位，室温已调至正常范围，加温毯也已开启，温度设置为38℃。

胸科医生： 执行手术安全核查，确认无误后手术开始。

胸科医生： 手术切口右胸第5或第6肋间隙后外侧，做弧形切口。

胸科医生： 消融电极切开肋间肌，电凝止血，麻醉医生，可以左侧单肺通气了。

麻醉医生： 好的，已关闭右侧支气管封堵器，看一下右侧肺叶是否萎陷。

胸科医生： 好，右侧肺叶已萎陷。

洗手护士： 随着医疗技术的不断提高，胸腔镜的技术水平已成熟，而且胸科许多手术也已实现胸腔镜微创手术，为什么此病例不选择胸腔镜下脓胸纤维板剥脱术？

胸科医生： 这类患者打开胸腔后很难分辨壁层胸膜与纤维板到正常肺组织的界限，而且胸腔纤维板又硬又厚，导致胸腔镜的镜头根本进入不了胸腔。因此，Ⅲ期脓胸大多选择开放手术的方式。但目前，在Ⅲ期脓胸的处理中，胸腔镜辅助手术已被证实在大部分病例中与开胸清创手术同等有效，且微创手术患者获益更多。胸腔镜辅助手术同时有较高的中转开胸机会，有研究报道中转率可高达40%，胸腔镜辅助手术进行Ⅲ期脓胸纤维板剥脱术需要一个长期的学习曲线和丰富的手术经验。研究证实手术在起始发病10天内的中转率为28%，而延迟到30~40天再进行外科手术治疗其中转开胸率高达81%。

洗手护士： 在剥离增厚的壁层胸膜纤维层和肺表面脏层胸膜纤维层时，边界不清，粘连非常严重，会不会损伤到周围的血管和神经？

胸科医生： 包裹性脓胸手术是考验外科医生的耐心和信心，如果粘连特别紧密时会用手指或者"花生米"钳做钝性分离，与剪刀锐性分离交替进行，电凝止血。在胸膜剥离过程中常会遇到增厚的脊状突起，这就是正常胸膜与异常胸膜会合处的标志，即脓腔的边缘。超过此脊之后，要注意寻找正常胸膜，终止剥离。

洗手护士： 钝性与锐性交替进行分离，将壁层胸膜与纤维板剥离到正常组织界面，这时创面出现出血、渗血。

胸科医生： 热盐水纱布垫填塞，压迫数分钟后，电凝止血。

麻醉医生： 渗血严重吗？目前吸引器桶内的出血量400ml，患者术前血红蛋白118g/L，如果可以止住出血暂时可以不输血。

胸科医生： 麻醉医生，出血点已止住，渗血也不明显了。

点拨教学法

洗手护士：及时清理消融电极刀头的焦痂。 **洗手护士：**将取出的脓性纤维板用大镊子夹取放在弯盘内，术后送病理检查。术中如需做细菌培养和药敏试验，同时也要留取足够的标本并及时送至病房，与病区护士做好交接。 **胸科医生：**纤维板基本剥除，请麻醉医生膨肺，检查肺粗糙面有无漏气。 **麻醉医生：**右侧支气管封堵器打开，麻醉机改为手控呼吸。 **胸科医生：**麻醉医生，恢复左侧单肺通气，右下肺有漏气口需要处理。 **洗手护士：**递小圆针、1号丝线严密缝合肺表面漏气口。缝合完毕，备3%过氧化氢溶液（双氧水）冲洗吗？ **胸科医生：**是的，双氧水能起到止血的作用，在胸腔内保留3~5min，待双氧水的温度明显下降后吸除双氧水及泡沫并观察渗血情况，此时可发现肺和胸腔内表面形成一层白色假膜，渗血现象减轻或消失，对有较广泛渗血者可重复冲洗2~5次，直到渗血停止或基本停止，然后用大量温热盐水，仔细、反复冲洗胸腔，清除胸膜腔内残留感染组织。 **洗手护士：**冲洗完毕，胸腔放置26号或28号胸腔闭式引流管两根，大皮针、7号丝线固定胸管。 **胸科医生：**麻醉医生，可以双肺通气，准备关闭胸腔。 **洗手护士：**清点手术用物无误；大圆针、双7号丝线关胸；胸腔关闭后连接水封瓶并妥善固定。 **巡回护士：**手术结束，拆除侧卧位用物，患者恢复平卧位，防止坠床。麻醉医生、两名胸科医生和巡回护士将患者平抬至推车，打好胸带，妥善固定胸腔闭式引流。患者平稳转运至麻醉恢复室，做好交接，手术结束。 **主持人：**敲黑板，划重点。 **等候室护士：**吸氧、体位、保暖、心理。 **巡回护士：**保暖、评估出血量、热盐水。 **洗手护士：**多备敷料、洁污区分、术中多冲洗。 **胸科医生：**热盐水，纱布垫；止血，冲洗加引流。 **主持人：**本次护理查房结束，感谢各位的参与。	情景模拟式教学法

【护理查房目标考核】

1.肺隔离技术的方法有哪些？

答：有三种基本肺隔离技术方法：①向左或向右的双腔气管导管；②单腔气管导管配合支气管封堵器的使用；③单腔气管导管放置于一侧支气管。

2.胸膜纤维板的形成？

答：患者因为外伤、胸科手术、肺炎等引起了胸膜腔内感染和积脓，出现成纤维细胞的生长、增殖及纤维素沉着，机化形成难以吸收的无弹性增厚的胸膜纤维板，纤维板包裹肺组织且阻止肺的复张，使得胸壁塌陷，肋间隙变窄，肺的功能受到严重影响，而手术治疗剥离增厚的纤维板，可闭合脓胸，恢复肺功能。成人胸膜腔感染发展到纤维化脓期时，手术切除剥脱纤维胸膜板是最好的方式。

3.低体温对机体有什么样的影响？

答：体温降低使机体产生强烈的应激反应，外周血管收缩、血压升高、心律失常甚至室颤。在体温恢复阶段，外周血管扩张，有效循环血量减少，可使循环衰竭系统剧烈变化，对危重患者和冠心病患者尤其有害。低温寒战反应，可使组织的氧耗量增加4~5倍，加之氧离曲线左移，氧与血红蛋白的亲和力增加，使组织氧利用率减少，导致缺氧。低温使肝肾功能降低，药物的代谢和排泄减慢，麻醉患者苏醒延迟，术后并发症增加。低温下血液黏滞度增高，出、凝血时间延长。

4.侧卧位对呼吸系统有什么样的影响？

答：胸科手术患者多取侧卧位，因受重力的影响，上侧肺及纵隔压向下侧肺，同时腹腔脏器亦经纵隔压向下肺，致使其在平静呼吸末功能余量较上肺为少。全身麻醉时，双侧肺功能残气量均减少，然而健侧肺因纵隔、横膈及体位垫的压迫，肺容量削减尤甚。胸腔手术时，患侧胸腔为正压，手术操作、压迫等使患肺膨胀不全，通气不足，因此，呼吸功能主要依赖于健侧肺及恰当的通气方法，才能避免缺氧和CO_2蓄积。

【护理查房回顾】

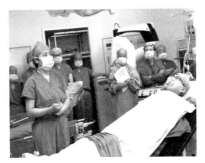 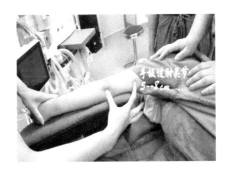

图4-6-4 实际摆放体位并讲解手术体位摆放要点

第七节　经胸腔镜右肺上叶切除＋纵隔淋巴结清扫术

　查房目标

1.掌握胸科患者术前准备和术后与麻醉恢复室护士交接要点。

2.掌握术中大出血抢救时洗手护士及巡回护士配合要点和特殊关注点。

3.熟悉肺的解剖相关知识。

4.了解肺癌诊断及手术方式。

　内容重点

1.肺叶切除术的相关解剖知识及临床表现。

2.肺叶切除术侧卧位的安置方法。

3.手术过程中大出血时配合要点和流程。

【专业组别】

胸科专业组。

【查房类型】

临床业务查房。

【教学查房方法】

同伴互助教学查房法、PBL教学法、情景模拟式教学法。

【参与人员】

胸科专业组成员、胸科医生、麻醉医生。

人员设置：

　　主持人：胸科专业组组长。

　　旁白：胸科专业组成员1人。

胸科医生：胸科医生。

麻醉医生：麻醉医生。

洗手护士：胸科专业组成员1人。

巡回护士：胸科专业组成员2人。

恢复室护士：麻醉恢复室护士1人。

灯光师：胸科专业组成员1人（体现场景转换）。

【教学对象】

手术室全部层级护士。

【方案设计】

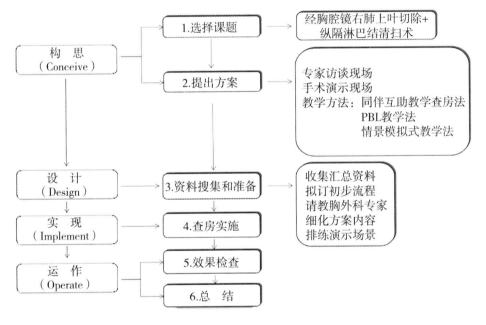

图 4-7-1　手术室护理查房活动程序

胸有成竹，步步惊心——经胸腔镜右肺上叶切除 + 纵隔淋巴结清扫术	
查房记录	方法
（灯光于访谈现场） **主持人：**尊敬的各位老师，大家上午好！欢迎参加胸科专业组护理查房，本次查房的主题是"胸有成竹，步步惊心——经胸腔镜右肺上叶切除+纵隔淋巴结清扫术"。我们特别邀请到了胸科医生和麻醉医生与我们一起参与此次查房，请大家跟随我们的灯光，一起走进今天的查房现场。 **旁白：**这是一例普通的常诊手术，然而这看似普通的手术，却让患者与每位医护人员都经历了一场惊心动魄的生命逆转历程。	

主持人： 我先为大家介绍一下今天的病例。

患者女性，57岁，主诉：咳嗽伴右侧胸痛一月有余。一月前无明显诱因下出现咳嗽，刺激性干咳为主，少量白黏痰，无痰中带血，伴右侧胸痛，呈隐痛，吸气时明显，不向其他处放射。患者自发病起，一般状态尚可，精神欠佳，睡眠差，体重减轻10kg。

胸部CT示：右上肺有一枚4cm的肿块，可疑肿瘤。

右肺上叶支气管镜活检：可见癌细胞。

今日行手术：经胸腔镜右肺上叶切除+纵隔淋巴结清扫术。

主持人： 胸科医生，请您帮我们复习一下相关解剖知识。

胸科医生：（PPT展示）肺位于胸腔纵隔左右两侧，质地像海绵一样柔软，左肺2叶，右肺3叶。左、右支气管经肺门入肺。左支气管分2支，右支气管分3支（第一级），分别进入肺叶后，称肺叶支气管（第二级），在肺叶内再分支即为肺段支气管（第三级）（如图4-7-2）。每支肺叶支气管分出2~5支肺段支气管，肺段支气管及所属肺组织称为肺段。肺的内侧面中部朝向纵隔的椭圆形凹陷是肺门，为主支气管、肺动脉、肺静脉、支气管血管、淋巴管和神经出入肺的部位（如图4-7-3）。

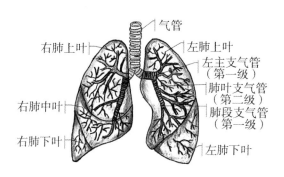

图 4-7-2　肺及气管

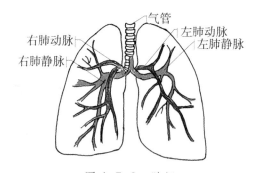

图 4-7-3　肺门

肺癌是指原发于气管、支气管和肺的恶性肿瘤，起源于支气管黏膜或腺体，右肺多于左肺，上叶多于下叶。肺癌早期多无症状，几乎2/3的患者就诊时已是晚期（Ⅲ期或Ⅳ期）。咳嗽、胸闷、气短、发热是最常见的症状；如肿瘤侵犯到邻近器官会引起胸痛、声音嘶哑、吞咽困难。右肺上叶的肺门结构比其他肺叶复杂，其肺动脉分支变异较多，大约80%的人群右肺上叶前段与右肺中叶部分或全部融合，因此右肺上叶手术切除难度大于下叶。

主持人： 那肺癌手术时，纵隔淋巴结需清扫的范围是什么样的呢？

胸科医生： 根据不同肺叶的癌肿，纵隔淋巴结的清扫范围也不尽相同。我们先了解一些纵隔淋巴结的分区吧。纵隔淋巴结大致分14个区（具体看图4-7-4介绍）：

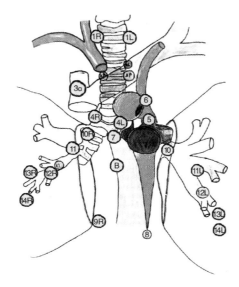

图4-7-4 纵隔淋巴结分区示意图（R为右侧，L为左侧）

1区：锁骨上淋巴结。

2~4区：上纵隔淋巴结。

5~6区：主动脉淋巴结（5区：主动脉下淋巴结。6区：主动脉旁淋巴结）。

7~9区：下纵隔淋巴结（7区：隆突下淋巴结。8区：隆突以下食管旁淋巴结。

9区：肺韧带淋巴结）。

10~14区：肺门、肺叶及主要分支淋巴结，属于N1淋巴结。

主持人： 胸科医生，肺癌手术有哪些手术方式呢？临床又如何选择最适合的手术方式呢？

胸科医生： 肺癌手术方式主要有三种：肺楔形及局部切除术、肺段切除术和肺叶切除术。选择手术方式时，临床医生遵循的原则是彻底切除原发灶和胸腔内有可能转移的淋巴结，且尽可能保留正常的肺组织。因此根据癌肿生长部位、体积等，我们可以选择不同的手术方式。具体适应证如下：

1.肺楔形及局部切除术：指楔形癌块切除及部分肺段切除。主要适用于体积较小、年老体弱、肺功能差或癌分化恶性度较低的早期肺癌。

2.肺段切除术：是指解剖肺段的切除术。主要适用于老年、心肺功能较差的周围型孤立性早期肺癌，或病变局限于肺癌根部的部分中心型肺癌。

3.肺叶切除术：适用于肺癌局限于一个肺叶内的周围型和部分中心型肺癌。

结合此患者术前检查，应行"右肺上叶切除+纵隔淋巴结清扫术"，术中需清扫第2R、4R、3A、3P、7、8、9、10、11组淋巴结。

主持人： 此类手术对麻醉医生来说也是一个很大的挑战，请麻醉医生给我们讲讲关注点。

PBL
教
学
法

麻醉医生: 大家好,关于经胸腔镜肺叶切除手术我讲以下三点:

1.双腔气管导管的定位:双腔气管导管定位一般有传统听诊法、纤维支气管镜定位法和可视双腔支气管插管定位法(如图4-7-5)三种方法,其中,以第三种效果最佳,不仅可以在插管时准确定位,还可在术中持续监测导管位置。

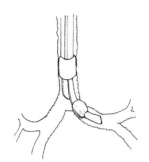

图4-7-5 可视双腔支气管插管

2.单肺通气关注点:肺叶切除术中大部分时间需要单肺通气,预防和纠正低氧血症和高碳酸血症是很重要的。术中需要:

(1)严密监测氧分压和呼气末二氧化碳分压。

(2)随时调整呼吸机参数,维持正常的气道压,如降低潮气量、增加呼吸频率等,避免气道高压。

(3)单肺通气时,健侧肺通气压力<30mmHg,呼气末正压可给予5cmH$_2$O;患侧肺使用持续气道正压吸氧,防止肺完全萎陷。

3.单肺通气转回双肺通气时的关注点:术中单肺通气恢复为双肺通气时,肺复张可能会导致肺缺血再灌注损伤,应注意术中输注足够的胶体液,防止复张性肺水肿,也可预防性给予地塞米松注射液10mg。

总之,经胸腔镜肺叶切除手术要注重维持内环境的稳态,主要措施总结为:

1.加强液体管理:根据心排量、中心静脉压及血气分析结果,调整输血、输液量,维持酸碱及电解质平衡。

2.过度应激反应管理:手术大、创伤大、应激强,可导致血糖升高,应严密监测,必要时输注胰岛素。

3.做好患者术中保暖,防止术中低体温:提前开启加温毯,术中使用液体加温仪及温热冲洗液。

(手术灯光转于手术现场)

巡回护士: 针对这台手术配合,我们也要做好充分的术前准备。

1.开启加温毯:术中保暖对于术后全身麻醉患者苏醒至关重要。

2.两路负压吸引器:一路手术台上使用,一路麻醉医生吸痰使用。

3.两路静脉通路:外周静脉留置和中心静脉导管各一路,外周静脉建议使用18号留置针,中心静脉导管妥善固定,贴好标识,防止摆放体位时脱出。

4.输液加温仪和加压输血袋:术中使用输液加温仪;如需快速输注成分血,可使用加压输血袋。

5.右上肺叶切除采用左侧卧位,摆放体位前需备好减压贴、保护衬垫及翻身用物。

6.连接并检查手术设备,如腔镜主机、高频电刀及超声刀等。

7.根据手术间布局图摆放仪器设备(如图4-7-6)。

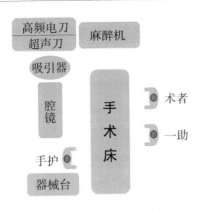

图 4-7-6 手术间布局图

巡回护士: 摆放体位由麻醉医生、手术医生、巡回护士共同完成,轴线移动。用物准备:隧道垫1个、背部挡板和耻骨挡板各1个、手板2个、头圈1个、小枕1个、大枕2个、衬垫5块和约束带2条。

摆放体位的步骤如下:

1.患者采取左侧卧位90°,摆放体位前给予受压部位及眼角膜保护。

2.头部枕加衬垫保护的小枕和头圈;腋下垫软枕,放置时上缘距腋下10cm(约一拳距离),避免腋神经受压。

3.双上肢置于托手板上自然弯曲、高度适宜,上臂手板超过肘关节近端5~8cm且内旋30°,不可过高或过低。

4.耻骨挡板放于耻骨联合前,背部挡板放于腰骶部,挡板与患者间均加衬垫保护,挡板安置好后应再次确认会阴部未受压。

5.双下肢使用隧道垫放置,下腿部自然伸直,上腿屈曲置于隧道垫上,约束带于膝关节上、下5cm处分别固定,松紧适宜。

主持人: 了解了巡回护士对手术的关注点,接下来请洗手护士为我们介绍手术配合关注点。

洗手护士: 除了常规手术用物外,还需另备A5消融电极、超声刀、切口保护器、切割闭合器和各种型号的闭合钉。此外,肺叶切除术常规备中转开胸的用物,如开胸器械、纱布、纱垫、血管器械、血管夹、血管缝线及止血材料。

无菌器械台摆放方法如图所示(如图4-7-7)。

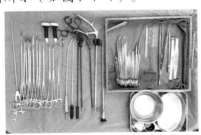

图 4-7-7 无菌器械台摆放示意图

胸科医生：患者行经胸腔镜右肺上叶切除+纵隔淋巴结清扫术，术中预计出血量约500ml，常规消毒铺单后手术开始。

1.建立手术通道：

（1）第一操作孔——腔镜孔：位于右侧腋中线第7~8肋间，放入切口保护器，置入胸腔镜。

（2）直视下建立第二操作孔——主操作孔：位于腋前线第4肋间。钝性分离胸壁肌肉、电凝止血；沿肋骨上缘切开胸膜，置入切口保护器，便于使用腔镜环钳、吸引器等。

2.探查病变部位、范围，游离肺门。

3.处理血管：

（1）处理右肺上叶动脉：游离各分支动脉，分别予以处理，一般使用内镜切割吻合器离断或血管夹于近心端和远心端分别夹闭后离断。

（2）处理右肺上静脉：使用内镜切割吻合器离断。

（3）处理支气管：内镜切割吻合器离断右肺上叶支气管。

旁白：手术有条不紊进行着，手术医生在清扫纵隔淋巴结时，由于淋巴结与血管粘连过紧，分离过程中，血管意外损伤……

胸科医生：麻醉医生，血管有点撕裂，现在中转开胸，请迅速备血。

麻醉医生：现在出血量约1000ml，巡回护士，加压输注胶体溶液；迅速取6U浓缩红细胞和600ml血浆。

（背景音乐：负压吸引器吸引声、心电监护报警声）

抢救在紧张地进行中……

巡回护士：

1.遵医嘱，迅速补液、取血；执行口头医嘱时，需大声复述一遍，及时提供止血用物，应与洗手护士共同清点并及时记录；观察尿量、出血量，及时反馈麻醉医生。

2.当出血难以控制时，巡回护士可请求援助，由机动护士协助完成巡回工作，但分工要合理，职责要明确。

3.机动护士一般不参与手术物品清点工作，协助巡回护士完成补液和各种药物的输注，保留空安瓿便于核对；用加压输血袋快速补血。必要时，协助巡回护士准备除颤仪和冰帽。

洗手护士：

1.注意力要高度集中，密切关注手术野，传递器械要迅速、敏捷。

2.及时与主刀医生沟通，须在最短的时间内准备好所需物品，并与巡回护士清点数量和完整性，为患者争取更多的时间。

3.台上清点物品要做到心中有数（尤其是中转开胸更换器械，增加物品时与巡回护士共同清点用物数目和完整性）；及时收回缝合血管用到的无损伤针，严格执行无菌技术、清点原则和查对制度。

（背景音：心电监护音趋于平稳）

情景模拟式教学法

机动护士： 巡回护士和洗手护士清点用物无误后，协助撤去腔镜用物和仪器，注意保护镜头和线路。

洗手护士： 已与巡回护士共同清点手术器械、敷料和缝针等，数目正确、用物完整，可以关胸。

旁白： 性命相托，竭尽全力。手术在大家的共同努力下宣告结束。但这并非手术的尾声，手术医生、麻醉医生及手术护士仍在密切监测患者的生命体征。待其平稳后，方可转入麻醉恢复室。

（手术灯光转于麻醉恢复室）

巡回护士与麻醉恢复室护士进行交接：

1.固定推车，协助麻醉恢复室护士连接呼吸机、监护设备。

2.交接液体：患者外周静脉和中心静脉各一路，外周静脉于左上肢，中心静脉外露8cm，现输入乳酸林格注射液，无液体外渗；左腕桡动脉测压已拔除，压迫器止血，观察局部止血情况，及时去除。

3.右侧胸腔留置胸管两根，引流通畅，妥善固定，已贴标识，胸瓶已妥善放置。

4.伤口敷料清洁、干燥。

5.患者受压处皮肤完好。

6.留置尿管，尿袋已排空，粘贴标识，妥善固定。

7.术中输注12U浓红、1200ml血浆，共12个血袋。

8.患者上衣反穿，下裤置于影像资料袋内，资料袋悬吊于推车安全带；病历资料齐全，置于推车床垫下。

恢复室护士： 重点关注以下几点：

1.拔管后患者的生命体征及意识状态。

2.床头抬高15°~30°，利于患者呼吸功能的恢复，使患者感到更加舒适。

3.观察胸腔引流瓶中水柱的波动情况、引流液的量及性状。

（灯光转于访谈现场）

主持人： 通过我们今天的查房，对于危重患者的管理需做到以下几点：

1.术前正确的评估是患者安全保障的前提；术前要正确评估病情，比如访视患者时要关注患者血红蛋白、白蛋白及患者体位；提前备好术中所需用物。

2.术中要严密观察病情、掌握手术进度、及时关注出血量和尿量的变化，术中出现大出血时巡回护士和洗手护士积极配合，及时提供术中所需用物；必要时寻求外援协助。

3.严格执行无菌隔离技术，器械台建立"肿瘤隔离区"；术中清扫的淋巴结应分组放置，做好标记。

4.术后要和麻醉恢复室交接详细病情，提示重点关注内容。

本次查房到此结束，希望在以后的工作中能给大家带来一些帮助，欢迎各位老师批评指正。感谢我们胸科组全体成员的付出，再次感谢两位特邀嘉宾的到来！

同伴互助教学查房法

【护理查房目标考核】

1.肺癌常见手术方式有几种？纵隔淋巴结如何分区？右上肺癌时纵隔淋巴结清扫的范围？

答：肺癌常见手术方式有三种：肺楔形及局部切除术、肺段切除术和肺叶切除术。

纵隔淋巴结分区为：

1区：锁骨上淋巴结。

2~4区：上纵隔淋巴结。

5~6区：主动脉淋巴结（5区：主动脉下淋巴结。6区：主动脉旁淋巴结）。

7~9区：下纵隔淋巴结（7区：隆突下淋巴结。8区：隆突以下食管旁淋巴结。9区：肺韧带淋巴结）。

10~14区：肺门、肺叶及主要分支淋巴结，属于N1淋巴结。

右上肺癌纵隔淋巴结需清扫第2R、4R、3A、3P、7、8、9、10、11组淋巴结。

2.针对胸外科手术患者，巡回护士术前应做哪些准备？

答：（1）开启加温毯：术中保暖对于术后全身麻醉患者苏醒至关重要。

（2）两路负压吸引器：一路手术台上使用，一路麻醉医生吸痰使用。

（3）两路静脉通路：外周静脉留置和中心静脉导管各一路，外周静脉建议使用18号留置针，中心静脉导管妥善固定，贴好标识，防止摆放体位时脱出。

（4）输液输血仪和加压输血袋：术中使用输液加温仪，如需快速输注成分血，可使用加压输血袋。

（5）右上肺叶切除采用左侧卧位，摆放体位前需备好减压贴、保护衬垫及翻身用物。

（6）连接并检查手术设备，如腔镜主机、高频电刀及超声刀等。

（7）根据手术间布局图摆放仪器设备。

3.冰帽的使用方法及注意事项？

答：（1）使用方法：①首先检查冰帽有无破损；②将冰块用木锤敲成小冰块倒入盆中，用水冲去冰块的棱角，装入冰帽内1/2或2/3满，夹紧排水口；③干棉球塞于患者的外耳道，去枕，床头垫隔水垫；④患者头部和颈部用干毛巾或纱垫包裹后置于冰帽内，防止双耳冻伤。

（2）注意事项：①检查患者头颈部、双耳廓皮肤情况；②注意随时观察冰块融化后及时更换；③使用中每15min观察一次皮肤情况，发现局部皮肤苍白或青紫，须立即停止使用；④密切观察患者生命体征，维持肛温在33℃左右。

4.术中出现大出血时抢救流程是什么？

答：见流程图（如图4-7-8）。

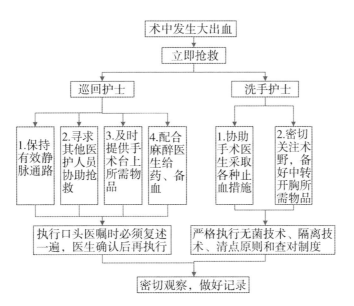

图 4-7-8　手术大出血抢救流程图

【护理查房回顾】

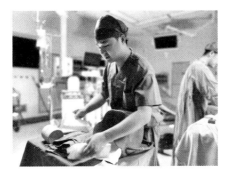

图 4-7-9　分享手术体位安全保护要点

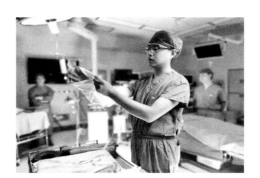

图 4-7-10　讲解急救物品的使用

第八节 经腹腔镜广泛子宫切除 + 盆腔淋巴结切除术

 查房目标

1.掌握广泛子宫切除+盆腔淋巴结切除术的手术步骤及相关护理配合。

2.掌握广泛子宫切除+盆腔淋巴结切除术巡回和洗手护士重点关注环节。

3.熟悉盆腔相关解剖知识及盆腔各区淋巴结。

4.了解宫颈癌疾病诊断分期及治疗方式。

 内容重点

1.盆腔淋巴结切除范围。

2.改良截石位的安置方法。

3.手术重点步骤的护理要点。

4.腹腔镜手术隔离技术操作原则。

【专业组别】

妇科专业组。

【查房类型】

模拟演示查房。

【教学查房方法】

PBL教学法、情景模拟式教学法、点拨教学法、循证护理教学法。

【参与人员】

妇科专业组成员、妇科医生、麻醉医生。

人员设置：

访谈主持人及旁白：妇科专业组组长。

手术医生：妇科专业组成员1人。

第一助手：妇科专业组成员1人。

第二助手：妇科专业组成员1人。

洗手护士：妇科专业组成员1人。

巡回护士：妇科专业组成员1人。

灯光师1人（体现场景切换）。

【教学对象】

手术室全部层级护士。

【教具使用】

子宫模具、总结展示牌。

【方案设计】

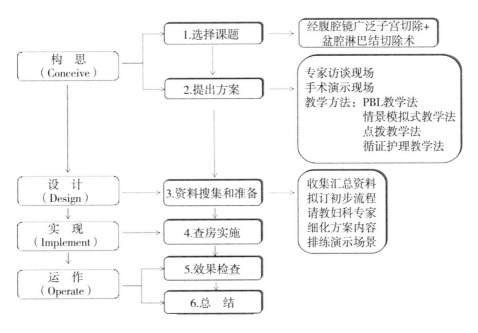

图 4-8-1　手术室护理查房活动程序

闻道有先后，"妇"业有专攻——经腹腔镜广泛子宫切除＋盆腔淋巴结切除术	
查房记录	**方法**
（灯光于访谈现场） **访谈主持人：**大家好，欢迎收看手术室护理查房专辑，本次由妇科专业组为大家带来《闻道有先后，"妇"业有专攻——经腹腔镜广泛子宫切除＋盆腔淋巴结切除术》。 　　我是妇科专业组组长，今天请大家跟随我们一起回顾宫颈癌手术的全过程，此次我们	PBL教学法

特别邀请了妇科医生和麻醉医生两位嘉宾。首先，我们来了解手术患者相关信息。

患者，女性，58岁，绝经后阴道出血4$^+$月，术前血红蛋白78g/L；液基薄层细胞检测（TCT）：高级别的宫颈病变（HSIL）。人乳头瘤病毒（HPV）：16型阳性。阴道镜检查+活检病理提示：宫颈管鳞状细胞癌，浸润深度7mm。目前诊断：宫颈鳞癌ⅠB1期。治疗方案选择：根据临床分期、患者年龄、生育要求、全身情况、医疗技术水平及设备条件等，综合考虑制订适当的个体治疗方案。采用手术和放疗为主、化疗为辅的综合治疗。

妇科医生： 手术治疗：主要用于早期子宫颈癌（ⅠA～ⅡA期）患者。

1.ⅠA1期：无淋巴脉管间隙浸润者行筋膜外全子宫切除术，有淋巴脉管间隙浸润者按ⅠA2期处理。

2.ⅠA2期：行改良广泛或广泛性子宫切除术及盆腔淋巴结切除术或考虑前哨淋巴结绘图活检。

3.ⅠB1期、ⅠB2期、ⅡA1期：行广泛性子宫切除术及盆腔淋巴结切除术或考虑前哨淋巴结绘图活检，必要时行腹主动脉旁淋巴结取样。

4.部分ⅠB3期和ⅡA2期：行广泛性子宫切除术及盆腔淋巴结切除术和选择性腹主动脉旁淋巴结取样；或同期放、化疗后行全子宫切除术；也有采用先辅助化疗后行广泛性子宫切除术及盆腔淋巴结切除术和选择性腹主动脉旁淋巴结取样。未绝经、<45岁的鳞癌患者可保留卵巢。指南推荐：腹腔镜手术适用于ⅠB2期及以下。放、化疗适用于部分ⅠB3期和ⅡA2期和ⅡB～ⅣA期患者和全身情况不适宜手术的ⅠA1～ⅠB2/ⅡA1期患者。

访谈主持人： 现在让时间回到2019年6月14日上午8时30分……

场景一　兵马未动，粮草先行（术前准备）

旁白： 患者入手术间行术前常规护理操作，执行隐私保护及保暖护理流程；骶尾部减压贴保护以预防压力性损伤；下肢保护性约束；建立外周静脉通路；手术安全核查无误，行全身麻醉，配合麻醉医生行气管插管；建立中心静脉通路；眼部角膜保护；摆放手术体位。

（灯光转于手术现场）

巡回护士： 开始摆放改良截石位，安置腿架于平患者髋关节处，高度为患者股骨的2/3，外展20°～30°，放置凝胶减压垫；人员分工：麻醉医生负责头部，两名手术医生于患者两侧负责躯干，巡回护士负责下肢，由麻醉医生发出口令，步调一致，抬起患者下移至臀部超出床边10cm（大约一拳距离），必要时腰部给予衬垫；双下肢先后置于腿架上，腘窝处紧贴托腿板近端弧形处，调节腿架角度，尽量放平大腿与腹部之间的角度，两腿夹角60°～90°，腘窝屈曲角度在90°～170°，固定腿带，松紧以一横指为宜，双上肢并于体侧；枕部垫头圈（如图4-8-2）。

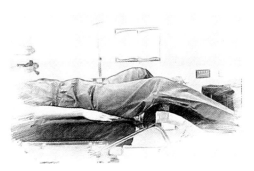

图 4-8-2　手术体位角度

巡回护士： 安置肩托，固定于肩峰处，距离颈部一拳，中间用软垫衬垫保护。

旁白： 由于重力作用，头低足高位时患者身体易下滑而影响手术操作，使用肩托可有效防止身体下滑，同时也可分流患者背部的部分摩擦力，降低压力性损伤的发生，因此术前评估手术时长超过3h，应安装肩托保护。

（灯光转于访谈主持人）

旁白： 根据术者的站位，腔镜和超声刀放于不同位置，冲洗水悬挂于患者头部右侧（如图4-8-3），巡回护士现场演示。

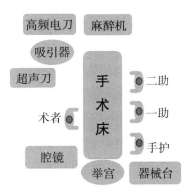

图 4-8-3　手术间布局图

（灯光转于现场）

巡回护士： 手术医生习惯于患者右侧操作，腹腔镜主机置于患者右侧下肢外侧10cm处，脚踏输出置于术者右脚下，内侧单极，外侧双极。具体摆放位置根据手术医生操作习惯调整。

洗手护士： 唱读各类手术用物均完整、无松动、无潮湿、无破损，均在有效期范围内。常规消毒铺单，消毒范围：上至两乳头连线，下至两大腿上1/3内侧，两侧至腋后线，会阴部、阴道、脐部。常规铺无菌手术单。

访谈主持人： 执行手术安全核查，确认无误，手术开始。

场景二　清理战场，举宫要紧

（灯光转于手术现场）

洗手护士： 器械副台已准备好，留置16Fr尿管（传递尿管、尿袋；10ml生理盐水注射器水囊注水固定尿管）（如图4-8-4）。

情景模拟式教学法

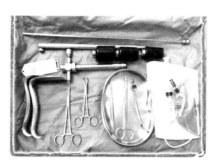

图 4-8-4　副台摆放位置图

第二助手： 好的，12Fr尿管的球囊壁薄，容易破裂，遇到子宫体积过大时，为避免经阴道分块取出子宫时压迫膀胱，造成水囊破裂，故留置16Fr尿管，且经阴道取子宫时评估子宫大小，如需要，可先抽出注水拔除尿管再取出子宫。

洗手护士： 针对宫颈癌患者举宫杯大小的选择和举宫深度是如何确定的呢？

第二助手： 举宫器是由中央导杆、宫颈固定器、穹隆杯组成。穹隆杯，也就是举宫杯，可以将宫体来回摆动利于术野暴露，举宫杯大小应根据宫颈直径大小而定，过小无法罩住宫颈，过大会将位于宫颈内口外1cm处的输尿管顶起，易造成术中损伤，所以，宫颈癌手术患者举宫杯的选择宜小不宜大，避免术中泌尿系统损伤。至于举宫深度的测量方法，按中央导杆上的刻度精确测量子宫高度，测量数据减去2~3cm（宫颈长度）即为举宫深度（如图4-8-5）。

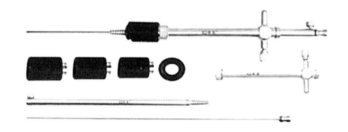

图 4-8-5　举宫器

洗手护士： 我曾经看到过一篇美国研究中心的文章，提到了"举宫器造成宫颈癌微创手术复发率高"，请您讲一下为什么呢？

第二助手： 举宫器压迫在宫颈癌灶上，致使宫颈癌细胞进入微血管、淋巴管，可能造成微小的扩散和转移。故最新研究表明，腹腔镜宫颈癌微创手术患者术后生存期及复发时间缩短与举宫器的应用有关，所以目前病灶＞2cm患者不建议使用举宫器，现在好多专家都提出废除举宫器，引出新方法：用10号丝线在子宫底做两个8字形缝合结扎，在耻骨联合上做一个穿刺孔，使用持针器牵拉，达到举宫的目的（如图4-8-6）。

循证护理教学法

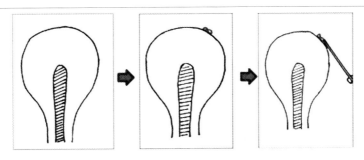

图4-8-6　举宫新方法

场景三　一场关于尿管的革命

（灯光聚焦手术现场）

洗手护士： 建立工作通道，传递弯盘，内放布巾钳两把、乙醇棉球、11号手术刀、10mm穿刺器。

手术医生： 观察孔建在肚脐上10cm，不是脐部了，因为此手术野范围较大，上移10cm就是为了扩大操作空间，更利于手术操作。

巡回护士： 手术床调节头低足高，头低30°，整体升高。

（灯光转于访谈主持人）

访谈主持人： 麻醉医生，妇科现在90%均为微创腹腔镜手术，需要CO_2气腹的支持，并且暴露盆腔又需要头低30°，请您给我们讲解一下气腹及头低位后对患者各系统的影响，以及关于术中管理我们该关注哪些呢？

麻醉医生： 首先我们看气腹对呼吸的影响：

1.胸廓和肺顺应性下降30%~50%；功能残气量下降；肺泡通气量下降；气道压力增高。

2.高碳酸血症：腹腔CO_2吸收过多，达20%~30%时，肺泡通气量下降，代谢增加；麻醉较浅、气管插管过深、机械通气不足；通气/血流比例失调、生理死腔量增加、心排血量减少、腹压高。

处理措施：可以通过调整呼吸参数，减少潮气量，增加呼吸频率，增加肺泡通气量。其次我们了解气腹对循环的影响：

1.心排血量的变化：心排血量下降程度10%~30%，正常人均可耐受。腹腔镜手术心排血量下降多发生在人工气腹建立时的充气期，心排血量下降程度与充气速度也有关。扩容和头低位能帮助提高回心血量。

2.外周血管阻力的变化：气腹时外周血管阻力增高，头低位时外周阻力低于头高位。

3.下肢静脉血流瘀滞并不能随时间延迟而改善，理论上增加了血栓形成的可能性，但研究报道血栓发生率未见升高。

4.腹腔镜手术时，肾血流、肾小球滤过率和尿量在气腹后均降低约50%，气腹放气后，尿量会明显增加。

5.腹腔内脏血流由于CO_2的扩血管作用对抗了压力引起的血流下降，所以总的结果是影响不大。

6.脑血流会因CO_2的作用而增加,当维持CO_2在正常范围内时,气腹和头低位对脑血流的不良影响较小,颅内压升高而眼内压变化不大。

值得注意的是:

1.对于有肺部疾病的患者尽量减少手术时间、头低位时间及气腹压力,以减少对肺功能的损伤。

2.对于合并有心脏方面问题的患者,尽量维持循环稳定,减少循环波动。气腹充气速度减慢,减小气腹压力,头低位时缓慢调节,以达到心脏适应。

(灯光转于手术现场)手术继续进行

手术医生: 我们先学习一下手术步骤。打开右侧盆侧腹膜,右侧圆韧带外1/3处用超声刀切断,同法处理左侧,剪开上方腹膜及分离阔韧带后叶,切断卵巢动静脉,沿子宫旁剪开阔韧带前叶腹膜及膀胱子宫反折腹膜,下推膀胱达宫颈外口水平,于骨盆漏斗韧带断端处向同侧髂总动脉方向剪开后腹膜,于右侧漏斗韧带下缘横行剪开阔韧带前、后叶腹膜,再向下分别剪开前、后腹膜,下推膀胱方法同左侧。紧贴右侧卵巢,超声刀切断右侧卵巢固有韧带。

洗手护士: 及时清理双极电凝器、单极电勾、超声刀刀头焦痂。

手术医生: 淋巴结在动静脉周围的脂肪组织中,大抵与血管并行,切除淋巴结就是解剖血管,打开右侧后腹膜暴露腰大肌(外侧),向上打开腹膜暴露出髂总动脉(上界限),向下达旋髂深静脉即圆韧带根部(下界),向内为髂内动脉(内侧),闭孔神经上方(底部)(如图4-8-7)。

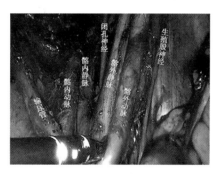

图4-8-7 淋巴结清扫范围

洗手护士: 处理这一部分时,游离完髂总静脉还是常规给您备一块腔镜纱布压迫吗?

手术医生: 是的,髂总静脉壁薄,有小分支,容易渗血。

洗手护士: 处理完闭孔淋巴结后压迫小纱布一块,记清腔镜纱布的两个位置,及时取出,及时清点。

巡回护士: 清扫血管周围淋巴结时备血管器械、各号血管缝线、止血材料。

手术医生: 右侧淋巴结已清扫完毕。

洗手护士: 与巡回护士核对标本左、右侧,分别做好标记,标本袋保留扎口线的是右侧,没有扎口线的是左侧。

情景模拟式教学法

（灯光转于访谈主持人）

访谈主持人： 妇科常见的子宫内膜癌手术、卵巢癌全面分期手术及宫颈癌根治术在手术方式方面有什么不同呢？请您给大家拓展一下吧。

妇科医生： 宫颈癌手术方式是广泛子宫全切除+盆腔淋巴结切除，根据年龄决定是否需要切除双侧附件，手术主要在于"广"，其意义是宫旁组织即骶主韧带切除≥3cm、阴道切除≥3cm，同时行盆腔淋巴结切除，即髂总动、静脉以下的盆腔淋巴结。

子宫内膜癌手术是全子宫切除+双侧附件切除+盆腔淋巴结切除+腹主动脉旁淋巴结切除，其难点在于腹主动脉旁淋巴结切除。

卵巢癌全面分期术限定于早期卵巢癌患者，全子宫切除+双侧附件切除+盆腔淋巴结切除+腹主动脉旁淋巴结切除+大网膜切除，其重点在于大网膜切除；但由于卵巢位置隐匿，临床发现时大多已是晚期，而晚期患者，盆腹腔大量腹水，有转移病灶应行卵巢癌减灭术，就是切除所有病灶，切得越干净，越有利于后期化疗。

访谈主持人： 谢谢妇科医生，手术还在继续……

（灯光转于现场）

洗手护士： 手术医生，在上学的时候每次考解剖，有一个必考的考点就是"桥下流水"，您能讲解一下吗？

手术医生： "桥下流水"重要的步骤是处理宫颈旁组织，"桥"指的就是子宫动脉，"流水"指的就是输尿管，这个比喻形象地解释了宫旁组织这一复杂结构的走行。大家可以看到，子宫动脉发出髂内动脉，由盆侧壁进入阔韧带内，在子宫颈外侧2cm处越过输尿管的前上方至子宫颈。主干沿子宫颈两侧迂曲上行，这也是平时做子宫切除术处理血管的位置，即处理紧贴宫颈的子宫动脉上行支即可，而宫颈癌手术需要切断子宫动脉的主干。处理完"桥下流水"我们的手术已经完成三分之二了，这是难点一；难点二就是膀胱宫颈韧带中输尿管隧道的处理，膀胱子宫韧带又称膀胱宫颈韧带，它有前、后两层（叶），输尿管从中穿过，其间的过道叫输尿管隧道，输尿管隧道又称输尿管沟。因为膀胱子宫韧带含有极为丰富的血管，稍做分离都可以引起出血，甚至血量很多。因此，分离和开放输尿管隧道必须得手法轻巧小心。假使输尿管隧道处理得不好，可导致手术失败。

手术医生： 现在分离阴道后壁与直肠前壁之间的疏松结缔组织，使直肠离开阴道，离断双侧宫骶韧带、主韧带，剪开前后穹窿，切下子宫。

手术医生： 准备出标本。

巡回护士： 关闭气腹，给第二助手戴护目镜。

洗手护士： 阴道填塞一块纱布可以吗？

第二助手： 可以，根据患者阴道松弛度、绝经16年、年龄又偏大，确定填塞一块即可。

洗手护士： 取出子宫放置于副台上，取出双侧盆腔淋巴结，与手术医生、巡回护士共同核对左、右侧，及时装入病理标本袋并浸泡。

巡回护士： 打开气腹。

点拨教学法

巡回护士： 麻醉医生，现在出血量是600ml，患者术前血红蛋白78g/L，我们需要输血吗？

（灯光转于访谈主持人）

访谈主持人： 据我观察，好多手术都是在子宫切除以后进行出血量评估，再考虑是否输血，那么这个输血的时机是怎么掌握的呢？

麻醉医生：

1.出血量评估

（1）吸引瓶内血液量。

（2）手术单血迹的面积（10cm×10cm=5ml，15cm×15cm=15ml）。

（3）纱布称重法：失血量（g）=浸湿血液后的纱布重量–干纱布重量；1g=1ml。

2.输血的目的

（1）补充血容量，维持循环的稳定。

（2）改善贫血，增加携氧能力。

（3）提高血浆蛋白水平，增加胶体渗透压。

（4）增加机体免疫力和改善凝血功能。

3.输血的适应证

（1）术中失血导致血容量低下者。

（2）纠正贫血或低蛋白血症。

（3）凝血因子异常。

（4）严重感染和休克。

4.输血时机的选择

（1）允许Hb70g/L，Hct24%；有心脏疾病或老年患者Hb100g/L。

（2）可容许失血量：（术前Hct–允许Hct）×血容量/Hct。

（3）实际出血量>可容许失血量：考虑输血。

（4）输血量计算：（目标Hct–实际Hct）×血容量/目标Hct。

5.如何减少输血

（1）血液稀释法：手术开始后给予足量的液体进行扩容，达到血液稀释的目的，术中及时止血可以减少血细胞的损失。

（2）输血时机的选择：循环情况可以维持时，暂不用输血，在手术出血已经基本停止时进行输血；尽可能地使得输注的红细胞和血浆能够在血管内保存，达到更好的输血效果。

（灯光转于现场）

手术医生： 缝合阴道残端，第一助手，你说说缝合残端时不缝合腹膜的好处。

第一助手： 缝合腹膜后如果有活动性出血容易形成腹膜后血肿；如果不缝合的话，现在的上、下腹膜虽然没有闭合，但其实在关闭气腹以后，腹膜会自动闭合的。

洗手护士： 清点手术用物无误，放置引流管，关闭气腹机，打开套管阀门排净CO_2后方可拔除穿刺器，应按照先放气后拔出的原则，避免烟囱效应引起肿瘤细胞在穿刺孔腹壁的种植。

PBL教学法

场景四　手术结束

巡回护士：手术结束，活动患者下肢。

（灯光转于访谈主持人）

访谈主持人：总结这名患者的血栓高危因素包括：

1.手术时间＞3h。

2.膀胱截石位双下肢静脉回流受阻。

3.肿瘤患者血液高凝。

4.切除淋巴结后。

以上因素致患者易形成血栓。

那么现在我们如何管理和预防患者下肢血栓呢，妇科医生，您能给我们讲解一下吗？

妇科医生：你讲得特别正确，由于上述血栓发生的高危因素存在，故术后我们尽早活动患者双下肢就显得尤为重要，比如给予挤压双侧腓肠肌、上翘患者双下肢大踇指等都利于减少血栓形成。同时，我们在由截石位改为仰卧位时，要注意双下肢不可同时放下，应先后依次放下，以防回心血量突然减少，发生直立性低血压。

访谈主持人：患者平稳转运至手术推车送至麻醉恢复室，做好交接，手术结束。手术实况转播完毕，我们的节目也接近尾声了，非常感谢妇科医生和手术医生今天带来的精彩讲解，也感谢现场同仁的参与，希望通过今天的护理查房强化此项手术的相关护理配合，掌握手术关注点的配合。

（所有成员出列）

访谈主持人：敲黑板，划重点。

巡回护士：臀部超出约一拳，超3h时安肩托，头低足高30°，关闭气腹护目镜，活动下肢防血栓。

洗手护士：纱布位置记心中，标本分清左右侧，超刀双极常清理，血管缝线备手边，主动配合思路清。

手术医生：两个难点记心中，宫旁操作要细致，桥下流水是第一，尿管隧道是其二。

第二助手：尿管16防破裂，宫杯宜小不宜大，举宫新法可推广，纱布填塞要有度。

第一助手：通道建立在脐上，减少感染扩空间，宫下宫旁3cm，腹膜开放防血肿。

（所有成员列队鞠躬）

访谈主持人：好，今天的节目就到这里，感谢妇科专业组的全体成员，护理工作任重而道远，我们将继续努力前行。

点拨教学法

【护理查房目标考核】

1.广泛子宫切除+盆腔淋巴结切除术的手术适应证有哪些?

答:手术治疗:主要用于早期子宫颈癌(ⅠA~ⅡA期)患者。

(1)ⅠA1期:无淋巴脉管间隙浸润者行筋膜外全子宫切除术,有淋巴脉管间隙浸润者按ⅠA2期处理。

(2)ⅠA2期:行改良广泛或广泛性子宫切除术及盆腔淋巴结切除术或考虑前哨淋巴结绘图活检。

(3)ⅠB1期、ⅠB2期、ⅡA1期:行广泛性子宫切除术及盆腔淋巴结切除术或考虑前哨淋巴结绘图活检,必要时行腹主动脉旁淋巴结取样。

(4)部分ⅠB3期和ⅡA2期:行广泛性子宫切除术及盆腔淋巴结切除术和选择性腹主动脉旁淋巴结取样;或同期放、化疗后行全子宫切除术;也有采用先辅助化疗后行广泛性子宫切除术及盆腔淋巴结切除术和选择性腹主动脉旁淋巴结取样。未绝经、<45岁的鳞癌患者可保留卵巢。指南推荐:腹腔镜手术使用于ⅠB2期及以下。放、化疗适用于部分ⅠB3期和ⅡA2期和ⅡB~ⅣA期患者和全身情况不适宜手术的ⅠA1~ⅠB2/ⅡA1期患者。

2.经腹腔镜下广泛子宫切除+盆腔淋巴结切除术的手术范围?

答:腹腔镜下广泛子宫切除包括子宫、子宫旁、子宫颈旁、阴道旁和近端阴道组织,广泛子宫切除术的宫旁组织、子宫主韧带、子宫骶韧带及阴道上端需游离切除3cm以上;次广泛子宫切除需游离切除2cm以上。盆腔淋巴结切除术包括切除髂总淋巴结、髂外淋巴结、髂内淋巴结、闭孔淋巴结及腹股沟深淋巴结。

3.腹腔镜手术术中气腹的管理?

答:尽量缩短二氧化碳气腹持续时间,术中调节气腹压力设定12~14mmHg,压力≤10~12mmHg,流量<5L/min,建议采用有气体加温功能的气腹机,降低肿瘤细胞的雾化状态,减少肿瘤种植,以及对各系统的影响。

4.经腹腔镜广泛子宫切除术需预防哪些术中并发症?

答:手术管理中应预防深静脉血栓、肩部疼痛、潜在皮肤完整性受损、皮下气肿、眼结膜干燥、眼睑充血和水肿等并发症。

【护理查房回顾】

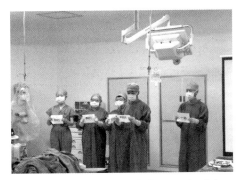

图 4-8-8　组员总结护理配合要点

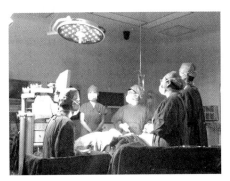

图 4-8-9　现场演示手术操作步骤

第九节　经腹腔镜全子宫切除＋阴道前后壁膨出修补＋阴道断端骶韧带悬吊术

查房目标

1.掌握手术流程及关注点。

2.掌握巡回护士及洗手护士配合要点。

3.熟悉盆腔解剖相关知识。

4.了解盆底重建的手术方式及其相应的优缺点。

内容重点

1.盆腔解剖相关知识。

2.女性盆底功能障碍的相关知识。

3.手术间的设备布局。

4.巡回及洗手护士配合要点。

【专业组别】

妇科专业组。

【查房类型】

临床教学查房。

【教学查房方法】

叙述性教学法、情景模拟式教学法、PBL教学法、点拨教学法。

【参与人员】

妇科专业组成员、妇科医生及麻醉医生。

人员设置：

　　　　主持人：妇科专业组组长。

　　　　旁白：妇科专业组副组长。

　　　　妇科医生：妇科医生。

　　　　麻醉医生：麻醉医生。

　　　　洗手护士：妇科专业组成员1人。

　　　　巡回护士：妇科专业组成员1人。

　　　　辅助人员：妇科专业组成员3人（负责灯光及场景切换）。

【教学对象】

手术室N0、N1层级护士，护理实习生。

【教具使用】

子宫模具、总结展示牌。

【方案设计】

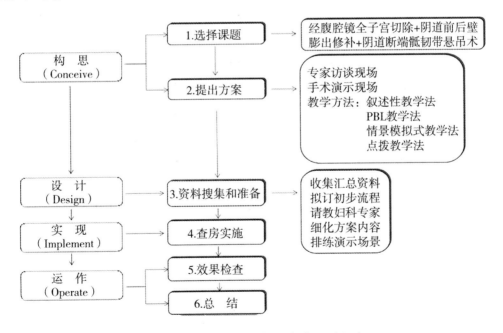

图4-9-1　手术室护理查房活动程序

修"壁"固垒——经腹腔镜全子宫切除＋阴道前后壁膨出修补＋阴道断端骶韧带悬吊术

查房记录	方法
主持人：各位老师大家好，欢迎大家参加妇科专业组护理查房，请随我进入今天的查房内容《修"壁"固垒——经腹腔镜全子宫切除+阴道前后壁膨出修补+阴道断端骶韧带悬吊术》。 我们将以情景剧的形式为大家呈现相关内容，本次查房主要目标是： 1.掌握手术流程及关注点。 2.掌握巡回护士及洗手护士配合要点。 3.熟悉盆腔解剖相关知识。 4.了解盆底重建的手术方式及其相应的优缺点。 **旁白**：妇科门诊，我们接诊了患者张女士，48岁。岁月在张女士的身上刻画出了不该有的沧桑，本该乌黑的头发里夹杂了许多银丝，我们询问病情的时候，张女士目光闪躲，羞耻、焦虑、恐慌与绝望交织在她的神情中。从张女士凌乱的叙述中，我们提取出了四个信息点：①常常明显感到腹部下坠；②阴道口可见物体脱出，黏膜角化、破溃；③月经时间长，月经量大；④尿失禁。 我们将张女士收住入院后对她进行了查体，明显可见子宫颈、部分子宫体从阴道口脱出，子宫完全偏离了正常位置。经过进一步检查，诊断为：Ⅱ°子宫脱垂、膀胱膨出、直肠膨出。由于张女士长期焦虑、失眠等心理因素及一些生理因素使她并发了高血压病；长期月经量大还导致了贫血，血红蛋白只有69g/L。张女士育有2女1子，早年在生产小儿子的时候发生难产，生产过程中造成了子宫主韧带、骶韧带及盆底肌肉损伤。然而命运并没有放过她，丈夫在一场意外中去世了，家庭的重担和抚养儿女的责任落在了她瘦弱的肩膀上，她只得从事重体力劳动养家糊口，长期重压下，张女士便发现阴道口有物体脱出，但迫于经济压力并没有就医，一年后，出现了尿失禁现象。由于医学知识缺乏，陷入了深深的绝望，来就医时甚至害怕与我们眼神接触。然而，我们要做的就是告诉她并帮助她，这病，有的治！ 治疗方式：经腹腔镜全子宫切除+阴道前后壁膨出修补+阴道断端骶韧带悬吊术。手术治疗，解剖是基础，先来了解下子宫是如何在盆腔中立于中央位置的。 **洗手护士**：子宫位于盆腔中部，膀胱与直肠之间。其位置可随膀胱与直肠的充盈程度或体位而有变化，子宫的形状呈上宽下窄的三角形，下面和阴道连接，两侧有输卵管和卵巢。子宫的正常位置主要依靠子宫诸韧带，包括主韧带、阔韧带、圆韧带和骶韧带、盆膈、尿生殖膈及会阴中心腱等结构，这些结构受损或松弛时，会引起子宫脱垂。子宫在盆腔中立于重要位置归功于子宫的四对韧带，包括：①子宫阔韧带，限制子宫向两侧移动（内包输卵管、卵巢）；②子宫圆韧带，维持子宫的前倾位；③子宫主韧带，维持子宫颈正常位置，	叙述性教学法

防止向下脱垂；④子宫骶韧带，向后上牵引子宫颈，与子宫阔韧带协同，维持子宫的前屈位（如图4-9-2）。

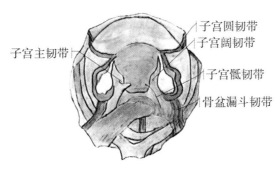

子宫主韧带　　　　　子宫圆韧带
　　　　　　　　　　子宫阔韧带
　　　　　　　　　　子宫骶韧带
　　　　　　　　　　骨盆漏斗韧带

图 4-9-2　盆腔上面观

支持子宫的任何组织发生问题都会造成盆底功能障碍性疾病。那么什么是盆底功能障碍性疾病呢？下面有请妇科医生为我们讲解。

妇科医生： 盆底功能障碍性疾病是影响妇女健康的5种常见慢性疾病之一，又称为盆底缺陷或盆底支持组织松弛。女性盆底器官脱垂最常见的发病原因有阴道分娩损伤、绝经后的盆底组织退行性改变和存在有腹压增高的疾病，如肥胖、长期便秘、慢性咳嗽等。分娩过程中可导致软产道及其周围的盆底组织扩张，肌纤维拉长甚至撕裂，盆底神经的损伤，若产后过早参加体力劳动，将影响盆底组织张力的恢复。在20世纪20~40年代，发病主要为年轻产后的患者和多产的老年人，现在产科技术提高，由产伤造成的盆底功能障碍已明显减少。然而，随着社会人口的老龄化，绝经后雌激素水平下降，盆底肌肉韧带组织支持力下降，使得盆底功能障碍性疾病仍然是中老年妇女的常见病，严重影响妇女的健康和生活质量。女性盆腔分为前、中、后3个区域，因此盆腔脏器脱垂又被分为：

1.前盆腔缺陷：包括膀胱及阴道前壁膨出，以及尿失禁。

2.中盆腔缺陷：包括子宫及阴道穹隆脱垂（切除子宫者）。

3.后盆腔缺陷：包括阴道后壁及直肠膨出，可同时合并有肠疝。

轻症患者一般无不适，重症患者可自觉有阴道块状物脱出，有不同程度的腰骶部酸痛或下坠感，站立过久或劳累后症状明显，卧床休息后症状减轻，还可伴有排便、排尿困难。暴露在外的宫颈或阴道壁长期与衣裤摩擦，可导致局部宫颈或阴道壁出现溃疡、出血等，继发感染后还会有脓性分泌物，但子宫脱出很少影响月经，甚至不影响受孕、妊娠及分娩。

阴道前壁膨出者可有排尿障碍，如尿不尽感、尿潴留、尿失禁等，有时需将阴道前壁向上抬起方能排尿。阴道后壁膨出可伴有排便困难，有时需用手指推压膨出的阴道后壁方能排出粪便。盆腔脏器脱垂常为多部位同时存在（如图4-9-3），如子宫脱垂常伴有阴道前后壁膨出、阴道黏膜增厚角化、宫颈肥大并延长。阴道前壁呈球形膨出，膨出膀胱柔软，阴道黏膜皱襞消失。阴道后壁膨出时，多伴有陈旧性会阴裂伤，肛门指诊时可触及向阴道内凸出的直肠。在这种情形下就需要进行手术。

PBL
教
学
法

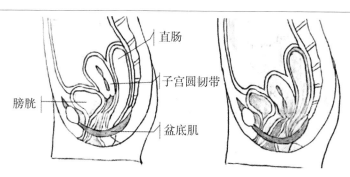

直肠

子宫圆韧带

膀胱

盆底肌

图 4-9-3 盆底功能障碍

随着人口老龄化和生命质量的提高，各种盆底功能障碍性疾病的修复重建手术蓬勃开展。但我们对它的认识不应仅限于对某种手术方法的掌握，更应明确其治疗对患者生命质量的确实效果。女性盆底功能障碍性疾病主要是对患者的健康和整体生命质量的影响，疾病治疗的目标是改善生命质量，这是我们在治疗抉择中始终都应重视的问题。

近年来对于盆腔器官膨出的治疗已由切除膨出的组织和器官转为加强盆底支持结构的手术。除阴道前后壁修补术外，以盆底重建为原则，实行"4R"方法，即修复（Repair）、重建（Reconstruction）、替代（Replacement）和再生（Regeneration）。加用网片的盆底重建术可用于自身组织不足以确实地修复盆底组织的患者，或是用于某些特定部位、手术失败风险很高的患者。目前国际上较为公认的加用网片的盆底重建术的适应证为重度子宫脱垂和阴道前后壁修补后复发的患者。因此，应全面掌握各种盆底重建手术的知识和技能，选择好手术适应证和禁忌证，充分告知患者手术的利弊，共同选择手术方式，防止诱导和扩大某种单一术式。

另外，盆底重建手术尚在探索和经验积累的过程中，所以在目前的临床工作中，还没有循证医学的证据来指导和规范脏器脱垂的手术选择。

麻醉医生： 我是今天的麻醉医生，针对妇科此类手术有以下几个关注点：

1.妇科手术患者常伴有贫血、低蛋白血症，麻醉前应提前纠正，使血红蛋白最低达到 80g/L，提高患者对麻醉的耐受性。手术应安排在下一次经期之前。

2.妇科手术头低足高位后，患者中心静脉压升高，颅内压升高，心脏负荷增加，术中应加强循环的监测和管理。

3.术毕体位恢复后，因双下肢静脉回流可出现低血压，较安全的方式是放平双腿前先使患者保持一定的头低位，再缓慢恢复平卧位。

4.人工气腹对呼吸系统的影响：气腹可使膈肌上移，肺底部肺段受压，肺顺应性降低，气道压力上升，功能残气量下降，潮气量及肺泡通气量减少，从而影响通气功能。同时气腹可通过干扰肺内气体分布和通气/灌流比例而影响机体氧合功能，大量CO_2气体充入腹腔内可很快被腹膜吸收入血，从而引起体内酸碱平衡变化，$PaCO_2$升高，可产生高碳酸血症。CO_2人工气腹对循环系统的影响IAP（腹内压）增加，静脉血管壁受压，静脉阻力上升，从而影响静脉回流，心脏后负荷增大；CO_2气腹亦是一种刺激，可激活下丘脑-垂体-

靶腺轴，由此间接影响循环系统；若合并高碳酸血症，还可导致交感神经兴奋，儿茶酚胺、垂体后叶素等缩血管物质释放增加，导致心肌异常的变时和变力效应，心肌耗氧量增加，影响血流动力学。研究认为：气腹可引起收缩压、舒张压及平均动脉压的升高，心率升高、外周血管阻力增大、肺循环阻力增高、每搏输出量下降、心输出量和心脏指数稳定或下降、中心静脉压变化不定。静脉回心血容量降低，左室舒张末容量降低。因此，术中CO_2气腹压力的管理，应在符合手术要求的前提下调节至对患者呼吸、循环系统影响最小的压力范围，保证患者安全。

巡回护士： 大家好，我是这台手术的巡回护士，患者入手术间行术前常规护理操作，做好隐私保护及保暖的护理流程；预计手术时间＞3h者骶尾部粘贴减压贴保护；下肢保护性约束；建立外周静脉通路；手术安全核查无误后行全身麻醉，配合麻醉医生行气管插管；保护眼角膜；摆放改良截石位（同本书第八节中改良截石位的摆放方法），因此类手术涉及阴式手术操作，腔镜手术部分完成后需改变手术间布局（如图4-9-4）。

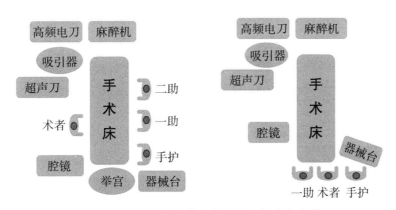

图 4-9-4　腔镜手术布局 VS 阴式手术布局

手术转为阴式后需调整改良截石位为膀胱截石位，具体摆放方法如下：

1.在近髋关节面放置腿架。

2.抬高腿架，双下肢外展＜90°，大腿前屈的角度应根据手术需要而改变，最大限度暴露会阴部（如图4-9-5）。

3.抬高手术床便于术者操作。

4.手术时间长，需安置肩托于肩峰处，距离颈部一拳，中间用软垫衬垫保护。由于重力关系，头低足高位时患者身体易下滑而影响手术操作，使用肩托可有效防止身体下滑，同时也可分流患者背部的部分摩擦力，降低压力性损伤的发生，因此术前评估手术时长＞3h，应安装肩托保护。

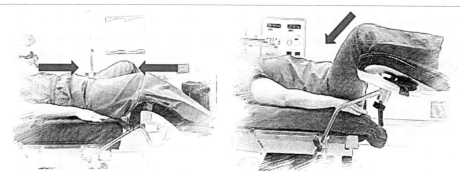

图 4-9-5　改良截石位 VS 膀胱截石位

洗手护士： 大家好，我是这台手术的洗手护士，除常规敷料用物准备，还需准备阴式特殊用物（包括两刀两针两线一膜），两刀为23号刀片和A2消融电极；两针为妇科手术缝合套针和各种型号可吸收线；两线为4号丝线和7号丝线；一膜为脑科贴膜。腔镜手术时的摆台要求：器械车左上角摆放阴式子宫器械，左下角为隔离区域，右侧摆放腔镜器械，将丝线提前压在器械筐下备用（如图4-9-6）。转台后，再将大托盘打上台，铺于患者阴式手术区域。

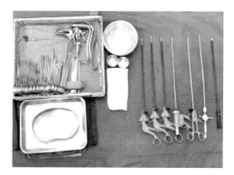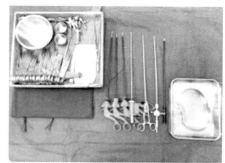

图 4-9-6　腔镜摆台 VS 阴式摆台

妇科医生： 手术开始以后我们需要先进行举宫，举宫深度为测量宫高减去2~3cm，将举宫器全部安装好。

洗手护士： 递碘伏棉球进行阴道消毒，递窥阴器或者阴道拉钩。设置副台提供给举宫医生操作使用。腹腔镜操作时，腹部操作与会阴部操作的器械不可混用，保持洁污分区，严禁混淆。

妇科医生： 举宫有以下要点：

　　1.良好的体位摆放有助于更好地发挥举宫效果，臀部超出床缘10cm，如超出过少，举宫时上下及前后举宫范围不够；超出过多时，使患者腰部受力增加，术后可能会出现腰疼或腰部损伤。

　　2.使用窥阴器或者阴道拉钩暴露宫颈，宫颈钳钳夹宫颈，探针探查宫腔深度，置入引导杆（根据探针所探的宫颈深度），旋入宫颈旋杆，根据宫颈大小选择合适的举宫杯，退出窥阴器及宫颈钳，固定举宫器。

　　3.中央金属棒放入宫腔时必须送达宫底部位，以保证能有效地摆动子宫。金属棒调节到合适的位置后需旋紧固定器，避免下拉子宫体时举宫器滑出。

4.阴道穹窿前浅后深，举宫器偏长一侧应置于后穹窿，以有利于举宫和暴露后穹窿。

妇科医生： 手术三大关键步骤包括：①经腹腔镜切除全子宫；②阴道断端骶韧带悬吊；③阴道前后壁修补。

1.经腹腔镜切除全子宫

（1）腹腔镜探查盆腔以了解子宫大小形态和位置与周围脏器的关系。

（2）经子宫内上方用钳夹提起子宫角的圆韧带，剪断圆韧带。同样方法处理对侧圆韧带。

（3）剪开子宫膀胱反折腹膜及两侧圆韧带前叶，将膀胱向下推，将圆韧带前叶外缘向外下方分离。

（4）继续分离膀胱反折腹膜，将膀胱下推，电凝分离宫颈膜和两侧的膀胱柱，然后将膀胱推到宫颈外口。

（5）切断子宫动脉。

（6）用双极电凝钳断子宫骶骨韧带及大部分子宫主要韧带，然后切开阴道前穹窿，切除子宫。

（7）切除的子宫经阴道取出，在腹腔镜下缝合阴道残端和反折腹膜。

洗手护士： 给主刀医生递双极电凝、超声刀；第一助手递单钩，随时清除双极和单钩上的焦痂，密切关注手术进程，随时准备所需用物。

洗手护士： 这一步需要递1-0号倒钩线连续缝合阴道断端及反折腹膜。

2.阴道断端骶韧带悬吊

妇科医生： 宫骶韧带由平滑肌、结缔组织、神经组成，其纤维组织从骶骨沿骨盆侧壁到达子宫颈，一般起源于前三节骶椎的下侧，偶尔也起源于靠近子宫颈的第四节骶椎。经中线切开阴道前后壁，即可判断肠膨出。在此之前标记牵引带以帮助识别宫骶韧带。进入腹腔后识别宫骶韧带，牵拉直肠回缩，以艾利斯钳夹宫骶韧带。通常于两侧以3根丝线进行子宫骶韧带悬吊，可使用不可吸收线或延迟性可吸收缝合线。

3.阴道前后壁修补

妇科医生： 阴道前后壁膨出患者对膀胱阴道间隙、膀胱宫颈间隙和子宫直肠间隙要做出准确的判断。前壁修补就是将阴道壁打开，因为阴道壁膀胱壁之间不涉及肌肉，所以打开后游离好，就将膀胱壁荷包缝合加厚，最后切去多余阴道壁后缝合。后壁修补先打"水垫"，将层次区分明确，水垫也可以将直肠推远保护。打开阴道壁，缝合加固提肛肌，这里的肌群往往会因为生产因素裂伤分离。再切去多余阴道壁，缝合起来。

洗手护士： 分离膀胱阴道和膀胱宫颈间隙，注射盐酸肾上腺素注射液止血水打水垫，配制要求为浓度<1：200000，常用方法为0.5mg盐酸肾上腺素液＋0.9%氯化钠注射液300ml。注射时的关注点包括：①使用前告知麻醉医生；②关注血压变化；③注射前先回抽，避免将药物注射入血管内。

打"水垫"的作用是更好地分离间隙，保护组织。用4号丝线荷包缝合膀胱外筋膜两圈，送回膨出的膀胱。再用4号丝线间断U字加固缝合尿道、膀胱外筋膜，剪去多余的阴道黏膜，同法修补后壁（如图4-9-7）。

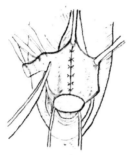
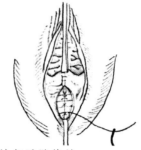

图 4-9-7　前壁修补与后壁修补

巡回护士： 修补完毕后需要采用丁字带法进行阴部伤口包扎。阴道填塞两块纱布，会阴处压迫3块纱布，两条3cm×40cm的胶布围绕尿管十字交叉粘贴；最后用绷带十字对折后固定（如图4-9-8）。

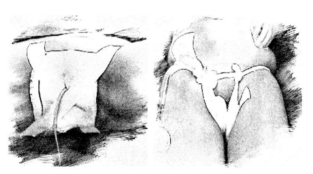

图 4-9-8　阴部包扎丁字带

主持人： 通过今天的学习，我们对此手术多了一些认识和理解，对我们今后的手术配合也多了一份安全与保障。让我们做好患者的守护者，谢谢大家。

情景模拟式教学法

【护理查房目标考核】

1.简述女性盆底组织解剖及功能。

答：女性盆底由封闭骨盆出口的多层肌肉和筋膜组成，尿道、阴道和直肠则经此贯穿而出。盆底组织承托并保持子宫、膀胱和直肠等盆腔脏器于正常位置。

盆底前方为耻骨联合下缘，后方为尾骨，两侧为耻骨降支、坐骨升支及坐骨结节。盆底由外层、中层和内层构成。外层为浅层筋膜与肌肉；中层即泌尿生殖膈，由上、下两层坚韧的筋膜及一层薄肌肉组成；内层为盆底最坚韧的一层，由肛提肌及筋膜组成。盆底肌肉是维持盆底支持结构的主要成分，在盆底肌肉中，肛提肌起着最主要的支持作用。肛提肌是一对宽厚的肌肉，两侧肌肉相互对称，向下向内聚集成漏斗状，每侧肛提肌由前向后外有耻尾肌、髂尾肌和坐尾肌三部分组成。肛提肌的内、外面还各覆盖有一层筋膜。内层位于肛提肌上面，又称盆筋膜，为坚韧的结缔组织膜，覆盖骨盆底及骨盆壁，其某些部分的结缔组织较肥厚，向上与盆腔脏器的肌纤维汇合，分别形成相应的韧带，对盆腔脏器有很强的支持作用。

2.盆底重建的方法包括哪些，原则是什么？

答：对于盆腔器官膨出的治疗由切除膨出的组织和器官转为加强盆底支持结构的手术。除阴道前后壁修补术外，以盆底重建为原则，实行"4R"方法，即修复（Repair）、重建（Reconstruction）、替代（Replacement）和再生（Regeneration）。加用网片的盆底重建术可用于自身组织不足以确实地修复盆底组织的患者，或是用于某些特定部位、手术失败风险很高的患者。目前国际上较为公认的加用网片的盆底重建术的适应证为重度子宫脱垂和阴道前后壁修补后复发的患者。

3.术毕由截石位恢复至平卧位时，应如何预防直立性低血压？

答：术毕由截石位恢复至平卧位时，为避免直立性低血压，放平双腿前先使患者保持一定的头低位，再缓慢恢复平卧位；双下肢不得同时放下，应先后依次放下，以防回心血量突然减少。

4.什么叫"烟囱效应"？手术中应如何避免气腹引起的肿瘤种植？

答："烟囱效应"即空气（包括烟气）靠密度差的作用，从通畅的流通空间，沿着通道很快进行扩散或排出的现象。

人工气腹建立稳定后，由于压力梯度、气流吹入作用使CO_2从戳孔处渗漏，在戳孔局部形成湍流，使肿瘤细胞漂浮迁移戳孔处，引起肿瘤细胞种植。具体预防措施如下：

（1）完善规范的术前检查和诊断，严格掌握腹腔镜肿瘤手术指征。

（2）熟练掌握手术技巧，缩短CO_2气腹存留时间，降低手术中CO_2压力。

（3）采用加热湿化的CO_2降低肿瘤细胞的雾化状态。

（4）严格遵循无菌原则，用保护套取出切除的组织，避免接触肿瘤。

（5）手术结束时先放气再拔除套管。

（6）如怀疑戳孔周围组织有肿瘤种植可能时，需切除部分局部组织后再关闭切口。

【护理查房回顾】

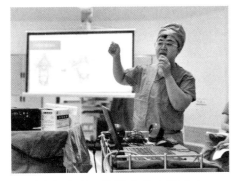

图4-9-9　讲解手术步骤难点

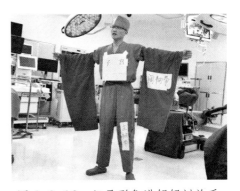

图4-9-10　组员形象讲解解剖关系

第十节　五分钟即刻剖宫产术

 查房目标

1.掌握紧急剖宫产洗手护士配合要点。

2.掌握紧急剖宫产巡回护士配合要点。

3.掌握新生儿急救技能。

4.了解严重妊娠合并症对孕妇的影响及紧急处理。

 内容重点

1.妊娠合并症及其对孕妇的影响。

2.五分钟即刻剖宫产的应急演练流程。

3.紧急剖宫产手术中麻醉医生与产科医生的配合要点。

4.新生儿的急救操作。

5.剖宫产手术隔离技术操作原则。

【专业组别】

产科专业组。

【查房类型】

回顾性查房。

【教学查房方法】

CBL教学法、点拨教学法、情景模拟教学法。

【参与人员】

产科专业组成员、产科医生、麻醉医生、助产士、新生儿科医生。

人员设置：

　　主持人：产科专业组组长。

　　旁白：产科专业组副组长。

　　手术医生：产科医生。

　　麻醉医生：麻醉医生。

　　会诊医生：新生儿科医生。

　　洗手护士：产科专业组成员1人。

　　巡回护士：产科专业组成员1人。

　　辅助护士：产科专业组成员1人（负责场景转换）。

【教学对象】

手术室N0、N1层级护士，护理实习生。

【教具使用】

新生儿模具、剖宫产用物包。

【方案设计】

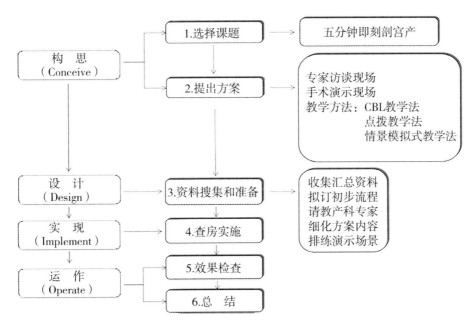

图 4-10-1　手术室护理查房活动程序

冲刺 300 秒——五分钟即刻剖宫产	
查房记录	方法

主持人： 随着三孩政策的实施，高龄高危产妇越来越多，产科急危重症疾病呈高发状态，紧急剖宫产率逐年上升。为了最快地娩出胎儿，最大程度地保证母婴安全，我们要有好多部门合作，优化流程，因此我们今天进行即刻剖宫产的应急演练暨护理查房，此次我们还特别邀请了产科主任医生和麻醉医生两位嘉宾，请跟随我们一起走进今天的主题——冲刺300秒！

旁白： 请问大家，如果给你 5 min，你会做什么？吃一个苹果？喝一杯咖啡？对于普通人来说不值得一提。那么在紧急情况下5min即刻剖宫产，你听说过吗？如果产妇发生心脏骤停、大脑缺氧只有5min的抢救时间。这黄金5min就是从决定剖宫产到胎儿降生的时间，是两条鲜活生命回天之术所用的时间。那么5min即刻剖宫产和我们平时常见的急诊剖宫产的手术指征有什么不同呢？

急诊剖宫产指征：具有母亲或胎儿方面的高度风险，但并不立即威胁母儿生命的情况，包括胎儿窘迫、阴道助产失败、轻中度胎盘早剥等。

5min即刻剖宫产指征：具有直接威胁母亲或胎儿生命的情况，包括前置胎盘大出血（短时间出血＞200ml且有活动性出血者）、重度胎盘早剥、子宫破裂、脐带脱垂、重度胎儿窘迫、羊水栓塞、孕妇心跳骤停。下面进入今天的查房现场。

主持人： 病例介绍：患者，女，40岁，因停经35w，G_2P_1，阴道出血1h急诊入院。送入产科后，患者血压98/58mmHg，心率110次/分，宫缩（＋），阴道出血约600ml，行超声检查，彩超显示胎盘下缘完全覆盖宫颈内口，胎心59次/分，临床诊断为：妊娠35w、中央型前置胎盘大出血、重度胎儿窘迫，考虑前置胎盘大出血，严重危及孕妇及胎儿安全。

场景一　抢救团队迅速建立（术前准备阶段）

（灯光转于手术现场）

旁白： 时间20∶35，手术室护理站突然响起一阵急促的电话铃声……

巡回护士： 你好，手术室。

产科医生： 你好，我是产房医生。现在有一产妇前置胎盘伴大量阴道出血，目前血压90/60mmHg，胎心不好，需立即进行即刻剖宫产；术前已配血，已通知儿科医生到位。

巡回护士： 好的，我们马上准备。

1.通知麻醉医生，现在有紧急剖宫产。

2.洗手护士迅速准备剖宫产敷料与器械。

3.巡回准备特殊用物。

4.告知护士助理与血库进行联系，及时取血。

麻醉医生： 评估患者，确定麻醉方式为全身麻醉。准备麻醉机、螺纹管、麻醉药物和抢救药物。特殊准备用物：小儿吸痰管、小儿插管用物、小儿气管导管、喉镜、小儿面罩和小

点拨教学法

儿呼吸气囊。

巡回护士： 准备婴儿车，打开温度开关预热，准备两路负压吸引器、两条外周静脉液路、两套吸氧装置、输血加温仪及加压输血袋等。

洗手护士： 开腹包、剖宫产器械、消毒物品，检查灭菌指示卡合格，均在有效期内。除常规用物外，备A2消融电极（盆腔粘连术中出血时使用）和18Fr橡胶管（前置胎盘出血时使用）。

与巡回护士共同进行物品唱点，清点物品及器械无误。

第二场景　保卫新生命（手术阶段）

（灯光转于场景二）

旁白： 抢救团队迅速建立，分工明确。20：37患者入室……

麻醉医生、手术医生、巡回护士一起搬运患者至手术床。

麻醉医生： 血压80/60mmHg，心率120次/min，$SpO_2$97%，患者处于休克状态。

巡回护士： 患者已开放两路液体，留置尿管由病区带入。

巡回护士： 约束患者，调节床左倾15°，配合麻醉给药。

产科医生： 使用胎心仪监测胎心，胎心60次/min。

麻醉医生： 丙泊酚3ml……

巡回护士： 丙泊酚3ml……

麻醉医生： 大家认为全身麻醉对胎儿有影响，但不能一概而论，药物对胎儿有没有影响取决于药物能不能通过胎盘屏障。目前，常用的丙泊酚少剂量可以使用，再一种就是七氟醚吸入麻醉，小儿最常用的就是吸入麻醉，也比较安全。

洗手护士： 所有用物已清点无误，可以手术。

产科主任： 患者核对无误，麻醉医生，可以开始手术吗？

麻醉医生： 可以！

旁白： 手术紧张有序地进行，我们这黄金5min需要准备什么呢？

　　1~2min：产妇到手术室，所有人员到位。

　　3~4min：麻醉消毒铺单。

　　5min：胎儿娩出。

（20：40患者娩出一活男婴）

巡回护士： 记录分娩时间，给予抗生素和缩宫素，参与抢救；助产士、儿科医生、麻醉医生抢救新生儿。

助产士： 新生儿清理呼吸道，听诊心率，胎儿手足青紫，心率小于60次/分，无自主呼吸，四肢略呈弯曲，无反射动作，Apgar评分为3分。立即给予气管插管，行胸外按压及正压通气。

麻醉医生： 气管插管成功。

新生儿科医生： 边演示新生儿心肺复苏边讲解手法：

　　1.按压位置：双乳头连线中点下方避开剑突处。

2.按压手法：双拇指法。

3.按压深度：胸廓前后壁的1/3，按压与通气的比值是3：1，行1min的心肺复苏后，评估患儿，自主呼吸恢复（如图4-10-2）。

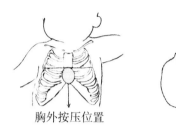

胸外按压位置

图4-10-2　新生儿心肺复苏按压位置与方法

助产士：第二次Apgar评分9分。

新生儿科医生：患儿抢救成功，转入儿科，继续给予高级生命支持。

旁白：随着患儿的一声啼哭，大家都松了一口气，本以为这将是美好的结局，但此刻产妇子宫收缩乏力，出血不止，迅速输血……

产科医生：准备橡胶管止血。

　　橡胶管的使用：将子宫提出腹壁切口外，以18Fr橡胶管直接捆扎剖宫产切口下方靠近子宫颈部，暂时阻断子宫血运并计时，间隔5~10min需放松1次，每次放松5min后再加压，这时应尽快清理手术视野，寻找出血部位及血管，及时针对不同出血情况进行止血。

巡回护士：评估出血量为800ml。

麻醉医生：患者血压75/55mmHg，心率125次/分，仍处于失血性休克状态。大家都认为出血了要马上输血，但血不可能马上取回来的，而产科的出血又特别凶险，几乎每分钟可以＞700ml，我们不能止血，止血是台上医生需要做的，而麻醉医生能做的就是协助产妇度过这段危险的时刻，所以最主要的就是灌注液体，开放液路，保证血容量充足。开放两路液体，在保证容量充足的情况下补充红细胞，保证吸氧，提高红细胞的携氧能力，在这基础上再考虑输注血浆、冷沉淀、血小板等。最后，患者病情稳定后需抽血气检验，观察内环境是否稳定。麻醉有个口诀：血容量万万岁，红细胞万岁，凝血千岁，内环境长命百岁。

巡回护士：血已取回；与麻醉双人核对后输血，及时记录。

麻醉医生：核对无误，加压输血。

旁白：经过一番紧张而有序的抢救，产妇和胎儿生命体征逐渐平稳。

场景三　温故而知新

旁白：随着剖宫产率的上升，其术后的并发症也在增多，给患者带来了巨大的痛苦。因此，让手术人员充分认识到接触隔离技术的重要性，采取术中隔离技术减少子宫内膜异位症显得尤为重要。剖宫产手术的隔离技术是预防子宫内膜异位症很重要的措施。下面请大家和我们妇科组共同复习一下剖宫产的隔离技术。

情景模拟式教学法

洗手护士：

1.术前预留关腹器械（如图4-10-3），严禁与剖宫器械（如图4-10-4）混用，提前建立隔离区域。

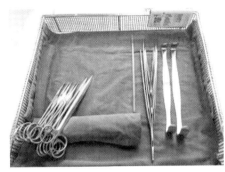 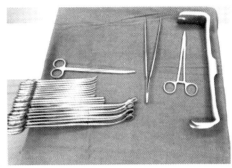

图 4-10-3　预留器械　　　　　　　　图 4-10-4　剖宫器械

2.使用医用粘贴巾与双纱做好切口保护（如图4-10-5）。

3.备好负压吸引，避免羊水栓塞。切开胎膜前，将吸引器头置于切开部位，随时吸引；刺破胎膜后，迅速吸去羊水及血液。

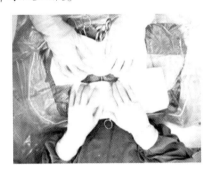

图 4-10-5　使用医用粘贴巾与双纱保护切口

4.术中建立隔离区域：污染的卵圆钳及艾利斯等单独放置在隔离区内，不得再次使用；缝合子宫的缝线不应再用于缝合腹壁各层。

5.彻底冲洗切口；术者、助手及洗手护士更换手套，切口周围加铺无菌巾，更换负压吸引头，准备关闭腹腔。

洗手护士： 下面我对术中隔离技术原则做个总结：

1.接触子宫内膜后的器械应单独放置，避免子宫内膜残留至切口，造成医源性种植。

2.防止宫腔及阴道分泌物污染体腔及切口。

3.术中严格按照无菌隔离技术进行，防止蜕膜组织和子宫内膜间质成分散落在手术区域。

4.减少不必要的宫腔操作，以免将有活性的蜕膜组织种植到切口处。

5.剖宫产手术时，子宫切口四周使用纱垫保护，避免宫腔内血液或羊水污染腹腔或切口。

6.关闭腹腔及缝合腹壁切口前需用冲洗液彻底冲洗，切口周围加无菌巾，防止腹壁切口并发子宫内膜异位症。

7.关腹时所有接触过宫腔的器械、缝针均不得再次使用。

情景模拟式教学法

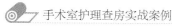

场景四　知其所以然

旁白：现在剖宫产手术越来越多，我有个问题想问问您，我们常用的卡贝缩宫素、卡前列素氨丁三醇注射液（欣母沛）都是什么情况下用？

产科医生：卡贝缩宫素使用方法为静脉输注，起效时间是2min，半衰期是40min，作为预防产后出血使用药物，卡贝可还可用于高危、羊水多、双胎、年龄大或者之前使用缩宫素引产3天效果不好的产妇；可能造成子宫收缩乏力的患者，都可以预防性使用卡贝缩宫素，也不会导致其他并发症。

欣母沛是前列腺素的衍生物，可以引起强烈的血管收缩和痉挛，禁用于高血压病、心脏病、青光眼和哮喘患者。欣母沛可以引起子宫协调的全面收缩，可根据病情需要使用，用法为肌肉注射或子宫肌层注射，起效时间是3min，持续2h，大剂量使用的不良反应是恶心、呕吐、排便等胃肠道反应。

主持人：谢谢您，大家平时工作还有什么问题，可以畅所欲言。

现场护士A：我提个问题，在胎儿娩出后，抗生素和缩宫素应先用哪个？

产科医生：胎儿娩出后子宫肌肉收缩常规给缩宫素，缩宫素的半衰期是1~6min，使用方法是10U宫体注射，另外10U加入乳酸林格注射液中静脉滴注；宫缩情况良好时可先输注抗生素，反之则先输注缩宫素，再输注抗生素；同时观察子宫收缩、出血量、心率及面色变化，也要根据当时的情况及时和医生沟通后给药。

现场护士B：什么产妇应该选择急诊剖宫产术呢？

产科医生：我们选择急诊剖宫产时主要考虑两点，一个是妈妈的问题，一个是胎儿的问题。妈妈有问题，比如说心脏骤停，曾有一个患者突发心衰，如果不立即到手术室行即刻剖宫产手术，呼吸、循环就难以维持；胎儿有问题，比如胎心异常、脐带脱垂等情况，或胎盘早剥、前置胎盘有大出血可能的患者，曾经有手术史可能会导致子宫破裂的患者等。

急诊剖宫产分为两种：第一种是即刻剖宫产，需遵循决定手术至胎儿娩出的时间为5min，即5min即刻剖宫产；第二种遵循决定手术至胎儿娩出的时间为30min，即急诊剖宫产。今天演练的就是即刻剖宫产，但是真正能做到5min娩出胎儿是非常不容易的，需要由麻醉医生、助产士、产科医生、新生儿科医生和手术室护士组成的急救医疗团队配合，需要一个特别熟练的团队才能真正达到即刻剖宫产。

主持人：好，感谢您给予我们护理工作的肯定与鼓励，我们将继续努力前行。下面请麻醉医生说一说麻醉方面的关注点。

麻醉医生：我从以下几个方面简单说一下：预防仰卧位综合征、术中地塞米松的使用、缩宫素不良反应的处理及出入量管理。

1.预防仰卧位综合征：术前详细询问患者的情况，重点询问怀孕中期以后睡眠时采取什么姿势，若产妇自述平时喜欢左侧卧位且感觉此种体位舒适、不胸闷难受，则需首先考虑此孕妇平时可能经常出现仰卧位低血压，麻醉结束后改为仰卧，手术床适当左倾，倾斜角度10°~30°，以预防术中低血压，注意保护孕妇安全。

点拨教学法

我们当前面临的情况不仅是剖宫产数量的日益增多，更重要的是合并各种并发症的高危产妇在不断增多，所以我们需多和患者交流，询问患者第一胎时的情况，必要时增加血容量，预防麻醉后血压的降低，可预防性使用麻黄碱等。

2.地塞米松注射液的使用：这个药的用法比较传统，主要用于防止羊水栓塞。地塞米松注射液还可抑制术后恶心、呕吐，并且它和缩宫素有协同的作用，可以促进子宫收缩。

3.缩宫素的不良反应：产后止血主要依靠子宫平滑肌收缩，所以剖宫产手术常规使用缩宫素来增强子宫收缩力，但缩宫素不仅仅收缩子宫平滑肌，也会引起胃平滑肌收缩，会导致患者恶心、呕吐等，为使患者舒适，应适时给予止吐药或镇静药。

4.出入量管理：产妇为特殊生理状态，只有维持充足有效的循环血量，才能保证足够的心排血量。麻醉后血管充分扩张，如不进行有效的扩容，可能会出现严重的循环抑制；胎儿娩出时，腹压急剧下降，外周血管反射性扩张，可能也会出现循环进一步抑制，在补充血容量的同时应合理使用血管活性药。所以补液以维持循环稳定为目标，术中监测患者的血压、心率、尿量、皮温、色泽和精神状态。术前禁饮食，防止呛咳、误吸。术中维持出入量的平衡，使血压平稳，也可给镇静药，让患者处于一个舒适的状态。

主持人： 感谢您深入浅出的讲解，感谢大家的认真聆听，感谢两位特邀嘉宾对我们的支持和参与，感谢我们妇科专业组成员的辛苦付出，我们这次查房的目的就是能指导大家遇到紧急剖宫产该如何紧急应对。通过这次演练查房，我们希望能够优化即刻剖宫产的救治流程，建立一个训练有素的抢救团队，加强医护间配合，实现真正意义的黄金5min，而不是刻意地追求5min却忽略临床操作中的重要环节。本次查房到此结束，感谢大家的参与！

右侧栏：点拨教学法

【护理查房目标考核】

1.当我们紧急剖宫产手术通知时应如何准备，术中应该注意哪些问题？

答：接到紧急剖宫产手术通知时，需立即准备手术敷料包和器械包，注意备子宫切除的器械，以防术中遇到难以控制的出血时改行全子宫切除术。术中应注意：

（1）备好两套负压吸引装置，以方便手术及新生儿抢救时同时使用。

（2）备齐各种抢救药品和器具，提前预热婴儿辐射台。

（3）注意为孕妇建立两条顺畅有效的静脉通路，有效配合麻醉医生，争取在最短时间内实施剖宫术，抢救胎儿生命，保证孕妇的生命安全。

（4）术中须严密观察病情变化，当发现子宫出血不凝，或出现血尿、咯血或呕血等现象，以及出现少尿或无尿等急性肾衰表现时，须报告医生及时处理。

2.什么是仰卧位低血压综合征？剖宫产术中发生仰卧位低血压综合征的原因是什么？如何处理？

答：仰卧位低血压综合征是指麻醉后孕妇由侧卧位转为仰卧位时，突然出现血压下降，脉搏减弱，并伴有头晕、心慌、呕吐等症状。仰卧位低血压综合征主要发生于妊娠晚期妇女，与孕妇体位改变有关。椎管内麻醉后，交感神经受到阻滞，小动脉括约肌松弛，毛细血管及小静脉扩张是产生低血压的主要原因。当孕妇由侧卧位转为仰卧位后，由于腹肌松弛，妊娠子宫缺乏支撑，对下腔静脉产生压迫，使下腔及盆腔静脉回流受阻，导致回心血量减少，右心房压力下降而出现一系列休克症状。一旦发现孕妇发生低血压综合征，应立即将手术床向左倾斜10°~30°，或将右髋部垫高，同时快速补液，增加回心血量；须注意将患者头偏向一侧，以防发生呕吐导致误吸。待症状缓解后，立即行剖宫产手术，迅速娩出胎儿。

3.简单概述剖宫产术中使用的隔离技术？

答：剖宫产术中需使用的隔离技术包括：

（1）接触过子宫内膜的器械需单独放置，防止子宫内膜残留至切口，造成医源性种植。

（2）防止宫腔及阴道分泌物污染体腔及切口。

（3）术中严格按照无菌隔离技术进行，防止蜕膜组织和子宫内膜间质成分散落在手术区域。

（4）减少不必要的宫腔操作，以免将有活性的蜕膜组织种植到切口处。

（5）剖宫产手术时，子宫切口四周使用纱垫保护，避免宫腔内血液或羊水污染切口。

（6）关闭腹腔及缝合腹壁切口前须用冲洗液彻底冲洗，切口周围加盖无菌巾，防止腹壁切口并发子宫内膜异位症。

（7）关闭腹腔前需更换器械，所有接触过子宫内膜的器械、缝针均不再使用，并放入隔离区。

4.5min即刻剖宫产的概念是什么？5min的时间界定因何而来？

答：5min剖宫产是"无痛分娩中国行"在2014年启动的高危产妇的123计划。

5min剖宫产的概念是指在非常紧急的情况下，为挽救母婴生命而采取的即刻剖宫产，从决定剖宫产到胎儿娩出要≤5min。当产妇发生心脏骤停时，大脑缺氧只有5min的抢救时间，而在紧急时间内需要将胎儿尽快取出，此时胎儿的存活率是很高的，基于这个背景产生了"5min"的时间界定。

【护理查房回顾】

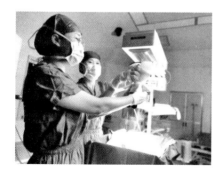 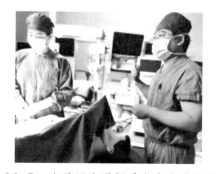

图4-10-6 组员讲解手术器械的使用方法　　图4-10-7 麻醉医生讲解手术中麻醉关注要点

第十一节　经胸腹联合入路胃癌根治术

查房目标

1.掌握洗手护士的配合要点。

2.掌握巡回护士的配合要点。

3.掌握装有心脏起搏器患者术中使用高频电刀的方法。

4.掌握胃的解剖、手术方式及熟悉淋巴结的清扫范围。

5.了解胸腹联合胃癌根治术的麻醉关注点。

内容重点

1.手术护理关注点及配合要点。

2.大出血的风险评估和预防措施。

3.经胸腹联合入路胃癌根治术体位的安置方法。

4.恶性肿瘤手术隔离技术操作原则。

5.装有心脏起搏器的患者术中如何正确使用高频电刀。

【专业组别】

普外科专业组。

【查房类型】

临床教学查房。

【教学查房方法】

PBL教学法、情景模拟式教学法、点拨教学法。

【参与人员】

普外专业组成员、普外科医生、麻醉医生。

人员设置：

主持人：普外专业组组长。

旁白：普外专业组副组长。

手术医生：普外科医生。

麻醉医生：麻醉医生。

洗手护士：普外专业组成员1人。

巡回护士：普外专业组成员1人。

其他知识点讲解人员：普外专业组成员1人。

【教学对象】

手术室N0、N1层级护士，护理实习生。

【教具使用】

自制体位用具（三角枕）：使用海绵制作，协助摆放体位。

【方案设计】

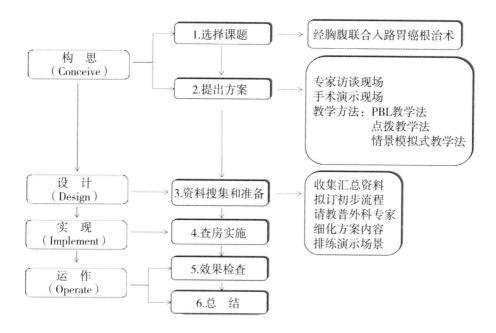

图4-11-1　手术室护理查房活动程序

胃的"N"次方——经胸腹联合入路胃癌根治术	
查房记录	方法

主持人： 大家早上好，我们是普外专业组，今天我们将通过1例老年患者胸腹联合胃癌根治术的手术护理配合进行深入探讨，更好地提高我们对此类手术的护理配合质量。为此我们请来了资深普外科医生和资深麻醉医生来和我们共同探讨。

本次护理查房目标为：

  1.掌握洗手护士的配合要点。

  2.掌握巡回护士的配合要点。

  3.掌握装有心脏起搏器患者术中使用高频电刀的方法。

  4.掌握胃的解剖、手术方式，以及熟悉淋巴结的清扫范围。

  5.了解胸腹联合胃癌根治术的麻醉关注点。

旁白： 今天的病例为男性，72岁，诊断为食管胃结合部癌，需在全身麻醉下行经胸腹联合入路胃癌根治术。

  既往史：高血压病10年，口服"硝苯地平缓释片"，血压控制在180~120/100~70mmHg；冠心病10年，口服"阿司匹林"；窦性心动过缓10年；5年前行"永久心脏起搏器植入术"。

  术前1日访视患者，患者年纪较大，听力减退、营养不良、白蛋白36.98g/L，略低于正常，血压偏高，阿司匹林已停药1周。

  查房前针对这名患者，提出几个问题，请大家思考一下。

  1.患者若安装心脏起搏器，围术期需要关注的事项有哪些？

  2.经胸腹联合入路胃癌根治术体位摆放的注意事项有哪些？

  下面我们就带着问题开始我们今天的护理查房。

场景一　麻醉医生的关注点

主持人： 一台手术的进行，讲的是"团队、协作、共赢"。手术之中，麻醉先行，下面我们先有请麻醉医生为我们讲解此类手术的麻醉关注点。

麻醉医生： 首先我们知道此类手术是普外手术中较为复杂且手术时间比较长的手术，那么对于术中管理，不论从手术医生、麻醉医生还是护理团队各方面的工作质量都是一种考验，所以对于这类重大手术，我们应从以下方面关注。

  1.大出血：先请大家了解临床对大出血的定义，是指在24h内输血量超过全身血容量，或在3h内输血量达到全身血容量50%以上；或每分钟每千克体重损失血液1.5ml〔1.5ml/（kg·min）〕，持续20min及以上者。那么大出血的临床处理原则是什么呢？

  （1）首先补充血容量：这种情况下补充血容量比补充红细胞更为重要。

  （2）治疗稀释性凝血障碍：根据病情选择性补充血浆、血小板或冷沉淀等成分血。

  （3）补充红细胞：输注浓缩红细胞，将早期治疗效果维持在红细胞压积（HCT）30%、血红蛋白（Hb）100g/L左右。

点拨教学法

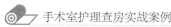

重大手术对于患者本身创伤极大，当合并大出血时，往往会出现低体温、酸中毒和凝血功能障碍，这三者的同时出现最终会导致一种恶性循环，被称为"死亡三联征"或"死亡三角"（如图4-11-2）；若不能及时发现，患者很可能在24h内死亡。

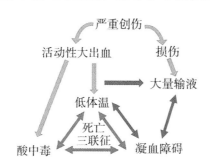

图4-11-2　"死亡三联征"示意图

2.低体温是指患者核心体温低于36℃。术中导致低体温的原因有：

（1）创伤使正常的体温调节功能发生改变。

（2）长时间暴露在低温环境：室温<21℃，持续时间>3h，患者体温往往<36℃；室温>21℃，持续时间>3h，65%~80%患者体温>36℃。

（3）液体输注的影响：室温下每输入1000ml液体或者4℃库血1U，可使体温下降0.25~0.5℃。

（4）其他原因：产热不足、热量丢失增加均会使患者体温降低。

值得注意的是，低体温32~34℃持续4h以上，患者死亡率达40%；当体温降至32℃以下，死亡率达100%。

3.酸中毒的原因：组织灌注不足导致无氧酵解，产生乳酸血症；输入大量晶体液，氯离子可导致代酸，而乳酸钠林格氏注射液中的乳酸也可加重酸中毒，大量输入库存血加重酸中毒；升压药及低体温所致心功能不全进一步加重酸中毒。

乳酸作为反映组织缺氧较敏感的指标（正常值0.5~1.7mmol/L），对指导重症患者救治有非常重要的作用，尤其是处理心肌梗死、心功能不全、血流灌注不足引起的组织缺氧。

4.导致凝血功能障碍的原因：

（1）各种原因的失血直接丢失凝血因子、复苏输注大量液体导致凝血因子稀释。

（2）低体温降低凝血酶活性，抑制血小板聚集。

（3）酸中毒抑制各种凝血因子的活性，也促进纤维蛋白原的降解。

主持人：针对以上关注点，护理团队该如何应对呢？

麻醉医生：作为护理团队，应积极配合麻醉医生做好手术期间的如下工作：

1.保温：包括加温毯、输液加温装置；腹腔冲洗液用温盐水；监测体温；麻醉恢复与转运过程中注意持续保暖。

2.及时评估并处理术中出血：监测术中出血情况，及时告知麻醉医生；定时评估手术野出血情况，与手术医生、麻醉医生及时沟通评估出血量，结合定量法计算负压吸引瓶内血液、纱布含血量等，准确计算术中患者失血量；了解各种成分输血的特点，配合麻醉医生输入血小板、冷沉淀、凝血酶原复合物、纤维蛋白原及其他止血药物，严格执行操作规程，保证输血的安全有效。

3.纠正酸中毒：根据医嘱，随时调整输液速度迅速扩容，提高组织灌注，维持血流动力学稳定；在不影响手术操作情况下可取休克体位（头、躯干抬高20°~30°，下肢抬高15°~20°），防止膈肌及腹腔脏器上移而影响心肺功能，并可增加回心血量及改善脑血流；根据医嘱应用血管活性药物等，维持血流动力学稳定；配合麻醉医生监测血气，掌握血乳酸、碱剩余和pH值变化，pH值低于7.2时可适量输注碳酸氢钠。

以上就是我对重大手术麻醉管理方面总结的要点，也请护理团队配合完成上述提到的护理管理重点，谢谢大家。

场景二　巡回护士的关注点

主持人： 谢谢麻醉医生的分享，那么针对这台手术，还存在什么风险呢？刚刚讲到的问题，我们护理上应如何做好配合，以确保患者安全及手术顺利进行？下面有请这台手术的巡回护士向大家进行相关内容的讲解。

巡回护士：

1.术前准备部分：物品准备包括输液加温仪、加温毯及翻身用物；评估患者的皮肤：粘贴减压贴（右侧大腿外侧和骶尾部）。

2.协助麻醉医生：待桡动脉穿刺完毕后，将三通接头下用小纱布衬垫保护，妥善固定；外周及中心静脉液路固定稳妥，避免摆放体位时，不慎脱出。

3.体位用品：三角枕、大枕头、足跟垫、约束带、背部挡板和减压贴。

4.进行手术体位的摆放，具体方法如下：

（1）将三角枕垫于患者左侧从肩部到髂前上棘的位置。

（2）背部挡板放于患者右侧大腿肌肉丰富处，用衬垫保护局部皮肤，此时注意右手及前臂，避免背部挡板压迫。

（3）下肢约束带置于膝上5cm处，松紧适宜。

（4）双上肢自然放于身体两侧，掌心向内，横单包裹固定。

（5）体位摆放后需全面检查身体是否有悬空处，如有需要加衬垫支撑。

（6）术中根据手术情况调节床的角度（开腹时左倾、开胸时右倾）。

普外专业组成员： 高频电刀是手术中最基本、最常用的设备，但高频电刀使用知识大家全部掌握了吗？接下来由我为大家梳理一下高频电刀使用的那点事。

1.粘贴负极板的那点事：

（1）选择距手术切口及心电导联≥15cm，且最接近手术部位的肌肉血管丰富处粘贴，避开骨突、关节及人造植入金属部位，亦不可粘贴于腰部、腋下等受压的部位，均会因热量聚集而导致热灼伤。

（2）婴幼儿和小儿应选择合适尺寸的负极板，严禁对负极板进行裁剪；毛发旺盛者，需先刮除毛发再以乙醇去除皮肤上油脂，待干后再粘贴；烧伤或新生儿无法粘贴时，可选用负极板回路垫。

（3）粘贴时，先清洁粘贴部位皮肤，以减少阻抗；负极板长边应与高频电流流向垂直，以利于回收电流；如果同时粘贴两块负极板，应间隔一定距离，避免重叠。

（4）使用过程中发生报警，应立即停止使用，检查负极板有无脱落、移位，以及粘贴是否牢固，必要时关机重新粘贴或更换负极板。

2.心脏起搏器患者使用高频电刀须知：

（1）对于安装起搏器或植入型心律转复除颤器（ICD）植入的患者，在使用高频电刀时，我们应请心内科医生会诊，并根据患者的实际情况调整模式，例如，起搏器依赖者应调节成VOO/DOO非同步模式。对于非依赖的患者，脐以下手术时不需程控（起搏器的一种模式）；埋藏式心律转复除颤器（ICD）由植入者关闭感知功能等。

（2）术中要注意监护心率、心律变化。

（3）可以使用双极电凝或超声刀。使用单极时，负极板必须接触良好，保证电流回路正常。

（4）高频电刀的消融电极和负极板尽量远离起搏器，使电流路径不经过起搏器，保证≥15cm的安全距离。

（5）缩短高频电刀激发时间并使用最低能量水平，禁止消融电极在未接触患者前就激发。

（6）术后需再次请心内科医生会诊，将起搏器参数模式调回至术前状态。

场景三　手术医生的关注点

主持人： 下面有请我们的手术医生为大家讲解这台手术的关键操作步骤，便于日后大家配合时更游刃有余，做到知其所以然。

普外医生： 我们都知道胃大部分位于腹上部的左季肋区。从解剖结构上分两门（贲门、幽门）、两弯（胃小弯、胃大弯）、一底（胃底）和一体（胃体）；又可分五个部：贲门部、胃底部、胃体部、胃窦部及幽门部。

贲门部是胃的进口，幽门部是出口；胃上接食管，下接幽门括约肌和十二指肠。此患者为胃食管结合部腺癌（AEG），此部位上下5cm内的肿瘤，以外科手术为主，包括完整切除原发灶和清扫淋巴结。

首先，我们要明确一个概念，肿瘤侵犯远端食管范围超过3cm，经腹路径难以保证足够的食管切缘，尤其是恶性程度高的类型，这个时候手术路径就要采取胸腹联合路径了。

原则上为整块切除癌肿和可能累及的全部胃或者大部分胃，以及大小网膜和局部淋巴结，并重建消化道。切除的范围是上切端食管贲门部，下切端在幽门下2~3cm处。淋巴结清扫时，食管癌清扫胃周淋巴结范围为第1、2、3、4、8a、9组淋巴结，而食管胃交界肿瘤需清扫第5、8p、11、12组淋巴结。清扫淋巴结时，都是在大血管周围操作，如果发生侵犯或者粘连，术中很容易发生大出血，所以这时术前足量备血及血管器械的准备就尤为重要了（如图4-11-3）。

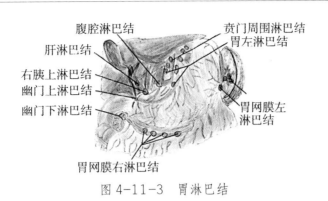

腹腔淋巴结　　贲门周围淋巴结
肝淋巴结　　　　　　　胃左淋巴结
右胰上淋巴结
幽门上淋巴结
幽门下淋巴结　　　　　胃网膜左淋巴结
胃网膜右淋巴结

图 4-11-3　胃淋巴结

在重建消化道时行食管-远端空肠端侧吻合，闭合远端空肠断端，近端空肠-远端空肠端侧吻合，闭合近端空肠断端（如图4-11-4）。

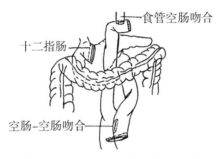

食管空肠吻合
十二指肠
空肠-空肠吻合

图 4-11-4　重建消化道示意图

主持人：洗手护士对于这类肿瘤手术配合时，又该重点关注哪些方面呢？

场景四　洗手护士的关注点

洗手护士：

1.做好肿瘤隔离技术操作：此类手术中要严格遵守肿瘤手术隔离技术原则。

（1）切除肿瘤时，遵循由远及近的原则，动作轻柔。

（2）使用切口保护装置，防止种植。

（3）先处理肿瘤浸润面，再行探查。

（4）先阻断动静脉后再切除病灶。

（5）先处理远处淋巴结，再处理邻近淋巴结。

（6）尽量锐性分离，减少血液播散及局部种植。

（7）术中使用物品较多，除无菌器械台（如图4-11-5）外另备副台作为"隔离区域"使用。切除手术标本后，将手术标本及接触过肿瘤的器械放到隔离区，所有手术人员更换手套，洗手护士在器械托盘上加盖无菌巾，更换未接触过肿瘤的手术器械后继续手术。

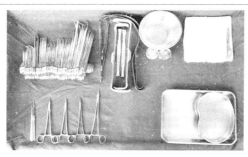

图 4-11-5　器械台摆放

（8）活检和根治手术的器械分开，切除的手术标本应及时放入弯盘，不可用手直接接触。

（9）术中切下的淋巴结及时与巡回护士双人核对，并立即放入标本袋中浸泡。

（10）清点纱布时需用长镊等器械指示清点，切勿用手触碰，擦拭手术器械尤其是隔离区器械应在手术结束后进行。

2.预防术中出血：肿瘤病灶周边有重要组织、血管粘连时，应提前备好血管器械、肝素水、冲洗针头、血管缝线等，以备术中应急使用。

3.掌握清点物品时机：注意掌握清点时机，消化道重建时应清点敷料，以免棉球类的小件物品遗留在患者肠腔内。

PBL 教学法

场景五　查房总结

主持人： 谢谢各位老师的讲解，今天我们结合手术实例对"经胸腹联合胃癌根治术"进行了学习。对术中的护理问题和护理措施进行了深入的分析和讨论，希望能通过今天的学习对大家有所帮助。

主持人及专科组所有人员列队总结：

胸腹联合侧倾位，所需用物备齐全；

三角枕头垫于胸，背部挡板置对侧；

约束松紧要适宜，保护皮肤记心间；

如遇出血不慌张，齐心协力保平安。

主持人： 好，今天的查房到此结束，感谢普外专业组的全体成员，护理工作任重而道远，我们将继续努力前行。

【护理查房目标考核】

1.胸腹联合手术体位摆放的注意事项？

答：（1）将三角枕垫于患者左侧从肩部到髂前上棘的位置。

（2）背部挡板放于患者右侧大腿肌肉丰富处，用衬垫保护局部皮肤，注意避免右上肢被压迫。

（3）约束带约束于膝上5cm处，松紧适宜。

（4）双上肢平行自然放于身体两侧。横单包裹（注意动、静脉液路三通延长管下加衬垫保护局部皮肤）。

（5）术中根据手术情况随时调节床的角度（开腹时左倾、开胸时右倾）。

（6）再次全面检查身体是否有悬空，悬空处应加保护垫填充。

2.恶性或可疑恶性肿瘤手术，怎样遵循手术隔离技术操作原则？

答：（1）术中使用物品较多时，可除无菌器械台外另备副台作为隔离区使用。

（2）用弯盘盛放接触肿瘤的手术器械进行传递。

（3）切除的手术标本需及时放入弯盘，不得直接用手接触；淋巴结等小标本应及时放入标本袋中，避免遗失或混淆。

（4）将手术标本及接触过肿瘤的器械放到隔离区，手术人员更换手套，洗手护士在器械托盘上加盖无菌巾，更换未接触过肿瘤的器械后再继续手术。

（5）清点物品时可以使用长镊等指示清点，切勿用手触碰隔离区器械。

（6）术中不得清洁、擦拭隔离区器械，器械处理应在手术结束后集中进行。

3.安装心脏起搏器的患者需使用高频电刀时的注意事项有哪些呢？

答：对于安装起搏器或ICD植入的患者，在使用高频电刀时，我们应该按照以下流程进行：

（1）对于安装起搏器或植入型心律转复除颤器（ICD）植入的患者，在使用高频电刀时，我们应请心内科医生会诊，并根据患者的实际情况调整模式，例如，起搏器依赖者应调节成VOO/DOO非同步模式。对于非依赖的患者，脐以下手术时不需程控（起搏器的一种模式）；埋藏式心律转复除颤器（ICD）由植入者关闭感知功能等。

（2）术中要注意监护心率、心律变化。

（3）可以使用双极电凝或超声刀。使用单极时，负极板必须接触良好，保证电流回路正常。

（4）高频电刀的消融电极和负极板尽量远离起搏器，使电流路径不经过起搏器，保证≥15cm的安全距离。

（5）缩短高频电刀激发时间并使用最低能量水平，禁止消融电极在未接触患者前就激发。

（6）术后需再次请心内科医生会诊，将起搏器参数模式调回至术前状态。

4.大出血时使用成分输血的优点有哪些？如何把握成分输血的指征？

答：从护理查房的处理原则中大家可以看到，临床使用最多的是成分输血。正确应用成分输血不仅能合理利用血源，减轻患者经济压力，还可最大程度提高治疗效果。

临床上常用成分输血有红细胞、血小板、血浆、冷沉淀和纤维蛋白原等，具体输注指征如下：

（1）红细胞：Hb>100g/L者围术期无需输注。但Hb<70g/L，尤其在急性失血时就需要输注；

术前有症状的难治性贫血、术前心肺功能不全和代谢率增高的心脏病患者、心功能Ⅲ~Ⅳ级者，需保持Hb80~100g/L，以保证足够的心肌氧供，这些都是需要输注红细胞的指征。此外，Hb70~100g/L，是否输注取决于患者有无进行性出血、心肺功能代偿性及代谢率是否增高。

（2）血浆：PT凝血酶原时间或APTT凝血活酶时间>正常值的1.5倍，INR国际标准化比值>1.6或血栓弹力图-凝血因子反应时间（TEG-R）>12，创面弥漫性渗血的患者需输注血浆；急性大量失血输入大量库存全血或浓红者（失血量或输血量相当于患者的自身血容量）；凝血功能障碍或DIC、紧急对抗华法林的抗凝血作用（FFP：5~8ml/kg）、抗凝血酶Ⅲ缺乏、血栓性血小板减少性紫癜、肺转流术及心脏手术后出血者（需排除活动出血和充分拮抗肝素的作用）也需输注。此外，补充血容量和血浆蛋白不足也是血浆输注的指征。

（3）血小板：术前血小板<50×10⁹/L者需要输注。但当血小板在（50~100）×10⁹/L之间时，是否输注血小板取决于：

a.术中出（渗）血是否为不可控制。

b.腔隙内手术有继续出（渗）血可能。

c.其他相关因素，如肾衰竭、肝衰竭等。

d.功能低下且有出血倾向者（如血栓弹力图-血栓最大振幅<40mm)心肺手术行心肺转流术后。急性免疫性血小板减少，在分娩、手术、创伤或有危及生命的严重出血时。原发性或继发性血小板功能异常症，在有自发性出血倾向或在分娩、创伤、手术时。

e.大量输注库存血液或药物所致的血小板减少性出血。

（4）冷沉淀：纤维蛋白原（FIB）缺乏（<80~100mg/dl）Ⅷ因子缺乏或血管性血友病；大量出血和大量输血治疗时，常需要输注冷沉淀。输注剂量：0.1~0.15U/kg，解冻后4h内尽快输注，不能再冻存。

（5）纤维蛋白原输注指征：低（无）纤维蛋白原血症、肝脏疾病导致FIB合成减少、DIC消耗FIB及异常纤维蛋白原血症等。

【护理查房回顾】

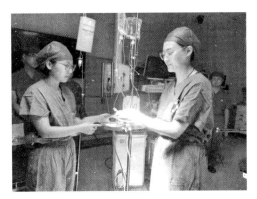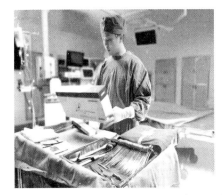

图 4-11-6　组员演示输血加温仪的使用流程　　图 4-11-7　组员讲解手术闭合装置的使用

第十二节 甲状腺癌根治术

 查房目标

1.掌握甲状腺癌根治术的相关知识和手术配合。

2.熟悉甲状腺的解剖知识。

3.了解甲状腺疾病的症状及治疗方法。

 内容重点

1.甲状腺的解剖知识。

2.甲状腺手术的体位摆放及注意事项。

3.神经探测仪的使用方法及原理。

4.颈部淋巴结清扫的范围。

【专业组别】

普外科专业组。

【查房类型】

模拟演示查房。

【教学查房方法】

同伴互助式教学法、情景模拟式教学法、点拨教学法。

【参与人员】

普外专业组成员、甲状腺科医生及麻醉医生。

人员设置:

　　　主持人及旁白:普外专业组组长。

　　　手术医生:甲状腺科医生。

麻醉医生：麻醉医生。

剧场表演：普外专业组成员5人。

洗手护士：普外专业组成员1人。

巡回护士：普外专业组成员1人。

神经探测仪操作护士：普外专业组成员1人。

辅助护士：普外专业组成员1人（负责场景切换）。

【教学对象】

手术室N0、N1层级护士，护理实习生。

【教具使用】

教具1：剧场"蝴蝶"形甲状腺（如图4-12-1）。

　　　　制作材料：布艺、贴纸。

　　　　用途：通过剪纸形象地展现甲状腺的血管、神经。

教具2：甲状腺淋巴结解剖图板（如图4-12-2）。

　　　　制作材料：绘画、打印。

　　　　用途：清晰、直观地展示甲状腺各区淋巴结。

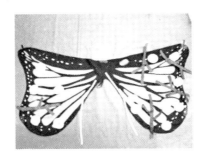

图 4-12-1　甲状腺演出教具

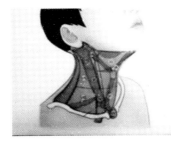 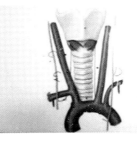

图 4-12-2　甲状腺各区淋巴结

【方案设计】

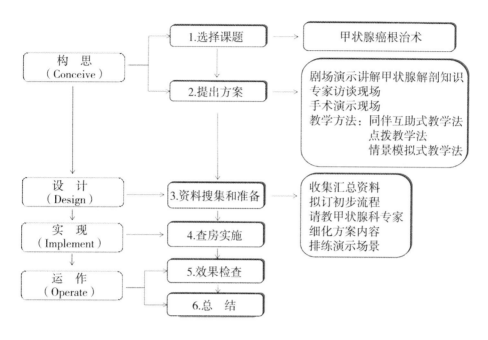

图 4-12-3 手术室护理查房活动程序

你若盛开，蝴蝶自来——甲状腺癌根治术	
查房记录	**方法**
（灯光聚焦于主持人） **主持人：** 大家好，我是普外专业组组长，欢迎参加普外专业组的护理查房，今天我们邀请了甲状腺科张主任、麻醉科杨主任，我们以热烈的掌声欢迎他们的到来。下面先进入场景一： （旁白）小剧场"你若盛开，蝴蝶自来" （灯光转向小剧场） **（演员）甲状腺：** 大家好，我是形如蝴蝶的甲状腺，是人类重要的腺体之一，位于甲状软骨下方，气管两侧，分左、右两叶，中间以峡部相连，峡部有时向上伸出一锥状叶，可与舌骨相连。我由两层被膜包裹，内层被膜称为甲状腺固有被膜，外层被膜称为甲状腺外层被膜，甲状腺借外层被膜固定于气管和软骨之间，以及左右叶上极内侧的悬韧带悬吊于环状软骨上，故做吞咽动作时会上下移动，我主要分泌的激素是T_3、T_4，只要我轻轻扇动翅膀就会带来全身的蝴蝶效应（如图4-12-4）。	情景模拟式教学法

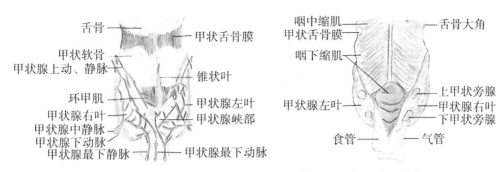

图 4-12-4　甲状腺解剖结构（左：前面观、右：后面观）

（演员）甲状旁腺： 大家好，我是全身土黄色的甲状旁腺，是人体内分泌腺体之一，我位于左、右两侧甲状腺背面的中部和下部，我们是四个兄弟姐妹，负责分泌甲状旁腺激素，调节人体钙、磷的代谢，如果哪一天我和兄弟姐妹离家出走，就会引起身体的抽搐。

（演员）甲状腺动脉： 大家好，我是甲状腺的动脉，甲状腺的血液供应主要来自两侧的甲状腺上动脉和甲状腺下动脉，这两支动脉的分支间，以及分支与咽喉部、气管、食管的动脉分支都有广泛的吻合、沟通。

（演员）甲状腺静脉： 大家好，我是甲状腺的3条主要静脉，即甲状腺上、中、下静脉，上静脉伴行甲状腺上动脉，汇入颈内静脉，中静脉常单行，横过颈总动脉的前方，汇入颈内静脉，下干数目较多，在气管前汇入头臂静脉。

（演员）甲状腺喉返神经： 大家好，喉返神经来源于迷走神经，下行右侧绕锁骨下动脉，左侧绕主动脉弓后返行入喉，单侧损伤会声音嘶哑、发音乏力；双侧损伤会导致呼吸困难、窒息等（如图4-12-5）。

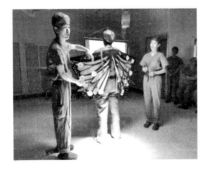

图 4-12-5　小剧场剧照

主持人： 通过小剧场的表演，我们对甲状腺的解剖知识肯定有了一定的了解。张主任，接下来请您给我们介绍一下甲状腺的诊断及治疗吧。

甲状腺科医生： 大家好，刚才我们在小剧场里看到了生动形象的甲状腺及它的解剖，下面我从流行病学、病理分型、病因、临床诊断、超声诊断和手术治疗等方面给大家做个讲解。

　　1.流行病学：众所周知，近年来甲状腺癌在全球呈井喷态势，目前我国甲状腺癌的年均增长速度为20%。那么伴随着甲状腺癌的高发，甲状腺微小乳头状癌也呈现快速增长趋势。

点拨教学法

2.甲状腺癌的病理分型主要分为四类：

（1）乳头状癌占85%~90%，低恶性度，生长较缓慢，较早出现颈部淋巴结转移，预后较好。

（2）滤泡状癌占15%，常见于50岁左右的女性，中度恶性，发展较快，预后不如乳头状癌。

（3）髓样癌占7%，常有家族史。恶性程度中等，较早出现淋巴结转移和血运转移，预后不如乳头状癌和滤泡癌，但较未分化癌好。

（4）未分化癌占5%~10%，恶性程度极高，预后很差。

3.甲状腺癌的病因：全世界很多专家进行了研究，目前与甲状腺癌相关的病因有50多种，主要有以下几个方面。

（1）电离辐射的暴露：核事故、医源性辐射。

（2）存在的甲状腺疾病：甲状腺炎、促甲状腺激素异常、甲亢、结节性甲状腺肿、甲状腺瘤、甲减、既往分化型甲状腺癌。

（3）碘：碘是合成甲状腺激素的重要物质，如果体内碘过多或过少，都会引起甲状腺疾病。由于碘摄入量严重超标，甲状腺瘤在我国沿海地区的发病率高于其他地区。

（4）遗传因素：一级亲属患甲状腺癌时，患病风险增加5~10倍。

（5）除碘外饮食因素：奶酪、黄油、硝酸盐和亚硝酸盐饮食，维生素缺乏，绿茶、咖啡因、十字花科蔬菜（如花椰菜、卷心菜、萝卜、西兰花）、水果。

（6）女性激素和生育因素：雌激素、人工绝经、自发性流产、月经周期、分娩时间、月经不调、初潮年龄、月经不规则、服用不孕药物、生育次数。

（7）肥胖和体重：较高的体重指数（BMI）使甲状腺癌的风险约增加9%。

（8）糖尿病：糖尿病为内分泌代谢的疾病，对内分泌系统的影响会更加显著。

（9）重金属：工业化后重金属产生的辐射尤为严重，对甲状腺这种辐射敏感器官的损害是不可估量的。

4.甲状腺癌的诊断：基本的检查包括病史询问和体格检查，最重要的还是依靠以下三种：

（1）颈部高分辨率超声。

（2）针吸细胞学检查。

（3）冰冻病理检查。

其中的重中之重是高分辨率彩超，通过以下几个方面判断肿瘤的好坏：纵横比>1；微钙化；边缘不规则（浸润性、分叶或毛刺样）；（极）低回声实性结节，如果存在以上几个方面则提示癌变可能。

目前超声检查采用的是国际先进的美国放射学会细针穿刺（Fine needle aspiration，FNA），是目前最准确、性价比最高的评估甲状腺结节的方法，在国外已经是诊断甲状腺癌的金标准，国内于2001年开始引入。

对于甲状腺微小乳头状癌（PTMC）行穿刺活检的直径标准并未统一，国外只要＞1cm的结节都要做细针穿刺，我院现在＞0.5cm的结节就可以做细针穿刺。穿刺方法：用细针扎入甲状腺结节内，通过虹吸的原理抽取少量细胞，做成涂片，在显微镜下观察有无异型细胞及异型细胞的多少来判断是否患甲状腺癌。

针对一个穿刺结果（表4-12-1）该怎么描述解读，目前指南建议细针穿刺结果采用国际通用的Bethesda病理报告系统，其将病理报告分为六类，对应不同的恶性风险度及不同的治疗建议。这个我也就不具体阐述了。

表4-12-1 甲状腺细针穿刺Bethesda病理报告形式和术语

诊断分类	恶性危险度	治疗处理建议
无法诊断/不满意标本	—	重复FNA
良性病变	0~3	临床随访
意义不明确的非典型病/滤泡性病变	5~15	重复FNA
滤泡肿瘤/可疑滤泡性肿瘤	15~30	甲状腺腺叶切除
可疑恶性肿瘤	60~75	甲状腺全切除或腺叶切除
恶性肿瘤	97~99	甲状腺全切除

下面我们介绍甲状腺的手术治疗。甲状腺手术治疗包括腺体及病灶的切除、侧颈区淋巴结和中央区淋巴结的切除。甲状腺癌切除的标准会根据切除腺体的范围，以及切除周围淋巴结的范围决定甲状腺的术式。

腺体的切除是一侧腺体加峡部，观察是否需清扫周围的淋巴结。微小癌只需要清扫周围淋巴结也就是中央区淋巴结，至少同侧中央区淋巴结清扫。如果怀疑淋巴结转移，需术中冰冻查看是否有转移。如有转移，需做侧颈区淋巴结清扫；术中明确淋巴结转移再清扫，不能行预防性清扫。

术中甲状旁腺的处理，我们采用纳米碳技术，具体名称是纳米碳甲状旁腺负显影辨认保护技术。该技术有助于术中辨认及保护甲状旁腺，降低术后甲状旁腺功能减低的发生率。应用纳米碳技术可以增加中央区淋巴结清扫的彻底性，避免遗漏。

主持人： 主任精彩的介绍过后，我们进入场景二……

（旁白）手术现场"横扫千军，片甲不瘤"

巡回护士： 手术治疗是解除甲状腺患者病痛的重要手段，但是因甲状腺手术部位血运丰富、操作范围狭小，所以手术时就要求采取颈过伸位，即患者肩背部垫高，头部呈后仰卧式，自然下垂刚接触到手术台，达到下颌、气管、胸骨接近直线，以利于手术野暴露。这种特殊的手术体位常会压迫椎动脉，使穿过颈椎横突孔的椎动脉扭曲、受压迫，并可能发生痉挛而使血流受阻，使脑组织处于缺血状态，术后即出现脑缺血症状，临床表现为头晕、恶心、呕吐等，外科医生将其称为"甲状腺手术颈过伸脑循环紊乱综合征"或"甲状腺手术体位综合征"（SPNV），有报道其发生率约为44.6%。体位持续时间越长，出现此症状的概率越高，症状越重。SPNV对患者的生理及心理会造成严重影响，摆放体位时应注意预防。

巡回护士： 甲状腺手术，我们常规摆放头颈过伸位，具体方法如下。

1.从上到下需要的用物，头圈、颈枕、肩枕、约束带、眼膜。由手术医生、麻醉医生、巡回护士三方共同协作摆放体位。

2.患者需平卧于手术床中线，头顶平齐手术床头侧边缘，头下垫头圈防止头部移位，颈部垫颈枕，防止颈部悬空，保持颈部张力，便于充分暴露术野，肩部垫肩枕，放于肩平面下2cm，中单将双上肢包裹固定于身体两侧，约束带约束膝关节上5cm处，静脉通路建立于左上肢，稳妥固定。

3.通过查文献，我们从方法上进行了改良以减少体位综合征的发生。术前我们将肩颈枕和肩枕提前垫于患者颈背部及枕部，配合患者取仰卧位，肩背部放置于手术台头端折口处，在全身麻醉前，双上肢自然放置于腹部两侧并用横单包裹固定。手术开始后将手术床上半部抬高30°~35°。这样可以缓解颈部过伸造成的体位综合征。

4.摆放体位时还应当注意以下三点：①肩部垫高20°；②保护患者眼睛；③有颈椎疾病的患者，在其可承受的限度之内摆放体位。

主持人： 接下来配合麻醉医生进行麻醉，杨主任，甲状腺癌手术麻醉需要关注哪些问题？

麻醉主任： 甲状腺手术的麻醉主要包括以下几个方面：

1.甲亢患者持续体温监测、眼睛的保护至关重要（尤其眼球突出的患者，可用眼药水、润滑剂等）、术中持续监测体温预防甲状腺危象的发生，还要与麻醉并发症——恶性高热进行鉴别。

2.甲状腺巨大肿物，有一些患者病史达20~30年，特别关注气管受压情况、有没有移位，要做气管软化试验，麻醉插管要选择保留自主呼吸的纤支镜气管插管。手术结束要进行气管悬吊，拔管后观察有无气道梗阻的发生。

3.喉返神经损伤是最严重的手术并发症。单侧损伤导致声音嘶哑、发音乏力；双侧损伤会引起呼吸困难，甚至窒息死亡。

4.采用气管插管+静脉吸入复合麻醉：标准气管内插管。由于常规仰卧位变为颈过伸仰卧位时，气管插管的接触电极会错位且插管深度会改变，建议先摆好颈过伸仰卧位，固定体位后再进行气管插管。

气管导管采用神经监护气管插管（如图4-12-6），女性常用6.0mm，男性常用7.0mm。麻醉肌松药约等于正常麻醉诱导剂量的一半，就可基本满足插管需要，术中不再追加肌松药，患者肌松状态平稳，利于神经检测。在保证麻醉平稳的条件下，检测状态要求尽量减少肌松剂控制，以减少对喉肌肌电信号的干扰。

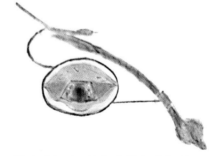

图4-12-6 神经监护气管插管

《中国喉返神经检测指南》建议神经检测时使用1倍ED95（95%的有效药物剂量）肌松药剂量，推荐针对甲状腺术中神经检测患者使用罗库溴铵0.3mg/kg、顺苯阿曲库铵0.05mg/kg。但在临床工作中以该剂量诱导患者会迅速恢复自主呼吸，影响手术操作。用常规诱导肌松剂量2~6倍ED95，术中检测不到信号时给予新斯的明注射液等拮抗剂，效果极不理想；特异性肌松拮抗剂-舒更葡糖钠，2min可实现肌松逆转，可排除肌松剩余对神经检测的影响。

神经探测仪操作护士： 前面提到了术中插管需要神经探测仪，由我来介绍神经探测仪的使用。

1.神经探测仪主要由三部分组成：①带有神经电极的气管插管；②手术台上所需的探针；③探测仪主机。

麻醉后，患者气管处插入一根带电极的特殊软管，因为喉返神经含有运动神经纤维，手术医生在术中应用探针直接刺激喉返神经，喉返神经传递电刺激，使声带肌产生肌电信号，通过气管导管表面与声带接触的电极接受肌电信号，旁边的神经探测仪会显示图形并发出提示音，手术医生根据神经探测仪上的数据判断喉返神经功能是否完整及有无损伤。

2.监测电极的安放方法：刺激电极的一端插入患者的皮下，推荐胸骨下或手臂上，用贴膜固定；记录电极的另一端插入界面盒中对应颜色插口，注意电极线不要缠绕。

3.喉返神经探测仪的操作流程：

（1）连接电源，打开主机开关，机器自检。

（2）电极插入界面盒上对应的颜色孔：红、蓝色代表记录电极，绿色代表接地电极，白色代表回路电极。

（3）点击主机界面：先点击Head/Neck（头/颈）→再点击Thyroid（甲状腺），电极接触良好，电极线插口正确后自检通过，即进入监测界面（如图4-12-7）。

（4）左上方的Stim代表电刺激功率，一般的调节范围为1~3mA，当刺激迷走神经时选择3mA，当刺激喉返神经时选择1mA；左下方的Events代表刺激阈值，右侧是记忆电极输出后形成的肌电波形（如图4-12-8）。

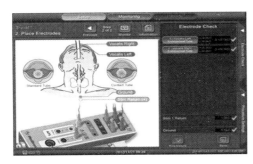 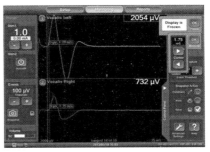

图4-12-7　探测仪自检正确　　　　图4-12-8　各波形显示

洗手护士： 我是这台手术的洗手护士，这台手术需要准备的是骨科敷料包、手术衣；器械分别是甲状腺器械、消毒物品。还需另外准备两把无损伤镊子。这台手术我们在配合上注意以下几个方面：

1.分离皮瓣，洗手护士要将高频电刀头套无菌保护套（术中注意管理保护套，防止丢失）。

2.游离血管、神经时，洗手护士要准备好无损伤镊及神经探测头。

3.甲状旁腺的鉴别操作：用1ml注射器抽取纳米碳混悬液，注意不要将注射器针柄处染色，纳米碳可用于甲状腺手术并且是安全的。纳米碳甲状旁腺负显影辨认保护技术有助于术中辨认及保护甲状旁腺，降低术后甲状旁腺功能减低的发生率，并可增加中央区淋巴结清扫的彻底性，避免遗漏。

4.淋巴结的清扫：作为洗手护士要了解颈淋巴结的分区才能更好地配合手术。如甲状腺癌为局限性病灶，行甲状腺全切除+中央区淋巴结清扫。

中央区淋巴结包括喉前淋巴结（A）、气管前淋巴结（B）、右颈中央区淋巴结（喉返神经前；C1）、右颈中央区淋巴结（喉返神经后；C2）、左颈中央区淋巴结（D）（如图4-12-9）。

侧颈区淋巴结上界至甲状软骨，下界达胸腺，外侧界为颈动脉鞘内侧缘，包括气管前、气管旁、喉前淋巴结。当颈深淋巴结癌转移，则需要清扫侧颈区淋巴结的Ⅱ区、Ⅲ区、Ⅳ区和Ⅴ区（如图4-12-10）。Ⅱ区为颈内静脉淋巴结上组，以颈内静脉后缘为界，前下方为ⅡA区，后上方为ⅡB区；Ⅲ区为颈内静脉淋巴结中组；Ⅳ区为颈内静脉淋巴结下组；Ⅴ区为颈后三角区淋巴结，以肩胛舌骨肌下腹为界，后上方的为VA区，前下方的为VB区。

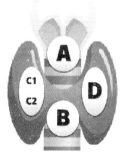
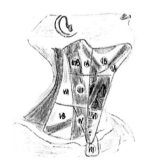

图4-12-9　中央区淋巴结分区　　图4-12-10　侧颈区淋巴结分区图

主持人： 今天的查房到这里就结束了，下面请查房的成员总结查房重点：

解剖看似像蝴蝶，T_3、T_4要和谐；

甲状旁腺要保护，调节机体中代谢；

血供位置很特殊，搞清出处是重点；

喉返神经分两侧，术中必须要监测；

淋巴清扫要彻底，片甲不留是目的。

主持人： 通过本次查房，我们将手术流程个性化，医护配合精细化，理论实践一体化，护理常规规范化。蝴蝶只有自在飞，花香才能布满天，请关爱甲状腺。

【护理查房目标考核】

1.甲状腺手术，我们常规摆放头颈过伸位，具体方法是什么？

答：摆放头颈过伸位，具体方法是：

（1）从上到下需要的用物，头圈、颈枕、肩枕、约束带、眼膜。由手术医生、麻醉医生、巡回护士三方共同协作摆放体位。

（2）患者需平卧于手术床中线，头顶平齐手术床头侧边缘，头下垫头圈防止头的移位，颈部垫颈枕，防止颈部悬空，保持颈部张力、便于充分暴露术野，肩部垫肩枕，放于肩平面下2cm，中单将双上肢包裹固定于身体两侧，约束带约束膝关节上5cm处，静脉通路建立于左上肢，稳妥固定。

（3）通过查文献，我们从方法上进行了改良以减少体位综合征的发生。术前我们将肩颈枕和肩枕提前垫于患者颈背部及枕部，配合患者取仰卧位，肩背部放置于手术台头端折口处，在全身麻醉前，双上肢自然放置于腹部两侧并用横单包裹固定。手术开始后将手术床上半部抬高30°~35°。这样可以缓解颈部过伸造成的体位综合征。

（4）摆放体位时还应当注意以下三点：①肩部垫高20°；②保护患者眼睛；③有颈椎疾病的患者，在其可承受的限度之内摆放体位。

2.甲状腺癌中使用纳米碳混悬液的作用是什么？

答：纳米碳混悬液主要用于术中甲状旁腺的处理。我们采用纳米碳技术，全称是纳米碳甲状旁腺负显影辨认保护技术，该技术有助于术中辨认及保护甲状旁腺，降低术后甲状旁腺功能减低的发生率并可增加中央区淋巴结清扫的彻底性，避免遗漏。

3.甲状腺术中神经监测的优点是什么？

答：甲状腺术中神经监测的优点为：

（1）能辅助识别喉返神经，轻松分辨神经与血管、运动神经与感觉神经。

（2）快速限定喉返神经解剖范围。

（3）减少喉返神经游离长度，以最小的创伤，最大限度地确保神经功能完整性。

（4）准确辨认非喉返神经，最大限度地降低损伤。

4.颈部淋巴结是如何分区的？

答：中央区淋巴结包括喉前淋巴结（A）、气管前淋巴结（B）、右颈中央区淋巴结（喉返神经前；C1）、右颈中央区淋巴结（喉返神经后；C2）、左颈中央区淋巴结（D）。

侧颈区淋巴结上界至甲状软骨，下界达胸腺，外侧界为颈动脉鞘内侧缘，包括气管前、气管旁、喉前淋巴结。当颈深淋巴结癌转移，则需要清扫侧颈区淋巴结的Ⅱ区、Ⅲ区、Ⅳ区和Ⅴ区（如

图4-12-9）。Ⅱ区为颈内静脉淋巴结上组，以颈内静脉后缘为界，前下方为ⅡA区，后上方为ⅡB区；Ⅲ区为颈内静脉淋巴结中组；Ⅳ区为颈内静脉淋巴结下组；Ⅴ区为颈后三角区淋巴结，以肩胛舌骨肌下腹为界，后上方的为VA区，前下方的为VB区。

【护理查房回顾】

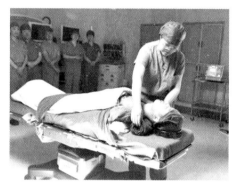

图 4-12-11 演示手术体位安置方法

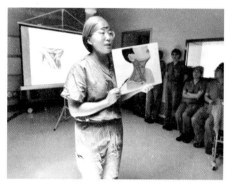

图 4-12-12 组员讲解颈部淋巴结分区

第十三节 右半结肠癌根治＋腹腔热灌注治疗

查房目标

1.掌握结直肠外科术中护理要点。

2.掌握右半结肠癌根治手术配合要点。

3.了解右半结肠癌根治术麻醉关注点。

4.了解术中腹腔热灌注治疗的相关知识。

内容重点

1.右半结肠癌相关知识、诊断及临床症状。

2.手术体位的安置方法及注意事项。

3.右半结肠癌手术重点步骤及护理要点。

4.腹腔热灌注治疗的相关知识。

【专业组别】

结直肠外科专业组。

【查房类型】

个案护理查房。

【教学查房方法】

PBL教学法、点拨教学法、CBL教学法。

【参与人员】

结直肠专业组成员、结直肠科医生及麻醉医生。

人员设置：

　　访谈主持人：结直肠专业组长。

　　特邀主持人：结直肠专业副组长（负责演示文稿等的播放）。

　　手术医生：结直肠科医生。

　　麻醉医生：麻醉医生。

　　洗手护士：结直肠专业组成员1人。

　　巡回护士：结直肠专业组成员1人。

　　辅助人员：结直肠专业组成员2人。

【教学对象】

手术室N0、N1层级护士，护理实习生。

【教具使用】

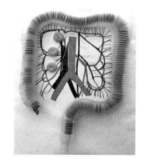

教具名称：结肠及周围淋巴结模具（如图4-13-1）。

制作材料：一次性螺纹管及黏土制作。

制作用途：用于形象展示结肠周围淋巴结分布。

图4-13-1　结肠及周围淋巴结模具

【方案设计】

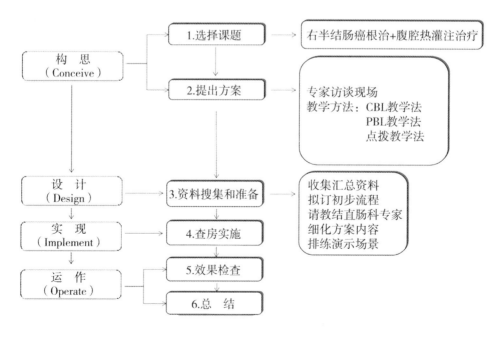

图4-13-2　手术室护理查房活动程序

老生"肠"谈——右半结肠癌根治＋腹腔热灌注治疗术	
查房记录	方法

（灯光于访谈现场）

特邀主持人： 大家好，欢迎收看手术室护理查房专辑，本次由结直肠专业组为大家带来《老生"肠"谈——右半结肠癌根治＋腹腔热灌注治疗术》。

访谈主持人： 大家好，我是结直肠专业组组长，今天请大家跟随我们一起回顾右半结肠癌根治手术的全过程，此次我们特别邀请了结直肠科医生和麻醉医生两位嘉宾，首先我们来了解手术患者相关信息。

访谈主持人： 患者，男，68岁，于1月余前无明显诱因出现右下腹疼痛，为阵发性，伴腹泻，为黄色稀水样便，7~8次/日，无腹胀，无恶心、呕吐，无发热、寒战，就诊于当地医院，化验大便潜血阳性，腹、盆腔CT考虑结肠占位可能，给予对症支持治疗未见明显缓解，建议转上级医院，遂就诊于我院结直肠科进一步诊治。患者自发病以来，精神、睡眠尚可，食欲下降，小便未见明显异常，体重下降约2.5Kg。结直肠科医生，请您为我们讲解一下结肠癌的相关知识。

结直肠科医生： 好的，结肠癌是胃肠道常见的恶性肿瘤，40~50岁发病率最高；与家族性结肠息肉病、结肠腺瘤、溃疡性结肠炎、克罗恩病及结肠血吸虫病肉芽肿有关；与高脂、高蛋白、低纤维饮食有关。它的组织学分型为：

1.腺癌约占3/4，腺癌细胞排列成腺管状或腺泡状。

2.黏液癌癌细胞分泌黏液，在细胞内可将细胞核挤到一边，预后较腺癌差。

3.未分化癌预后最差。临床分期如下（表4-13-1）：

表 4-13-1　临床分期

分　期		表　现
I期	（Dukes A期）	癌局限于肠壁内： A0期：局限于黏膜 A1期：局限于黏膜下层 A2期：侵及肠壁浅肌层 A3期：侵及肠壁深肌层
II期	（Dukes B期）	穿透肠壁但无淋巴结转移
III期	（Dukes C期）	穿透肠壁且有淋巴结转移 C1期：近处淋巴结转移（结肠壁及结肠旁） C2期：远处淋巴结转移（系膜及其根部）

访谈主持人： 那么临床如何诊断结肠癌呢？

　　结直肠科医生：临床上行结肠镜检查可明确诊断。彩超、CT和MRI检查对癌肿的部位、大小及周围组织的关系，以及淋巴结及肝转移的判断有一定价值。

方法栏：CBL教学法

访谈主持人：请您讲解一下右半结肠的结构及结肠癌的临床症状。

结直肠科医生：右半结肠包括盲肠、升结肠及右半横结肠（如图4-13-3）。结肠癌临床症状多为：

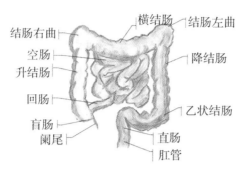

图4-13-3　结肠解剖图

1.腹痛不适：约75%的患者有腹部不适或隐痛，初为间歇性，后转为持续性，常位于右下腹部，很像慢性阑尾炎发作。如肿瘤位于肝曲处而大便又较干结时，也可出现绞痛，应注意与慢性胆囊炎鉴别。约50%的患者有食欲不振、饱胀、嗳气、恶心、呕吐等现象。

2.大便改变：早期大便稀薄，有脓血，排便次数增多，与癌肿溃疡形成有关。待肿瘤体积增大，影响大便通过，可交替出现腹泻与便秘。出血量小，随着结肠的蠕动与大便充分混合，肉眼观察不易看出，但隐血试验常为阳性。

3.腹块：就诊时半数以上患者可发现腹块。这种肿块可能就是癌肿本身，也可能是肠外浸润和粘连所形成的团块。前者形态较规则，轮廓清楚；后者形态不甚规则。肿块一般质地较硬，一旦继发感染时移动受限，且有压痛。

4.贫血和恶液质：约30%的患者因癌肿溃破持续出血而出现贫血，并有体重减轻、四肢无力，甚至全身恶液质现象。

访谈主持人：通过您的讲解，我们了解了结肠癌的相关知识、如何诊断及临床症状，那请问该患者应如何治疗呢？

结直肠科医生：该患者电子肠镜检查示：右半结肠癌，右半结肠肠壁缺血坏死。活检病理回报：（升结肠）大片坏死中见少许低分化癌，倾向为腺癌。应予以解痉、补液等对症治疗，限期行右半结肠癌根治术。

访谈主持人：谢谢您的讲解！现在让时间回到2020年6月14日8时30分。

术前准备阶段

访谈主持人：术晨手术间准备有以下几方面：

1.术前手术间环境、仪器设备、物品准备

（1）术前常规擦拭手术间物表，检查净化系统正常开启，温湿度在正常范围。

（2）仪器设备：高频电刀功率控制在40~50w，确保负压吸引器装置处于备用状态，提前开启加温设备。

（3）物品准备：准备长枕或头圈、护眼贴、减压贴、足跟垫，准备静脉通路两套。

点拨教学法

2.核对患者：

（1）要求患者主动说出姓名。

（2）核对患者信息三项一致：患者腕带、手术通知单、病历信息一致。

（3）核对患者禁饮食时间，询问过敏史、手术史，确认配血情况。

巡回护士： 患者入手术间行术前常规护理操作，执行隐私保护及保暖流程；下肢保护性约束；建立外周静脉通路；手术安全核查无误，配合麻醉医生行气管插管；建立中心静脉通路；摆放手术体位。

巡回护士： 手术采用平卧位，检查床单平整，头部枕长枕或头圈；护眼贴安全有效使双眼睑闭合；双上肢掌心向内包裹于体侧，保持功能位，妥善固定上肢静脉液路，避免管路受压；腰部保持正常的生理曲度，检查腰骶部有悬空时用衬垫填充；预计手术时间＞3h，骶尾部泡沫敷料保护；必要时膝下垫布卷，距离膝关节上5cm处用约束带固定，松紧适宜，以能容纳一指为宜，防腓总神经损伤；足跟部垫保护垫。

访谈主持人： 术者及助手站位、仪器摆放如图（如图4-13-4）。

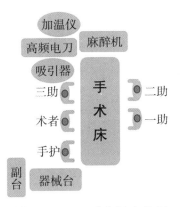

图 4-13-4　手术间布局图

访谈主持人： 在手术中，巡回护士的关注点有哪些？

巡回护士： 1.术中预防患者低体温，可采取的措施有：①体表保温，术晨调整室温为22~25℃，患者入室，脱去病衣后，及时为患者加盖被子和肩被。术晨，提前开启手术床加温垫（如图4-13-5）或术中使用半身型加温毯。②液体加温，术中给患者输注的液体及血液制品均使用输液加温仪（如图4-13-6）。术中冲洗液应为37℃灭菌注射用水。

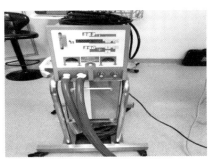
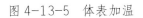
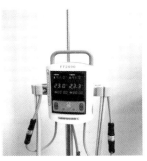

图 4-13-5　体表加温　　　图 4-13-6　液体加温

PBL 教 学 法

2.保护患者受压部位皮肤：本病例患者根据斯卡特压疮评分：年龄＞63岁；手术时间预计＞3h，白蛋白＜35g/L，麻醉评分＞3分，为压疮发生高危人员，应粘贴减压贴保护局部受压部位皮肤。术中采用平卧位，受压部位为骶尾部与足跟部，骶尾部贴减压贴保护，足跟部使用足跟垫保护。

3.术中手术台上新增物品，须即刻清点数目及完整性并记录。术中所用超声刀、闭合器、吻合器等均严格检查外包装完整性及有效期后再使用。

4.术中腹腔热灌注时，为防止患者体温过高，可暂时关闭体表及液体加温设施，但须严密监测患者体温。

访谈主持人： 该患者年龄大、手术时间较长，请麻醉医生为我们讲解术中麻醉关注点。

麻醉医生： 大家好，主要有三个方面的内容：

1.患者术前准备：胃肠道疾病，特别是恶性肿瘤患者，术前多有营养不良、贫血和低蛋白血症。术前应予以调整，以提高患者对手术、麻醉的耐受性，减少术后并发症。必要时应予以小量多次输血或补充白蛋白。

2.术中电解质监测和纠酸：患者由于肿瘤的影响，腹泻或内容物潴留，最易发生水、电解质及酸碱平衡紊乱，出现脱水、血液浓缩低钾血症及代谢性酸中毒等，术中要根据患者情况及时纠正，维持内环境稳定。

3.目标导向液体治疗(GDFT)是根据围手术期不断变化的液体需求量进行个体化补液，优化患者围手术期血流动力学，可预防围手术期患者潜在的循环容量不足或过量，降低术后并发症发生率和病死率。将GDFT用于围术期液体管理，以血流动力学指标，如每搏量（SV）的最大化为补液目标，可防止围术期血容量不足或过量，减少重大手术患者的术后并发症和住院时间。

基本原理：当液体冲击治疗（10min内给予200ml液体冲击）使机体的SV增加（5min后测定SV），SV＞10%表明患者具有容量反应性，患者处于低血容量，应当进行适当的液体治疗。

术中输液量：麻醉期间应持续补充患者每日正常生理需要量；晶体液能有效补充机体需要的电解质及患者术前肠道丢失的液体；胶体液能更有效补充血管内容量，补充与胶体液在血管内相同容量效果需要3~4倍晶体液且维持时间较短，但不推荐对严重肾功能损伤患者使用羟乙基淀粉溶液。

访谈主持人： 谢谢麻醉医生的讲解，接下来让我们转到手术现场。

洗手护士： 唱读各类手术用物外包装完整、无松动、无潮湿、无破损，均在有效期范围内，所有物品与巡回护士清点数量及完整性。常规消毒铺单，消毒范围：上至两乳头连线，下至两大腿上1/3内侧，两侧至腋后线，常规铺无菌手术单。

手术医生： 执行手术安全核查，确认无误手术开始。

手术医生： 经右侧腹直肌切开腹壁，上达肋弓下1~2cm处，必要时可与肋弓平行再向内上延伸数厘米，以利于结肠肝曲的游离和横结肠的处理，下达髂前上棘水平稍下方，选择合

点拨教学法

适的一次性切口保护器进行切口保护（如图4-13-7）。

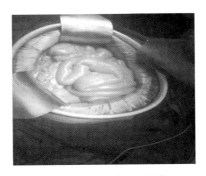

图 4-13-7　切口保护

手术医生： 探查腹腔，检查有无腹水，有无腹膜转移结节。如大网膜与癌肿有粘连，应将该部大网膜及其血管根部行楔形切除。探查肝脏有无转移结节，盆腔有无转移结节，全部结肠有无其他肿物。

手术医生： 将横结肠拉向上方，将小肠推向左侧以盐水纱垫隔开，充分显露右侧结肠系膜。仔细观察癌肿所在的部位、大小，是否已浸出浆膜，以及向周围浸润的情况，再仔细探查右侧结肠系膜内三组淋巴结转移的情况。

洗手护士： 医生，该患者结肠癌临床分期属于哪期呢？

手术医生： 该患者为C1期。手术切除范围包括右半横结肠、结肠肝曲、升结肠、盲肠、阑尾及回肠末端和相应系膜。清扫区域淋巴结，再行回肠与横结肠的吻合。首先切断右侧大网膜，游离右侧横结肠，切断肝结肠韧带、右膈结肠韧带，游离结肠肝曲。切开侧腹壁腹膜，分离结肠及其系膜与十二指肠降部、水平部及胰头前筋膜间的疏松粘连，显露出胃结肠静脉干及肠系膜上静脉外科干上段。剥离右Toldt's筋膜，显露肠系膜上静脉外科干。

手术医生： 处理血管，结扎、切断右上结肠静脉，处理结肠中静脉及动脉，清扫淋巴结（如图4-13-8）。切断回肠、横结肠，剥离胰头十二指肠前筋膜。

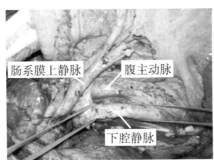

肠系膜上静脉　　腹主动脉

下腔静脉

图 4-13-8　淋巴结清扫

访谈主持人： 医生，请问结肠周围的淋巴结有哪些？

手术医生： 大肠淋巴结基本上是按照肠系膜上动脉、肠系膜下动脉、髂动脉系统来命名的，为了大家方便进行分类和记忆，通常将大肠淋巴结编码用200以上3位数来表示，如表4-13-2所示。

点拨教学法

表4-13-2　淋巴结编号总结

百位数	十位数		个位数	
2（结肠）	0	回结肠动脉干	1	肠旁淋巴结
	1	右结肠动脉干		
	2	中结肠动脉干	2	中间淋巴结
	3	左结肠动脉干		
	4	乙状结肠动脉干	3	主淋巴结
	5	肠系膜下动脉干和直肠上动脉干		

手术医生： 用个位数表示淋巴结的分站，用十位数表示动脉主干淋巴结。右结肠动脉区域淋巴结为211、212、213，其中主淋巴结为213（如图4-13-9）。

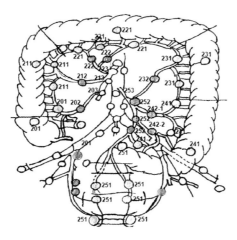

图4-13-9　淋巴结示意图

手术医生： 术中使用腹腔热灌注治疗。治疗结束，回肠横结肠吻合、加固。

洗手护士： 吻合器切缘完整，接触肿瘤器械已撤下，器械已更换，请大家更换手套。

手术医生： 放置引流管、准备关闭腹腔。

洗手护士： 物品已清点，数目及完整性无误，可以关闭腹腔。

访谈主持人： 请手术医生为大家讲解术中腹腔热灌注技术的相关知识。

手术医生： 腹腔热灌注化疗是化疗和热疗结合应用治疗肿瘤的一种新疗法。其原理是利用物理能量加热，热效应好的化疗药物，灌注到肿瘤部位，使肿瘤组织温度上升到有效治疗温度，并维持一定时间，利用正常组织和肿瘤细胞对温度耐受能力的差异，达到既能使肿瘤细胞凋亡，又不损伤正常组织的治疗目的。热灌注化疗使热疗与化疗灌注药物产生有机的互补作用，增加患者对化疗的敏感性，能够更有效地杀伤恶性肿瘤细胞，提高患者的生存质量，延长患者的生命。同时又减轻放疗和化疗所产生的不良反应，因而被国际医学界称之为"绿色疗法"。

热灌注化疗是当前肿瘤热疗和化疗最主要、最有效的方式，优点有：

1.精准控温：40.5~42C°。

2.精准定位：内交叉置管方法使热灌注液体充盈整个腹腔，不留治疗盲区，发挥HIPEC（腹腔热灌注化疗）的最佳效果。

3.精准清除：清除游离癌细胞、亚临床病灶和3mm以下微小癌结节。

访谈主持人： 通过手术医生详细讲解，我们对术中热灌注疗法有了一定的了解，请问术中使用该治疗方法时，巡回护士有什么关注点？

巡回护士： 使用热灌注治疗时，我们应关注：

1.患者体温及生命体征。

2.每隔15min调节手术床为左倾、右倾、头高和头低，保证灌注液在腹腔中均匀分布。

3.化疗药物只能使用一种，灌注液为等渗的生理盐水。

访谈主持人： 感谢今天各位老师的精彩讲解，我们学习了右半结肠癌相关知识、诊断及临床症状；手术体位的安置方法及注意事项；术中巡回护士配合要点；术中麻醉关注点；右半结肠癌手术重点步骤、护理要点及热灌注相关知识，希望能让大家有所收获，今天的护理查房到此结束，感谢大家的参与。

点拨教学法

【护理查房目标考核】

1.恶性肿瘤手术隔离技术操作要点？

答：隔离技术操作要点包括：

（1）手术切口的保护

①保护皮肤：粘贴切口薄膜，动作轻柔，尽量平整，避免出现小气泡；或者选择干纱垫保护，并用布巾钳固定。

②保护皮下组织：使用盐水纱布垫保护皮下组织后用牵开器固定并充分暴露术野，确保手术切口的安全或根据手术切口大小，选择合适的一次性切口保护器进行切口保护。

③手术体腔探查：若发现肿瘤破溃，应保护周围组织。

④及时更换手套：探查结束后，手术者需更换手套后再进行手术。

（2）手术器械敷料管理

①建立"隔离区域"，分别放置污染与未被污染的器械和敷料。

②准备专用的"隔离盘"并有明显标志，用于放置手术标本及直接接触肿瘤的手术器械。

③手术开始时加铺无菌单，标本切除后撤离并重新加盖。

④接触过肿瘤的器械和敷料须放在隔离区内，使用固定器械夹取、清点，勿用手直接接触且不可重复使用。

2.巡回护士预防患者低体温的方法有哪些？

答：（1）在手术开始前适当调高室温，设定个性化的室温。

（2）可采用充气式加温仪、加温垫等加温设备。

（3）术中输注液体使用液体加温仪。

（4）腹腔冲洗液加温37℃。

3.腹腔热灌注治疗的原理是什么？

答：腹腔热灌注治疗的原理是利用物理能量加热，热效应好的化疗药物，灌注到肿瘤部位，使肿瘤组织温度上升到有效治疗温度，并维持一定时间，利用正常组织和肿瘤细胞对温度耐受能力的差异，达到既能使肿瘤细胞凋亡、又不损伤正常组织的治疗目的。热灌注化疗使热疗与化疗灌注药物产生有机的互补作用，增加患者对化疗的敏感性，能够更有效地杀伤恶性肿瘤细胞，提高患者的生存质量，延长患者的生命。同时又减轻放疗和化疗所产生的不良反应，因而被国际医学界称之为"绿色疗法"。

4.何为目标导向液体治疗？

答：目标导向液体治疗是指在先进的血流动力学监测下进行个体化液体治疗，以血流动力学指标为目标，通过液体负荷，维持围术期每搏量（SV）最大化的液体治疗方案。

【护理查房回顾】

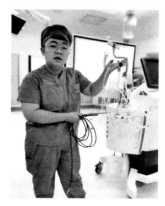
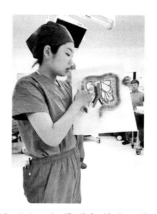

图4-13-10　组员讲解腹腔热灌注原理　　图4-13-11　组员讲解结直肠解剖知识

第十四节　右乳癌保乳术＋右前哨淋巴结探测摘除术

查房目标

1.掌握乳癌保乳术+前哨淋巴结探测摘除术洗手护士护理要点及重点关注环节。

2.掌握乳癌保乳术+前哨淋巴结探测摘除术巡回护士护理要点及重点关注环节。

3.熟悉乳腺解剖知识及乳腺相关淋巴结。

4.了解乳腺癌的背景、分类及治疗方式。

内容重点

1.乳癌保乳术+前哨淋巴结探测摘除术相关解剖知识。

2.乳腺癌手术方式的选择。

3.乳癌保乳术+前哨淋巴结探测摘除术重点步骤的护理要点。

4.隔离技术操作原则。

【专业组别】

乳腺科专业组。

【查房类型】

临床教学查房。

【教学查房方法】

PBL教学法、情景模拟式教学法、叙述性教学法。

【参与人员】

乳腺科专业组成员、乳腺科医生及麻醉医生。

人员设置：

　　主持人：乳腺专业组组长。

讲解员（第一现场）：乳腺专业组成员1人。

手术医生：乳腺科医生。

麻醉医生：麻醉医生。

洗手护士：乳腺专业组成员1人。

巡回护士：乳腺专业组成员1人。

灯光师及辅助人员：乳腺专业组成员2人。

【教学对象】

手术室N0、N1层级护士，护理实习生。

【方案设计】

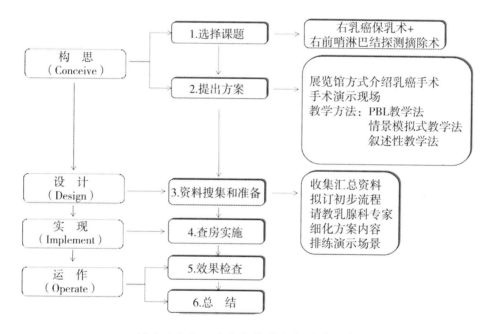

图 4-14-1 手术室护理查房活动程序

粉红丝带，关爱永远——右乳癌保乳术＋右前哨淋巴结探测摘除术	
查房记录	**方法**
（播放关于乳腺癌的宣传片） **视频播放结束：** **主持人：**永远不要因为一道伤疤而感到羞耻，在医学飞速发展的今天，这道伤疤已经变得越来越短，让患者战胜病魔，重拾自信。让我们走进乳腺组护理查房。 （灯光于查房现场） **主持人：**大家早上好，今天是血乳组护理查房，我们查房的主题是："粉红丝带，关爱永远——右乳癌保乳术＋右前哨淋巴结探测摘除术"。我们非常荣幸请到了乳腺科医生和麻	叙述性教学法

醉医生来参加我们此次的查房活动。

本次查房由四部分组成：

1.场景一展览馆，介绍乳腺癌外科治疗的发展背景。

2.介绍病例资料。

3.场景二情景模拟手术过程，麻醉关注点、相关手术配合关注点。

4.总结乳腺癌保乳+前哨淋巴结探测摘除术的手术配合关注点。

场景一 展览馆

讲解员： 乳房是美丽的、性感的，凶恶的乳腺癌对乳房造成的侵害，就像断臂的维纳斯一样，给女性造成了令人遗憾的残缺。目前，乳腺癌的发病率高居女性恶性肿瘤的首位，乳腺癌患者不在少数。既要保留住女性自信象征的乳房，又要完全切除肿瘤，减少转移和复发，鱼和熊掌能否兼得？这个问题是乳腺外科医生一直在思考和探索的。今天，跟大家一起回顾一下乳腺癌外科治疗的发展历史和治疗进展！

欧洲文艺复兴以后，以维萨利发表《人体构造》为标志，现代医学不断发展，特别是从19世纪末开始，随着科学技术成果大量应用于医学，现代医学开始蓬勃发展。

Halsted观点认为：乳腺癌会不断向周围散播，当其扩散至局部淋巴系统时，淋巴结是阻止播散的屏障，因此1894年Halsted（霍尔斯特德）及Meyer（梅耶）分别发表了乳腺癌根治术的手术原则：切除全部乳腺+同侧腋窝淋巴结及胸大肌、胸小肌，乳腺癌的5年生存率由过去的10%~20%提高到40%~50%。

在乳癌根治术作为标准治疗经历了半个世纪以后，乳腺癌的外科治疗开始了新的探索。考虑到肿块位于乳房内侧的乳腺癌，其淋巴转移可能到达胸骨旁的内乳淋巴结，在Halsted根治术的基础上，增加切除第1~5肋平面的内乳淋巴结，即扩大根治术，包括胸膜外式Urban术（1949年）和胸膜内式Margottni术（1951年）。后来，因观察到乳腺癌多半出现锁骨上淋巴结转移，Lewis等建议手术切除范围还应包括锁骨上及纵隔淋巴结，也被称为超根治术。

1970年是乳腺癌改良根治术时代：单纯乳房切除+同侧腋窝淋巴结放疗，保留了患者部分功能，提高了生存质量。

按照Fisher（费雪）理论理解：乳腺癌是一种全身性疾病，原发灶和区域淋巴结的处理方式不会影响患者的生存率。直到1944年Giuliano（朱利亚诺）用染料示踪乳腺癌的前哨淋巴结；1993年Krag（克拉格）用核素示踪乳腺癌的前哨淋巴结；1992年Morton（莫顿）对临床Ⅰ期恶性黑色素瘤进行选择性淋巴结清扫；1977年Gabanas对阴茎癌行前哨淋巴结活检，提出如前哨淋巴结阳性需行广泛腹股沟股髂淋巴结切除；如阴性则不需立即进行处理。

主持人： 带着问题看查房，保乳手术的麻醉方式有变化吗？什么是保乳术+前哨淋巴结探测摘除术？切缘为什么要分袋装或吊线标记？为什么有时候会用到钛夹？现在我们带着这几个问题进入手术现场。

场景二　手术现场

主持人： 首先介绍病例资料：患者，女，42岁，右乳外上肿块半年余。

入院查体：右乳外上可扪及一肿块，质硬、杏核大小、边界不清、活动度差。辅助检查：彩超、钼靶、核磁均可发现右乳外上肿物2cm，乳腺肿块可疑恶性，恶性概率＞50%，双腋下、锁骨区未见明显肿大的淋巴结。术前空心针穿刺活检病理报告：右乳浸润性腺癌。

术前讨论拟行：右乳癌保乳术+右前哨淋巴结探测摘除术。

手术过程情景模拟

巡回护士： 巡回护士核对患者，入手术间摆放体位。体位要求双上肢外展，外展小于90°防止臂丛神经损伤，远心端高于近心端，使肌肉和韧带松弛，促进血液回流；健侧的上肢建立静脉通路；双下肢约束，松紧适宜，以能容纳一指为宜。

巡回护士： 麻醉医生，这个手术您有时选择全身麻醉插管，有时选择静脉麻醉，有什么区别吗？为什么呢？

麻醉医生： 乳腺手术麻醉的基本要点就是镇痛、镇静、足够的肌松和稳定的内环境。麻醉方式根据手术方式的不同选择气管插管全身麻醉和保留自主呼吸的全身麻醉，临床可以选择保留自主呼吸的全身麻醉的操作有：胃肠镜检查、人流手术、肿瘤射频消融术、不配合的无创检查、短小的有创检查或操作。因为保乳手术手术时间短，体位是仰卧位，切口不是在头部，麻醉医生能够掌控气道，因此，对于这个患者可以采取保留自主呼吸的全身麻醉。此种麻醉方式禁忌用于：预估有困难气道、通气或插管困难者；对镇静、镇痛耐受力明显下降者，如老年人、儿童睡眠呼吸障碍，严重营养不良，意识障碍或昏迷等。

巡回护士： 手术医生注射亚甲蓝注射液染色在麻醉开始前后均可。

准备用物：1ml注射器1个、亚甲蓝注射液2ml、碘伏棉球若干。

注射部位：乳晕、肿瘤周围、皮内、皮下、肿瘤周围实质内。

注意：注射结束，可以局部向腋窝方向按摩，促进淋巴回流，以便于亚甲蓝更好更快被淋巴系统吸收。

亚甲蓝注射后可以被淋巴系统充分吸收而达到精准定位前哨淋巴结的作用。

前哨淋巴结是原发肿瘤发生区域淋巴结转移必经的第一个淋巴结。如前哨淋巴结无肿瘤转移，理论上原发肿瘤引流区域中其他淋巴结就不会发生肿瘤转移。

腋窝淋巴结清扫是传统乳腺癌手术必不可少的步骤，但手术创伤大、患者恢复慢。而前哨淋巴结活检使医生能够有选择性地切除最有可能发生肿瘤转移的淋巴结。所以，前哨淋巴结阴性的乳腺癌患者可能免行腋窝淋巴结清扫，使乳腺癌手术范围缩小，减少手术创伤。

洗手护士： 这个手术除了常规的用物，还需要准备：C1消融电极、4-0可吸收线、12号和15号负压引流管各1个、钛夹、前哨拉钩、钛夹钳。手术开始前，双人清点用物。

洗手护士： 主任，这个患者为什么选择乳癌保乳术+前哨淋巴结探测摘除术这种手术方式呢？

手术医生： 病变的乳房由肿瘤、全部腺体、胸大小肌组成（如图4-14-2），区域淋巴结由前哨淋巴结和腋窝淋巴结组成（如图4-14-3）。此患者可行手术方式有：乳腺癌根治术、乳腺癌改良根治术、乳腺癌单乳切除及前哨淋巴结探测摘除术、乳腺癌保乳根治术、乳腺癌保乳术及前哨淋巴结探测摘除术，医生会平衡患者的生存获益和生活质量，选择一个适合患者的手术方式。

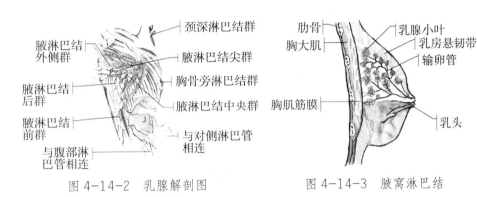

图 4-14-2　乳腺解剖图　　　　　图 4-14-3　腋窝淋巴结

一旦发现了乳腺肿瘤，良性肿瘤将瘤体完整切除就可以了，如果是恶性肿瘤，并有局部浸润，区域淋巴结转移应考虑根治性切除，若伴有血行转移，则需要化疗、靶向治疗或免疫治疗等。

保乳手术的禁忌证有：既往接受过患侧乳腺或胸壁放疗；妊娠期患者；乳腺钼靶摄片显示弥散的恶性或可疑恶性的微小钙化灶；病变广泛无法完整切除；最终切缘阳性。

前哨淋巴结手术的禁忌证有：

1.临床通过手诊、彩超、钼靶、核磁等检查发现可疑阳性淋巴结者。

2.术前穿刺发现阳性淋巴结者。

在术前要和患者做良好的沟通：

1.积极鼓励患者参与外科治疗选择。

2.充分告知患者及家属：保乳手术5年局部复发率5%~7%；根治手术复发率3%~5%。一旦复发可接受补充全乳切除术，仍可获得与根治术相同的远期生存。

综上所述，此患者的彩超、钼靶、核磁均可发现右乳外上肿物2cm，术前空心针穿刺活检病理报告：右乳浸润性乳腺癌，腋下、锁骨区未见明显肿大的淋巴结。所以术前讨论拟行：右乳癌保乳术+右前哨淋巴结探测摘除术。

手术医生： 三方核查无误，手术开始。

洗手护士： 先做前哨淋巴结探测摘除：前哨淋巴结由手术医生分开前哨A、B、C等，送冰冻检查。巡回护士需提前准备标本袋，前哨淋巴结切下后要严格执行隔离技术操作：

1.术前充分准备用物，包括敷料和手术器械，术中接触过肿瘤的器械及敷料不得用于关闭切口。

2.预先在无菌器械台划出一块隔离区，并备好"隔离盘"，放置术中接触过肿瘤或淋巴结的器械；术中切除的淋巴结需使用隔离盘及专用器械接取，禁止直接用戴无菌手套的手接触。

3.切除肿瘤组织前，使用纱垫保护切口边缘；切除肿瘤及淋巴结后，将未使用过的无菌敷料填塞覆盖切口，等待冰冻结果。

4.准备温灭菌注射用水，彻底冲洗切口后更换器械、敷料，切口周围加铺干净垫单，手术人员更换手套后再关闭切口（如图4-14-4）。

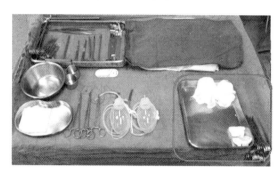

图4-14-4　乳腺隔离技术

洗手护士：接下来做保乳部分，其手术切口设计非常重要，应同时兼顾手术解剖的方便和术后的形体效果。按美国全国外科乳腺癌及肠癌辅助治疗研究组（NSABP）推荐，如果肿瘤在乳头上方可以选择弧形切口，如果肿瘤在乳头下方则选择放射状切口，但是随着保乳整形手术理念的逐渐深入，平时临床实际操作中，有一些保乳整形手术选取的切口也是多种多样的。

手术区加盖无菌巾，更换所有器械、敷料，器械台严格分区使用。

肿瘤切除方式：选择好放射状切口或者弧形切口，一般不切除皮肤，进行薄皮瓣分离，递多齿拉钩用于牵开皮肤，递消融电极切除至肿瘤边界2cm处沿肿瘤实际边界向外约1cm的正常乳腺组织垂直分离至乳房后间隙（如图4-14-5），切缘距瘤缘的距离非常重要，术后局部复发与手术切缘关系密切，NSABP结果显示切缘距瘤缘镜下阴性者，5年局部复发率为3%；切缘距瘤缘1mm者，5年复发率为2%。

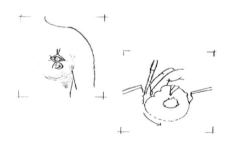

图4-14-5　肿瘤切除方式示意图

洗手护士：主任，为什么有时保乳标本要分装5个袋子，有时要吊线呢？有什么区别吗（如图4-14-6）？

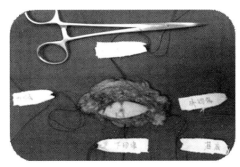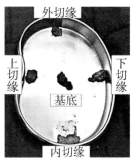

图 4-14-6 吊线的标本（左）和装袋的标本（右）

手术医生： 保乳手术的实施需同时保证切缘阴性及外形美观，这是一个相对矛盾的命题。理论上来说切除肿瘤及周边正常乳腺组织越多，越容易得到一个阴性的切缘，从而可以降低再次手术率和术后局部复发的风险，但切除越多的组织也必然对术后乳腺外形的美观带来更大的挑战。因此最完美的方式是，在保证切缘阴性的情况下尽可能减少正常乳腺组织的切除，这就需要临床外科医生术前进行仔细的临床体检、认真参阅影像学检查结果后设计手术路径和方案，并和病理科医生进行密切的合作，以判断是否完整地切除了病灶。在手术中，对切除标本各切缘进行定向标记，不仅有利于病理检查，而且在某一侧切缘阳性时，可以避免再次切除原手术残腔周围大量正常组织。

我们有必要了解保乳手术切缘阴性的具体定义及常用的病理评估切缘的方法，主要分腔周边缘的评估和肿瘤边缘的评估。实际操作中保乳手术标本多进行术中切缘冰冻病理判断，冰冻对术中切缘的评估优点是明显降低再切率，可以准确测量切缘距肿瘤的边缘，此法优点是取材少、时间短，可在一定程度上反映保乳手术切缘情况；缺点是不能全面反映整个周切缘情况，存在漏诊可能。腔周边缘评估对手术标本周切缘全部取材进行冰冻，其切缘的阳性检出率明显高于肿瘤边缘的取材方法，因此主刀医生会自主选择评估方法。同时，巡回护士提前准备温灭菌注射用水冲洗、浸泡切口内。

巡回护士： 切除恶性肿瘤后使用灭菌注射用水冲洗，是利用灭菌注射用水的低渗透性使肿瘤细胞膨胀和破裂，减少或失去活性，降低植入和复发可能性。

手术医生： 洗手护士，请帮我准备钛夹。

洗手护士： 主任，为什么有时要用钛夹呢？

手术医生： 肿瘤切除后会形成一个瘤腔，用钛夹从上下左右做标记，是为了标记瘤床大小，采用瘤床放置金属标记的方法来定位病灶区的放射野，进行局部放疗，以确保放疗部位的准确。

等待冰冻结果……

巡回护士： 冰冻一般要等两个结果，来决定患者是否能够保乳成功。

1.前哨淋巴结冰冻结果：如果未见癌转移，则前哨淋巴结手术结束；如果癌转移阳性则进一步做腋窝淋巴结清扫术。

PBL 教学法

2.肿瘤切缘冰冻结果：如果切除的肿瘤边缘未见癌累及，则保乳成功；如果切除的肿瘤边缘有癌累及则进一步补充切除边缘，再次送冰冻，冰冻结果回来，如果仍然癌累及，保乳失败，改为乳房全切除术。

敲黑板，划重点

主持人： 今天的内容比较多，让我带领大家回顾一下重点内容：

1.乳腺科手术选择双上肢外展仰卧位，为了保护臂丛神经，角度要小于90°；为了肌肉和韧带的松弛，远心端高于近心端。

2.亚甲蓝注射液2ml和1ml注射器，由手术医生注射亚甲蓝，用来染色前哨淋巴结。

3.手术开始后，先做前哨淋巴结摘除，递前哨拉钩，切下的淋巴结由手术医生分组后，分别装袋送检。

4.保乳切口时标记方法有两种，一种是将切缘分别装袋，这时我们准备5个标本袋分装切缘，另一种则是对肿物切缘吊线标记，我们准备5条胶布，分别写上切缘、下切缘、内切缘、外切缘和基底，协助术者吊线后送冰冻。

5.准备两瓶温灭菌注射用水冲洗、浸泡切口，纱垫沾干切口内。

6.冲洗后于前哨切口和保乳切口各放置负压引流管1根，皮针4号线固定。

7.准备钛夹和钛夹钳用来固定切缘位置，便于放疗时辨认瘤床位置。

8.缝合完之后包扎切口，为了均匀按压伤口，需要将绷带蓬松抖开，而不是整齐叠放。

9.术中要注意隔离技术的运用，避免肿瘤扩散。

主持人： 乳腺科专业特点：乳腺手术多，时间短，衔接快，接台时间紧，因此要求各级人员熟悉手术用物及操作配合，双人核对标本名称和手术部位无误，及时送检冰冻标本。此次查房内容结束，感谢大家的积极参与。

【护理查房目标考核】

1.乳腺癌手术方式有哪些？

答：乳腺癌手术方式有：乳腺癌根治术、乳腺癌改良根治术、乳腺癌单乳切除术及前哨淋巴结探测摘除术、乳腺癌保乳根治术、乳腺癌保乳术及前哨淋巴结探测摘除术，医生会平衡患者的生存获益和生活质量，选择一个适合患者的手术方式。

2.乳腺癌保乳切除手术的禁忌证有哪些？

答：既往接受过患侧乳腺或胸壁放疗；妊娠期患者；乳腺钼靶摄片显示弥散的恶性或可疑恶性的微小钙化灶；病变广泛无法完整切除；最终切缘阳性。

3.前哨淋巴结活检术的禁忌证有哪些？

答：①临床通过手诊、彩超、钼靶、核磁等检查发现可疑阳性淋巴结者；②术前穿刺发现阳性淋巴结者。

右侧栏：PBL教学法

4.恶性肿瘤手术需要遵循的隔离技术原则有哪些?

答：恶性肿瘤手术的成败，除了完全切除肿瘤组织外，术中做好隔离技术也很重要。

（1）术前应充分准备用物，包括敷料和手术器械，术中接触过肿瘤的器械及敷料不得用于关闭切口等。

（2）预先在无菌器械台划出一块隔离区域，并备好"隔离盘"，放置术中接触过肿瘤或淋巴结的器械；术中切除的淋巴结需使用隔离盘及专用器械接取，禁止直接用戴无菌手套的手接触。

（3）切除肿瘤组织前，使用纱垫保护切口边缘；切除肿瘤及淋巴结后，将未使用过的无菌敷料填塞覆盖切口，等待冰冻结果。

（4）准备温灭菌注射用水，彻底冲洗切口后更换器械、敷料，切口周围加铺干净垫单，手术人员更换手套后再关闭切口。

5.为什么有时要用钛夹呢?

答：肿瘤切除后会形成一个瘤腔，用钛夹从上下左右做标记，是为了标记瘤床大小，采用瘤床放置金属标记的方法来解决术后遗留的切口处瘢痕与瘤床位置不一致问题，在模拟机下依据金属标记定位病灶区的放射野，进行局部放疗，以确保放疗部位的准确。

【护理查房回顾】

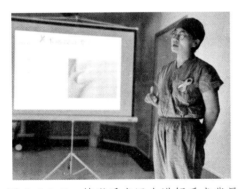 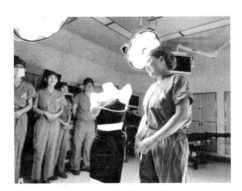

图 4-14-7　特邀手术医生讲解手术背景　　图 4-14-8　组员讲解术后恢复期关注点

第十五节　经腹腔镜左半尿路切除术

 查房目标

1.掌握半尿路切除术洗手护士护理要点及相关护理配合。

2.掌握半尿路切除术巡回护士护理要点。

3.熟悉泌尿系统相关解剖知识。

4.了解肾盂癌疾病诊断及手术方式。

 内容重点

1.半尿路切除术的相关解剖知识。

2.侧卧折刀位的安置方法。

3.手术重点步骤的护理要点。

【专业组别】

泌尿外科专业组。

【查房类型】

临床教学查房。

【教学查房方法】

情景模拟式教学法、PBL教学法、点拨教学法。

【参与人员】

泌尿外科专业组成员（下称"泌外专业组"）、泌尿科医生、麻醉医生。

人员设置：

　　主持人：泌外专业组组长。

　　旁白：泌外专业组副组长。

手术医生：泌尿科医生。

麻醉医生：麻醉医生。

洗手护士：泌外专业组成员1人。

巡回护士：泌外专业组成员1人。

辅助护士：泌外专业组成员3人（扮演现场观众及负责场景切换）。

【教学对象】

手术室全部层级护士。

【教具制作】

教具名称：泌尿系统模具（如图4-15-1）。

教具制作材料：轻黏土。

教具制作用途：讲解泌尿系统解剖。

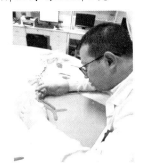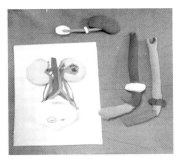

图 4-15-1　泌尿系统模具制作

【方案设计】

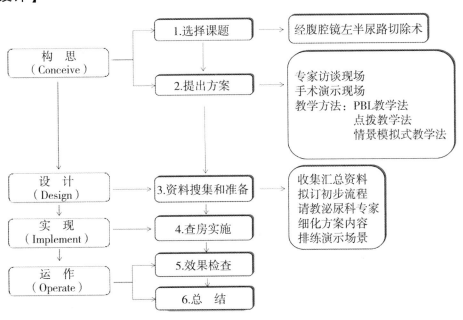

图 4-15-2　手术室护理查房活动程序

腰背痛后有玄机——经腹腔镜左半尿路切除术	
查房记录	方法

（灯光聚焦访谈现场）

主持人： 亲爱的观众朋友们大家上午好，欢迎收看今天的《健康之路》节目，我是节目主持人，今天主题是：腰背痛后有玄机。在节目开始前我们先认识一位大爷。张大爷今年65岁，退休前在化工厂工作，平时爱喝个小酒，抽烟10支/天。近半年总感觉腰酸背痛、体重下降，但他并没有在意，1周前出现了血尿，这可把张大爷吓坏了，到医院检查为"肾盂癌"。什么是肾盂癌？肾盂癌如何诊断与治疗？如果需要手术，手术是如何做的呢？今天我们有幸邀请到了泌尿科医生来到我们的节目现场为大家讲解，欢迎。

泌尿科医生，您好，欢迎做客《健康之路》节目！刚才我们认识了一位患有肾盂癌的张大爷，现场的观众和我都有一些疑问，希望您能为我们带来专业的讲解。

泌尿科医生： 大家上午好，我是泌尿科医生。今天这位大爷，主因无痛性肉眼血尿1周伴腰背酸痛入院，血尿无明显诱因，自服云南白药胶囊后效果不明显，根据患者自述的症状初步诊断是肾盂癌。肾盂癌多见于中老年人，最常见的症状就是血尿，有70%~90%的患者早期最主要的症状为无痛性全程肉眼血尿，其次还有腰背疼痛、肾区肿块、尿道刺激征等；部分患者伴有全身症状，如消瘦、发热、贫血等，但明确诊断还需做其他相关检查。

主持人： 那需要做哪些检查能明确诊断呢？

泌尿科医生： 以下检查可以明确诊断：

（1）尿常规：可见红细胞，常合并尿路感染。

（2）彩超：肾窦中央回声分离或有肾盂积水、肾盂内现实性不规则回声。

（3）尿脱落细胞检查：在大容积尿标本中寻找脱落的癌细胞。

（4）静脉尿路造影（IVU）：了解肾盂、肾盏充盈、缺损、破坏及受压的情况。

（5）CT检查：显示病变密度、浸润范围及与周围器官的关系。

（6）MRI：在尿路造影和CT图像难以做出确切诊断时，可行MRI检查。

（7）膀胱镜检查：可发现单侧输尿管口喷血。

（8）输尿管镜检查：在肾盂癌的诊断中占有重要的地位，是诊断的金标准。

主持人： 泌尿科医生，明确诊断后该如何治疗呢？

泌尿科医生： 在讲解治疗之前，我先带领朋友们了解一下我们的肾脏。肾脏为成对的扁豆状器官，红褐色，位于腹膜后脊柱两旁浅窝中。长10~12cm、宽5~6cm、厚3~4cm、重120~150g；左肾较右肾稍大，肾纵轴上端向内、下端向外，因此两肾上极相距较近，下极较远，肾纵轴与脊柱所成角度为30°左右。肾脏一侧有一凹陷，叫做肾门，它是肾静脉、肾动脉出入肾脏及输尿管与肾脏连接的部位。肾静脉在前，动脉居中，肾盂在后；若以上下论则肾动脉在上，肾静脉在下。这些出入肾门的结构，被结缔组织包裹，合称肾蒂。由肾门凹向肾内，有一个较大的腔，称肾窦。肾窦由肾实质围成，窦内含有肾动脉、肾静脉、

PBL教学法

淋巴管、肾小盏、肾大盏、肾盂和脂肪组织等。

　　肾外缘为凸面，内缘为凹面，凹面中部为肾门，所有血管、神经及淋巴管均由此进入肾脏，肾盂则由此走出肾外。每个肾脏由100多万个肾单位组成。每个肾单位包括肾小球、肾小囊和肾小管三个部分，肾小球和肾小囊组成肾小体。

　　了解肾脏的解剖后，我们再谈一下如何治疗。肾盂癌的治疗以手术为主，高危患者为多发肾盂肿瘤伴同侧肾盂积水；肿瘤大于2cm；输尿管镜检病理提示高级别尿路上皮癌；影像学提示侵袭性改变者，应切除患肾及全段输尿管，包括输尿管开口处的部分膀胱，以防残留的输尿管内再次发生肿瘤，也就是我们今天这位患者需要实行的左半尿路切除手术（如图4-15-3），由于癌细胞的分化程度和基底的浸润范围差异较大，预后也有所不同。

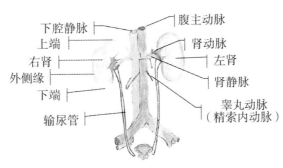

图 4-15-3　左半尿路切除范围示意图

主持人：听了泌尿科医生的讲解，我们对肾盂癌的症状、诊断、解剖及治疗措施有了初步的了解。现场的朋友有什么想要咨询的吗？

现场观众：医生您好，我的父亲1月前被诊断了肾盂癌，医生建议入院手术，您能多给我们讲解一下手术的过程吗？

主持人：想要了解手术是如何进行的，就让我们跟随他们一起开启手术室神秘之旅吧！

（灯光转于手术现场）

旁白：患者入手术间行术前常规护理操作，执行隐私保护及保暖护理流程；健侧髂前上棘粘贴减压贴预防压力性损伤；下肢保护性约束；建立外周静脉通路；手术安全核查无误，行全身麻醉，配合麻醉医生行气管插管；建立中心静脉通路；保护眼角膜；准备摆放手术体位。

巡回护士：麻醉医生，请问针对经腹腔镜半尿路切除术，术中我们应重点关注什么？

麻醉医生：今天的手术就麻醉方面的关注点主要为腹腔镜气腹对患者的影响，主要表现在高碳酸血症、迷走神经张力增加和心率失常三个方面。

　　1.气腹对血流动力学的影响：气腹可使心排量降低10%~30%，气腹压力低于10mmHg时，可压迫腹腔脏器使静脉回流量先短暂增加，随着腹内压进一步升高，下腔静脉受压，静脉回流受阻，血液潴留于下肢，每搏量和心脏指数明显降低。当气腹压力达15mmHg时周围血管阻力增高，左心室后负荷增加致使心肌耗氧量增高，有发生心肌缺血、心肌梗死或者充血性心力衰竭的潜在危险。另外，腹内压升高还可引起迷走神经反射使心率减慢。因此气腹压力不应超过20mmHg。还应该注意的是向腹腔快速充气时可引起心律失常甚至心脏停搏。

2.气腹对呼吸功能的影响：高CO_2刺激中枢神经系统，增加交感活性，引起心肌收缩力增加、心动过速和血压升高。

3.气腹对肾功能的影响：气腹可使尿量、肾血流减少，肾小球滤过率降至基础值的50%以下。因此要严格控制CO_2的流量及压力。年老体弱者应降低气腹的压力，并在手术过程中严密观察心率、血压的变化，严密观察尿量。

巡回护士： 好的，术中我会将气腹压力控制在12~14mmHg，需调高时我会及时告知您。

现在为患者摆放手术体位，手术体位由麻醉医生、手术医生和巡回护士共同摆放，协调一致。

摆放体位的用物准备：头圈、枕头数个、宽胶布、约束带两条、减压贴和足跟垫。

摆放体位的步骤如下：

①患者平卧于手术床，腰部对齐手术床腰桥处（如图4-15-4）。

②先将患者侧卧，健侧胸部距腋下一拳处垫胸垫；头部垫大枕、小枕、头圈，高度平下侧肩高，使颈椎处于水平位置（如图4-15-5）。

③双上肢分别用衬垫保护，上下两臂呈抱球样固定（如图4-15-6）。

④双下肢约45°自然屈曲，前后分开放置，保持两腿呈跑步时姿态状的屈曲位（如图4-15-7）。

⑤先取头高足低位，再将手术床背板折下，暴露腰桥处（如图4-15-8）。

⑥用约束带（必要时备宽胶布）进行固定（如图4-15-9）。

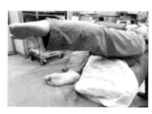 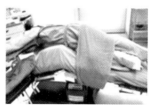 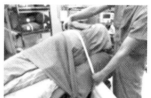

图4-15-4　患者平卧　　图4-15-5患者侧卧　　图4-15-6　抱球样固定

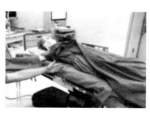 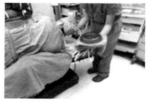 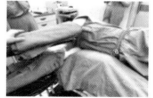

图4-15-7　双腿屈曲位　图4-15-8　头高足低位　图4-15-9　约束带固定

巡回护士： 患者体位摆放完毕，根据病变部位左右侧的不同，人员站位及仪器设备摆放位置也不相同（如图4-15-10）。

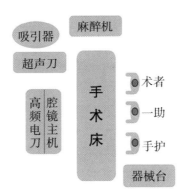

图 4-15-10　手术间布局图

洗手护士： 经腹腔镜左半尿路切除术需要准备的用物有：

1.骨科包两套，用于更换体位使用；开腹器械、肾特殊器械。

2.特殊用物准备：16Fr双腔尿管、8号手套、7号丝线、20ml注射器。

3.高值耗材：A5消融电极、戳孔线、血管夹、2-0号和1-0号可吸收线。

4.手术器械：腔镜器械、肾切除器械、超声刀和穿刺器（2个12mm、1个10mm），器械摆放如图4-15-11。摆台时，需用手套和尿管提前制作好球囊扩张器（如图4-15-12）。

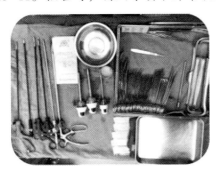
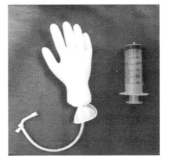

图 4-15-11　器械摆台　　　图 4-15-12　球囊扩张器

（灯光转于手术区域）

泌尿科医生： 我是今天的主刀医生，核对患者：张三，行腔镜下左半尿路切除术，术中预计出血量300ml，常规消毒铺单后手术开始。

1.建立手术通道（如图4-15-13）

（1）第一通道位于腋中线髂嵴上缘2cm处，钝性分离后放入球囊扩张器并逐渐注入800ml空气，撑开腹膜后间隙，建立腹膜后操作空间；放置12mm穿刺器并用皮针7号线固定穿刺器。

（2）第二通道位于腋后线肋缘下，置入12mm穿刺器。

（3）第三通道位于腋前线肋缘下，置入10mm穿刺器。

PBL
教
学
法

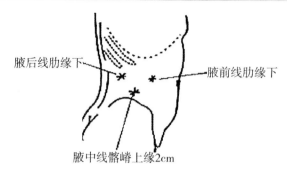

图 4-15-13　手术通道的建立

2.游离并夹闭输尿管：使用超声刀游离输尿管，血管夹夹闭近端。

洗手护士：为什么要先夹闭输尿管近端呢？

泌尿科医生：主要是为了防止在分离操作过程中癌栓脱落导致癌细胞扩散。

3.游离肾脏，显露肾蒂（如图4-15-14）：清理腹膜外脂肪，扩大腹膜后间隙，暴露肾周筋膜和腹膜反折。沿腹壁背侧肾周筋膜外向上分离，依次显露肾脏的背侧、上极、腹侧和下级，完整分离肾周围脂肪囊。沿肾下级内侧用超声刀切开肾周筋膜并向上扩大，以暴露肾蒂及输尿管。

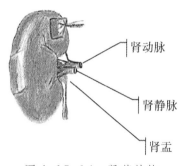

图 4-15-14　肾蒂结构

洗手护士：递超声刀、分离钳或吸引器。

泌尿科医生：分离过程中肾周静脉出血，请升高气腹压力到20mmHg。

巡回护士：好的，气腹压力调至20mmHg（同时告知麻醉医生）。为什么提高气腹压力可以起到止血的作用？

泌尿科医生：当较小的静脉出血时，适当提高气腹的压力，可以起到压迫止血的作用，明确出血位置后使用血管夹夹闭，恢复气腹压力。临床上，我们有时会遇到一种问题：术中止血非常彻底，为什么术后出血了？其中有一个原因就是气腹。虽然气腹的压力并不大，一般维持在12~15mmHg，但这一压力显著减少了腹腔脏器的血流灌注，特别是直径小于1mm的小静脉、微动脉。当气腹压力降低后，神秘的出血就出现了。

4.接下来结扎肾蒂：充分显露肾动脉、肾静脉，分别在肾动、静脉近心端夹两枚血管夹，远心端夹1枚血管夹，剪刀剪断。出血静脉已处理好，可以将气腹压力调回正常值。进行腹腔冲洗，请清点用物，准备结束手术。

洗手护士： 和巡回护士共同清点用物无误，撤去腹腔镜头及腔镜器械。将腹腔镜器械放置在无菌台妥善位置，防止滑落，更换体位前需用无菌单加盖保护，保持无菌器械台及器械不被污染。

巡回护士： 手术体位由折刀位更换为仰卧位时的流程：

1.双人清点用物无误。

2.洗手护士负责保护无菌器械台不被污染。

3.巡回护士负责将使用后的手术敷料撤除。

4.由巡回护士、麻醉医生和泌尿科医生共同将患者体位更换为仰卧位。

5.巡回护士及时添加台上用物，必须与洗手护士将台上用物再次清点无误后方可切皮。

泌尿科医生： 更换为平卧位的主要目的为膀胱袖状切除，取腹部正中切口，游离暴露膀胱。进行膀胱袖状切除，切除范围根据患者肿瘤情况而定。

巡回护士： 遵医嘱将尿管连接输液器，向膀胱内注入适量生理盐水，使膀胱充盈。止血、冲洗、放置引流管，清点无误后关闭切口。

（手术结束，所有人员回到《健康之路》节目现场）

（灯光转于访谈现场）

主持人： 亲爱的朋友们，欢迎大家再次回到节目现场，刚才大家跟随我们进行了一场神秘的手术室之旅，大家感觉如何？是不是对半尿路切除手术有了非常清晰、直观的了解？今天的护理查房即将结束，希望大家在今后的工作中谨记——

全体参与人员： 腰背痛后有玄机，休要轻视要看清；

血尿疼痛肿块轻，输尿镜检金标准；

手术治疗不可少，半尿切除是法宝；

肿瘤细胞勿脱落，无瘤技术很重要；

医护合作战病魔，患者健康放心窝。

访谈主持人： 感谢各位组员及两位医生的大力支持与配合，感谢各位护理同仁的参加，我们下期再见！

情景模拟式教学法

【护理查房目标考核】

1.肾盂癌半尿路切除术的手术范围？

答：肾盂癌的治疗以手术为主，高危患者为多发肾盂肿瘤伴同侧肾盂积水；肿瘤＞2cm；输尿管镜检病理提示高级别尿路上皮癌；影像学提示侵袭性改变者，应切除患肾及全段输尿管，包括患侧输尿管开口处的部分膀胱，以防残留的输尿管内再次发生肿瘤。

2.腹腔镜半尿路切除术中气腹的管理？

答：尽量缩短CO_2气腹持续时间，术中压力一般设定为12~14mmHg，流量＜5L/min，建议采用有气体加温功能的气腹机，降低肿瘤细胞的雾化状态，减少肿瘤种植和对各系统的影响。注意术中气腹压力一般≤4mmHg，但如果分离肾蒂过程中，肾周静脉出血时，可将气腹压力暂时调高到20mmHg，处理好出血后及时调回至正常气腹压力。

3.由折刀位更换为仰卧位时的流程？

答：①双人清点用物无误；②洗手护士负责保护无菌器械台不被污染；③巡回护士负责将使用后的手术敷料撤除；④由巡回护士、麻醉医生和泌尿科医生共同将患者体位更换为仰卧位；⑤巡回护士及时添加台上用物，必须与洗手护士将台上用物再次清点无误后方可切皮。

【护理查房回顾】

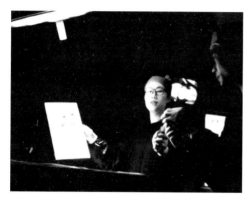

图 4-15-15 组员讲解护理配合要点

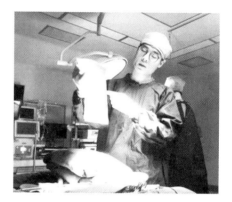

图 4-15-16 组员演示手术步骤

第十六节　经皮肾镜碎石取石术

查房目标

1.掌握膀胱截石位下放置输尿管导管的目的。

2.掌握建立自制冲洗系统（人工建立肾积水）装置的制作方法。

3.掌握经皮肾镜碎石取石术俯卧位摆放方法及注意事项。

4.了解经皮肾镜碎石取石的适应证。

内容重点

1.经皮肾镜碎石取石术的原理及优势。

2.手术体位的安置、特殊器械的摆放及使用方法。

3.手术重点步骤的巡回和洗手护理要点。

【专业组别】

泌尿外科专业组。

【查房类型】

临床业务型查房。

【教学查房方法】

PBL教学法、点拨教学法、情景模拟式教学法。

【参与人员】

泌尿外科专业组成员（下称"泌外专业组"）、泌尿外科医生（下称"泌外科医生"）、麻醉医生。

人员设置：

　　特邀主持人：泌外专业组组长。

访谈主持人：泌外专业组副组长。

巡回护士：泌外专业组成员1人。

洗手护士：泌外专业组成员1人。

【教学对象】

手术室N0、N1层级护士，护理实习生。

【教具使用】

教具名称：自制冲洗系统。

制作材料：16Fr或18Fr三腔气囊尿管、5Fr或6Fr输尿管导管、头皮针和输液贴膜。

制作用途：人工建立肾积水。

制作方法：1.将三腔尿管出液管卡子关闭；头皮针针头剪下，保留管路部分备用（如图4-16-1）。

2.将头皮针管路插入输尿管导管内，用输液贴膜间断固定（如图4-16-2）。

3.将2中的管路与三腔尿管并行，用输液贴膜间断固定；头皮针管路末端无菌盖帽保护（如图4-16-3）。

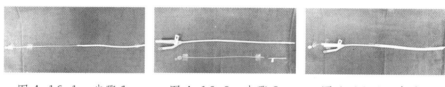

图 4-16-1　步骤 1　　　　图 4-16-2　步骤 2　　　　图 4-16-3　步骤 3

【方案设计】

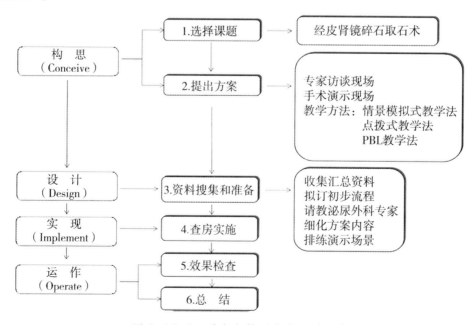

图 4-16-4　手术室护理查房活动程序

经皮所至，结石为开——经皮肾镜碎石取石术	
查房记录	方法

特邀主持人： 大家好，欢迎参加手术室护理查房，本次由泌尿外科专业组为大家带来"经皮所至，结石为开——经皮肾镜碎石取石术"的相关内容。谈到经皮肾，它虽然只有简短的三个字，但却是一个内涵很大的手术，今天邀请到泌外科医生和麻醉医生来到这里为我们答疑解惑。下面先听听患者的烦恼。

患者： 最近腰背部疼痛，晚上疼起来真是无法忍受，出一身汗，翻来覆去睡不着。有时尿不出来，有时尿出来是红色的，还有些恶心、没劲。我这是怎么了？

泌外科医生： 根据患者的临床表现，尿常规示：镜下血尿，可见较多的白细胞或结晶。X线和彩超检查确诊为肾结石。

主持人： 那请问肾结石该怎么治疗呢？

泌外科医生： 肾结石治疗要根据结石位置来确定。尿路结石分为两种，一种是上尿路结石，也就是肾和输尿管结石；一种是下尿路结石，包括膀胱和尿道结石。

　　1.上尿路结石有非手术治疗和手术治疗两种方式。非手术治疗适用于上尿路结石中结石直径<0.6cm、表面光滑、无尿路梗阻、无感染，纯尿酸或胱氨酸结石的患者。一般直径<0.4cm，表面光滑的结石可自行排出。手术治疗适用于上尿路结石患者，结石大小在0.6~2.5cm，肾功能正常者。根据结石位置可采取体外冲击波碎石（ESWL）、输尿管镜碎石取石术（RIRS）、经皮肾镜碎石取石术（PCNL）。

　　2.下尿路结石治疗方法。结石直径0.5~1cm、表面光滑、结石以下尿路无梗阻时可采用药物排石治疗1~2个月，若结石位于尿道舟状窝，可向尿道内注入无菌液体石蜡，将结石挤出尿道口或用血管钳经尿道口取出。当疼痛不能被药物缓解或保守治疗效果不佳时，应考虑采取外科治疗措施，常用的有经尿道膀胱结石碎石术、耻骨上膀胱切开取石术。

　　根据这位患者的检查结果可确定是肾盂结石（上尿路结石）>2cm，质地偏硬，因此选择手术治疗。

主持人： 那具体应选择什么手术方式呢？

泌外科医生： 上尿路结石的主要手术方法有经皮肾镜碎石取石术、体外冲击波碎石、输尿管镜碎石及腹腔镜切开取石。适用于这位患者的手术方式是经皮肾镜碎石取石术。

　　PCNL被比喻为"打洞取石"，是经腰背部用穿刺鞘做工作通道直达肾盏或肾盂，建立皮肤至肾脏的操作通道，在肾镜或输尿管镜直视下，借助取石或碎石器械达到去除结石的微创手术治疗方法。此术式安全可视，创口微小，取石彻底，并发症少。

　　除此之外，经皮肾镜还可用于肾盂压力测定，治疗上段尿路狭窄。

主持人： 我们先来复习一下肾脏和输尿管的相关解剖（详见本章第十五节）。在一台手术中，外科医生治病，麻醉医生保命，其是保障手术安全且顺利进行的前提，那么在这台手术中，对麻醉工作又提出了怎样的要求呢？有请麻醉医生分享。

PBL教学法

麻醉医生： 针对这类患者，首先是麻醉方式的选择，共有3种：

1.局部麻醉+基础麻醉：适用于颈椎有病变、凝血时间延长的患者。

2.椎管内麻醉：适用于手术时间短的患者。

3.气管插管全麻：目前最常用的麻醉方式。

本次查房患者采用气管插管全麻，在麻醉方面有以下几点需要注意：

1.采用抗压、抗折的加强型气管导管，防止体位改变后导管受压变形、堵塞等。

2.气管插管要固定牢固，深度要适当，因为俯卧位后气管插管多数会比仰卧位时深入一些，所以插管深度可以适当减浅，防止俯卧位后气管导管滑入一侧支气管。

3.在俯卧位通气前，评估体位改变可能对血流动力学造成的影响，并做好相应准备，如准备血管活性药物或抗心律失常药物等。

4.避免压力性损伤。转换俯卧位后，使患者头偏向一侧并用软枕和头圈保护，可以更加直观地观察患者呼吸管道情况，尤其是注意观察气管导管与舌头及口唇之间是否存在挤压、卷曲的情况。

5.俯卧位下确保呼吸道通畅和术中充分的氧供。术中体位的变动对患者的影响大，俯卧位使胸、腹部受压，膈肌抬高，中心静脉压升高，血压下降，气道压力增高，功能残气量增多，不利于肺内分流，可以适当调节机控呼吸参数来满足供氧需求。

6.通常俯卧位10min后眼压开始升高，2h升高1倍，青光眼患者需避免此体位。

主持人： 非常感谢麻醉医生如此全面的介绍，下面进入这台手术的主要环节，让我们更加详细地了解手术过程及配合，请进入场景一。

场景一　经尿道膀胱镜输尿管逆行插管术

巡回护士： 患者入手术间行术前常规护理操作。

洗手护士： 除常规物品准备外，需另备：腿套、16Fr/18Fr三腔气囊尿管、引流袋、20ml注射器、石蜡油棉球、输血器、输液贴、23号刀片、无菌盖帽。

腔镜用物：输尿管镜器械、5Fr/6Fr输尿管导管、亲水导丝、斑马导丝。

巡回护士： 主要关注的术前准备要点有：

1.麻醉后将患者摆成标准截石位，臀部垫隔水垫，防止冲洗液浸湿床单。

2.根据术者的站位，腔镜主机放于患者右侧，吊架放于患者左侧（固定位置）（如图4-16-5）。

3.术前健侧上肢建立静脉通路，头端放置头架。

4.手术安全核查无误，行全身麻醉，配合麻醉医生行气管插管，妥善固定牢固。

5.准备眼膜，自上而下粘贴于双眼，严密闭合，保护角膜。

点拨教学法

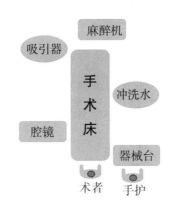

图 4-16-5　截石位时手术间布局图

手术步骤：

1.清点手术器械：仔细清点所需手术物品，检查手术器械有无损坏或配件缺失。

2.连接导光束及摄像头：将导光束连接于冷光源插口上，调节亮度至适中。将摄像头通过无菌保护套与台上膀胱镜的目镜连接，调节白平衡，检查调试摄像头的方向、对比度和焦距。

3.连接冲水管：注意保持有效的持续低压冲洗。一般将灌洗液与膀胱平面的高度调整为40~50cm。

4.放置输尿管导管：用奥布卡因凝胶充分涂抹膀胱镜鞘，同时部分注入尿道进行润滑，顺着尿道弧度轻柔地置入膀胱镜。用膀胱镜检查膀胱各壁、前列腺及后尿道，确定患侧输尿管开口的位置，从膀胱镜操作件插入孔放置输尿管导管至肾盂。

5.留置自制冲洗系统（三腔气囊导尿管和输尿管导管）：退出膀胱镜操作件，检查无损坏和无配件缺失后，清点手术器械和物品，再沿导丝逆行留置16Fr/18Fr三腔气囊导尿管，导尿管尾端与输尿管导管尾端做成自制冲洗系统（如图16-2），三腔导尿管末端连接3000ml生理盐水冲洗液和引流袋。

主持人：请问泌尿科医生，在进行碎石前特意放置一根这样的导管有什么作用呢？

泌外科医生：在截石位下进行输尿管置管，通过管路逆行向肾内注入生理盐水，人工制造肾积水，可以更清晰地显露肾脏的结构，为肾脏穿刺做准备。一般置入5Fr或6Fr的输尿管导管，在输尿管内形成梗阻性支架，防止在肾内碎石后，结石被水冲落掉入输尿管引起梗阻和嵌顿。必要时，还可在术中经输尿管插管注入造影剂，进行X线定位。

场景二　经皮肾镜钬激光碎石取石

旁白（主持人）：放置导管后由手术医生、麻醉医生和巡回护士共同将患者转运至平车上，之后变换为俯卧位。

洗手护士：常规用物：骨科包、手术衣、消毒用物、经皮肾镜器械、冲洗水泵管、加压袋。

一次性用物：脑科贴膜、4号丝线、皮针、孔贴、潘氏引流管、二甲硅油棉球、11号刀片、导管固定贴、纱布。

高值耗材：18Fr经皮肾穿刺套件、斑马导丝、亲水导丝、5Fr/6Fr输尿管导管套件。

巡回护士： 需要准备的体位用物有：头垫、薄枕、两个大枕头、1个圆枕、两个水囊、两条约束带。关注点：

1.将患者置于俯卧位，头偏向一侧，头下垫头圈和软枕。

2.双上肢呈功能位摆放于头部两侧，妥善保护，远心端低于近心端。

3.胸部（女性患者注意保护乳房）、耻骨联合（男性患者注意保护外生殖器）放置厚度相同的大枕头，将第12肋缘对准腰桥。

4.患侧肋缘下垫小薄枕/包布卷+防水垫，患侧与床缘平齐。

5.尿袋置于患侧，呈开放状态，下面接水桶。

6.膝关节下垫水囊，使用约束带约束。

7.踝部垫一圆枕，使足尖离开床面（如图4-16-6）。

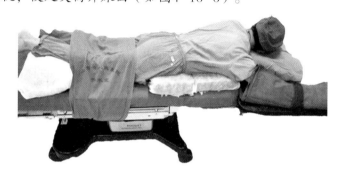

图4-16-6 体位摆放示意图

摆好体位后再进行仪器的摆放：钬激光放置于患侧，彩超机、腔镜主机、加压泵、吊架放置于健侧，另备37℃的1000ml生理盐水和加压袋（如图4-16-7）。

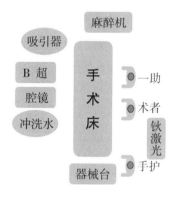

图4-16-7 俯卧位手术间布局图

手术步骤：

1.连接相关设备、正确设置参数：连接摄像系统、光源；将三腔气囊尿管尾端的3000ml生理盐水冲洗液连接加压泵，流量设置为250~350ml/min，压力设置为25~30kPa；连接钬激光系统，使用前检测光纤及保护镜；37℃的1000ml生理盐水装入加压袋连接在已置入的输尿管导管末端。

2.定位穿刺：用彩超定位后在患侧第12肋下缘或第11肋间与肩胛线至腋后线的交点上，

18号穿刺针经皮穿刺，进入肾盏后，拔出针芯，见尿液溢出后，将导丝经穿刺鞘送入后拔出穿刺鞘。

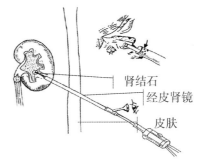

图4-16-8　经皮肾碎石取石

3.建立通道：11号刀在穿刺处皮肤切一小口，逐级使用筋膜扩张器进行通道扩张，沿扩张器将肾镜外鞘推入肾盏，后拔出扩张器，随导丝放入肾镜，寻找结石（如图4-16-8）。

4.碎石、取石：根据结石硬度选用合适的碎石系统并设置参数。一般钬激光频率调节为10~25Hz，单脉冲能量0.5~1J。

5.留置肾造瘘管：有两种方法。①使用T型把手更换肾镜外鞘，将肾盂球囊导管经T型把手插入肾盂内，最后将T型把手撕开取出，向肾盂球囊导管内注入2~3ml生理盐水，皮针4号线固定，连接引流袋；②在扩张管鞘内插入肾造瘘管，退出扩张管鞘，皮针4号线固定，连接引流袋，粘贴伤口敷贴。

巡回护士： 术中注意事项：

1.设置并调节加压泵压力和流量，保持液体灌注量与引流量之间的压力平衡。

2.掌握钬激光碎石系统的使用与碎石参数的设置。

3.输尿管导管连接1000ml生理盐水宜提前加热至37℃，避免低体温的发生。

旁白（主持人）： 手术医生、麻醉医生、洗手护士共同再次对患者进行三方核查，手术结束，转运患者。

主持人： 手术到此就结束了，希望通过今天的护理查房强化此项手术的相关护理配合，掌握重点突出的手术关注点，大家还有什么问题想请两位嘉宾医生解答呢？

答疑解惑

洗手护士： 您好，我想请教您，目前常用的碎石方式有哪些？

手术医生： 常用的碎石方式主要有3种。

1.钬激光碎石：通过激光发射泵把激光发射到光纤的末端，在生理盐水中瞬间产生爆裂和高温，从而爆破结石。

2.气压弹道碎石：最早使用的手段，类似于打桩机，在局部形成短沉的冲击把结石打碎。

3.超声碎石：类似超声刀，在超声探头的作用下碎石。

巡回护士： 俯卧位时尿袋为什么要处于开放状态？

手术医生： 在手术过程中要保持持续冲洗，目的是：①形成人工肾积水环境，利于术者避开血流区域，便于操作，使术野更清晰；②碎石后随水流及时排出碎小石块；③尿袋处于开放状态是避免膀胱过度充盈，保护膀胱。

主持人： 非常感谢泌外科医生的解答，本次护理查房到此结束，谢谢各位专业组成员的配合及两位嘉宾医生的参与，感谢大家。

【护理查房目标考核】

1.膀胱截石位下放置输尿管导管的目的是什么？

答：（1）便于在术中经输尿管插管逆行注入生理盐水，人工制造肾积水，便于肾脏穿刺。

（2）术中在需要时，经输尿管插管注入造影剂，进行X线定位。

（3）在输尿管内形成梗阻性支架，在碎石过程中防止碎石渣掉入输尿管引起梗阻和嵌顿。

2.如何自制冲洗系统（人工建立肾积水）装置？

答：制作前准备16Fr/18Fr三腔气囊尿管、5Fr/6Fr输尿管导管、头皮针和输液贴膜。

制作方法：（1）将三腔尿管出液管卡子关闭；头皮针针头剪下，保留管路部分备用。

（2）将头皮针管路插入输尿管导管内，用输液贴膜间断固定。

（3）将（2）的管路与三腔尿管并行，用输液贴膜间断固定；头皮针管路末端无菌盖帽保护。

3.经皮肾镜碎石取石术的适应证有哪些？

答：（1）广义上适用于所有不能排出的肾结石，但主要用于不适合体外冲击波碎石（ESWL）或体外冲击波碎石治疗效果不好的结石患者。

（2）铸型结石或多发结石可以先行PCNL，残余结石再行ESWL。

（3）开放手术取石术后残留结石，手术中可以留置肾造瘘管，术后经造瘘管进行取石碎石术。

（4）孤立肾、马蹄肾和移植肾结石。

（5）有症状的肾盏憩室内结石、基质结石和胱氨酸结石。

（6）第4腰椎水平以上的输尿管结石，梗阻时间长合并肾积水，ESWL和输尿管镜手术不成功者。

【护理查房回顾】

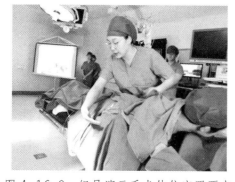

图4-16-9　组员演示手术体位安置要点

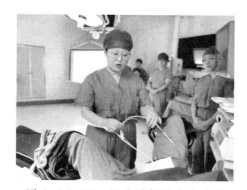

图4-16-10　组员讲解尿管的选择

第十七节　经腹腔镜腹会阴联合直肠癌根治术

查房目标

1.掌握经腹腔镜腹会阴联合直肠癌根治术巡回和洗手护理工作要点。

2.掌握直肠癌根治术的切除范围。

3.掌握直肠癌根治术的常见术式和造口类型。

4.熟悉直肠癌腔镜手术的麻醉关注点。

5.了解直肠癌围术期加速康复外科管理策略。

内容重点

1.直肠癌相关解剖知识。

2.直肠癌根治术常见术式及适应证。

3.常见造口类型及适应证。

4.经腹腔镜腹会阴联合直肠癌根治术护理问题及措施。

【专业组别】

结直肠科专业组。

【查房类型】

模拟演示型查房。

【教学查房方法】

情景模拟式教学法、互动式教学法、PBL教学法。

【参与人员】

结直肠科专业组成员、结直肠外科医生、麻醉医生、结直肠外科病区护士。

人员设置：

主持人：结直肠科专业组组长。

旁白：结直肠科专业组副组长。

洗手护士：结直肠科专业组成员1人。

巡回护士：结直肠科专业组成员1人。

情景剧演员：结直肠科专业组成员4人（扮演癌组织、息肉组织等）。

【教学对象】

手术室N0、N1层级护士，护理实习生。

【教具使用】

直肠解剖图谱展板、截石位腿架、细胞病理形态展示牌（如图4-17-1）。

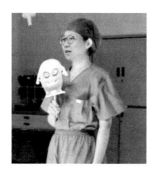

图 4-17-1　细胞病理形态展示牌

【方案设计】

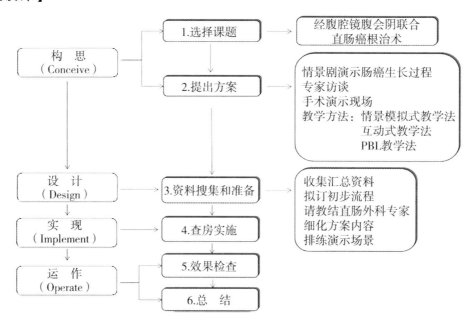

图 4-17-2　手术室护理查房活动程序

滚蛋吧，肿瘤君！——经腹腔镜腹会阴联合直肠癌根治术	
查房记录	方法
主持人： 大家好，欢迎来到手术室护理查房现场，今天结直肠专业组为大家带来经腹腔镜腹会阴直肠癌根治术护理查房。此次我们特别邀请了结直肠外科医生、麻醉科医生和结直肠病区护士长。此次查房开启了手术室围术期多学科联合护理查房的新模式。首先我们通过一个情景剧向大家展示肠癌的生长过程。 **（有关肠癌发展的情景剧）** **主持人：** 癌症，一听到耳朵里，无异于向平静的心波投入一颗深水炸弹。实际上，人体每天都会经历细胞分裂，每一次细胞分裂，都可能发生基因突变，当集齐了所有必要的突变后，癌变就成功了。因此，理论上，人只要活得够久，癌症就有可能找上门。但有一种癌症，主要还是人"作"出来的，它就是肠癌，被称为"世界上最冤枉的癌症"。肠癌患者也被称为"世界上最冤枉的癌症患者"。为什么这么说呢？今天，我们就来听听肠癌细胞怎么说吧。 **癌细胞（结直肠专业组成员）：** 大家好，我是一个生长在肠道内的癌细胞，这是我的家族，下面给大家讲讲我们的故事，故事要从一粒小小的息肉开始。 **息肉1（结直肠专业组成员）：** 曲曲折折的肠道内，各种肠道菌群和微生物都在这里共存，我也是肠道大本营中的一分子。不过，我是一枚息肉，与活跃的菌群不同，我性格有点孤僻，不喜欢活动，喜欢隐匿在肠道内兀自生长。认识我的朋友都说我腹黑，平时看着不起眼，但发起脾气来，却是直击要害。因为我的存在，给肠道埋了一颗定时炸弹。说白了，肠癌的罪魁祸首就是我。起初，我只有芝麻、绿豆大小，对人体威胁不大，偶尔发个脾气，如腹泻、腹痛或便秘什么的，也可以甩锅给"吃坏了肚子"，人们很难发觉这是我发出的警告。 **息肉2（结直肠专业组成员）：** 我们息肉与岁月共增长，随着人的年龄增长，到了中年肠息肉的发病率高达10%～30%。如果你有以下的情况，那你很容易受到我们的青睐，说不定我们已经悄悄潜伏在你的体内了。第一，有肠癌家族史的直系亲属；第二，大肠腺瘤治疗后的人群；第三，长期患有溃疡性结肠炎的患者；第四，有家族性腺瘤性息肉病（FAP）和遗传性非息肉病性结直肠癌（HNPCC）家族史的20岁以上直系亲属。我喜欢的主人通常会具备这样的生活习惯：喜欢油炸、高热量、高糖、高脂肪、重口味和腌制的食物，不爱吃蔬菜水果，喜欢吃红肉，常吃夜宵，不爱运动，拥有肥胖的体形，经常熬夜，还喜欢抽烟、饮酒。 **息肉3（结直肠专业组成员）：** 我们是如何与健康细胞斗争的呢？不得不说，人体的免疫系统大军还是非常厉害的，它们有着自己的组织体系。例如，抗原提呈细胞（APC）是侦察兵，它会找到我，并把我的位置告诉T细胞，T细胞在接收了APC的讯息之后，就会找到我，然后把我消灭掉。我当然打不过T细胞，但惹不起我还躲不起吗？慢慢我学会了伪	情景模拟式教学法

装，披上好人的外衣，这样T细胞就认不出我了。逃过免疫系统监管的我开始大肆繁殖，渐渐地就成了一个大大的肿瘤。总之，因为我的狡猾，我得以顺利成长，从小息肉长成大腺瘤，最终黑化成肠癌。不过，我的表面很容易出血，当人们发现大便带血或者强烈腹痛时，到医院检查，我的狐狸尾巴就藏不住了。我最怕结直肠镜，一根细细的管子配上高清镜头，就可以让我无处遁形。

息肉1（结直肠专业组成员）： 我不喜欢什么样的主人呢？是坚持体育锻炼，避免肥胖，健康膳食，增加粗纤维、新鲜水果摄入，避免高脂、高蛋白饮食，戒烟戒酒，避免对消化道长期毒性和炎性刺激的人群。大家可以根据自己的实际情况进行调整，保持良好的身心健康，把肠镜检查作为常规体检项目，我就会离你远远的（如图4-17-3）。

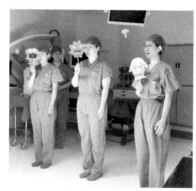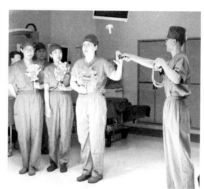

图4-17-3　有关肠癌发展的情景剧照

旁白： 据统计，90%以上的肠癌是由肠息肉演变而来的。肠息肉变成肠癌是一个复杂的过程，在各种致癌因素、致瘤因素的作用下，肠息肉逐渐增大，局部组织异常增生，形成肠癌。

主持人： 下面我们来看下这位患者的经历。

旁白： 患者，男，69岁。

【现病史】患者20余天前无明显诱因出现大便表面带血、鲜红色，无黏液、脓液，伴大便次数增多，最多2~3次/日，近期出现大便偶有带血，为暗红色，量不多，无全身乏力，今患者来我院进行诊治，经相关实验室检查诊断"直肠癌"收入我科。

【既往史】患者既往有高血压病病史，自服硝苯地平片，血压控制可。有糖尿病病史，用胰岛素控制血糖，平时控制尚可。否认"肝炎、结核"史，15年前有阑尾炎手术史，两年前有大隐静脉曲张手术史，有"头孢"类过敏史。

【相关检查及实验室指标】

直肠指检：肿瘤距肛缘3cm。

肠镜示：直肠病变，考虑直肠癌。

病理示：中分化直肠腺癌。

通过以上病例介绍，我们对患者的病情有了初步的了解，直肠癌是我国常见恶性肿瘤之一，发病率呈上升趋势，其根治术后5年生存率在50%以上。腹腔镜直肠癌根治术在全世界已获得较广泛的开展，是最成熟的手术方式之一。为更精准掌握腹腔镜下直肠癌根治术，下面我们共同复习一下与直肠有关的解剖知识，有请结直肠科医生为我们讲解。

结直肠科医生：

1.直肠这个名称对大多数人来说都不陌生，直肠位于盆腔后部，上平第3骶椎高度接乙状结肠，向下穿盆膈延续为肛管。成人的直肠平均长12cm，其下段肠腔明显膨大称直肠壶腹。直肠并不直，在矢状面上有两个弯曲，上部的弯曲与骶骨曲度一致，称骶曲，在下部绕尾骨尖的弯曲，称会阴曲。在冠状面直肠尚有左、右两侧的弯曲。在做直肠或乙状结肠镜检查时，应注意这些弯曲，缓慢推进，以免损伤肠壁。

2.直肠内面观：直肠腔内有黏膜和环行平滑肌形成的半月形横向皱襞，称直肠横襞，一般有三条：上直肠横襞位于乙状结肠与直肠交界附近的左侧壁，距肛门约12cm；中直肠横襞最大且恒定，居直肠右前壁，相当于腹膜返折线的高度，距肛门约9cm，此横襞具有定位意义；下直肠横襞多位于左侧壁，距肛门6cm（如图4-17-4）。

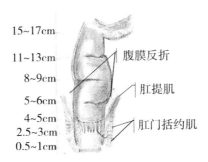

图4-17-4　直肠局部解剖

3.直肠血管、淋巴及神经：直肠动脉血管由直肠上动脉、直肠下动脉及骶正中动脉分布，彼此间有吻合。直肠上动脉为肠系膜上动脉的直接延续；行于乙状结肠网膜根内，经骶骨岬左前方下降至第3骶椎高度分为左、右两支，由直肠后面绕至两侧下行，分支前与乙状结肠动脉之间有吻合，分布于直肠。直肠下动脉多起自髂内动脉前干，经直肠侧韧带进入直肠下部，主要分布于直肠（图4-17-5）。

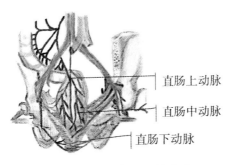

图4-17-5　直肠血管分布

直肠的淋巴多伴随相应的血管回流，直肠上部的淋巴管沿直肠上血管引流，向上注入肠系膜下淋巴结。直肠下部的淋巴管向两侧沿直肠下血管注入髂内淋巴结，部分淋巴管向后注入骶淋巴结，部分淋巴管穿过肛提肌至坐骨直肠窝。直肠与肛管的淋巴管通过吻合支彼此相通，淋巴道转移是直肠癌主要的扩散途径，手术要求彻底清除。直肠的神经为内脏神经分布，交感神经发自肠系膜下丛和盆丛；副交感神经发自盆内脏神经，经盆丛、直肠下丛沿直肠侧韧带分布于直肠。与排便反射有关的传入纤维，也由盆内脏神经传入。

旁白： 据我所知，直肠癌的术式有很多种，究竟什么情况下选择哪种术式呢？我们这位患者该选择什么术式呢？

结直肠科医生： 迄今为止，手术仍是直肠癌治疗的重要手段，下面介绍常用的三种手术方式：

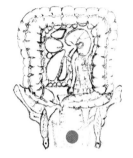 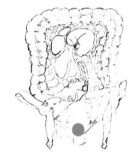 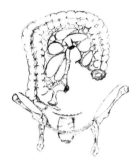

图 4-17-6　Miles 手术　　　图 4-17-7　Dixon 手术　　　图 4-17-8　Hartmann 手术

1.腹会阴联合直肠癌根治术（Miles手术）：Miles于1908年提出的直肠癌根治术，同时经腹部、会阴两个入路进行整块肿瘤切除和淋巴结清扫。会阴部需切除部分肛提肌、坐骨肛门窝内脂肪、肛管及肛门周围3~5cm的皮肤、皮下组织及全部肛门括约肌，于左下腹行永久性乙状结肠单腔造口（如图4-17-6）。

2.经腹直肠癌切除术（Dixon手术）：切除肿瘤后一期吻合、恢复肠管连续性，是目前应用最多的直肠癌根治术。根治原则要求远端切缘距癌肿下缘至少2cm，低位直肠癌至少1cm。只要肛门外括约肌和肛提肌未受累，保证环周切缘阴性的前提下，均可行结肠-直肠低位吻合术或结肠-肛管超低位吻合，其长期生存和无复发生存率不劣于Miles手术。低位直肠癌术后吻合口漏的发生率较高，推荐低位吻合或超低位吻合后行临时性回肠造口（如图4-17-7）。

3.经腹直肠癌切除、近端造口、远端封闭手术（Hartmann手术）：Hartmann早在1879年提出的直肠癌术式，切除肿瘤后近端结肠造口，远端残腔封闭。由于避免了肛门部操作，手术时间缩短，适用于全身一般情况差不能耐受Miles手术或不宜进行Dixon手术的直肠癌患者（如图4-17-8）。

主持人： 直肠癌术后患者怎样做造口呢？

结直肠科医生： 直肠癌术后造口的情况一般分为临时性的预防性回肠造口（如图4-17-9）和永久性的乙状结肠造口（如图4-17-10）。预防性造口一般在小肠末端距离回盲瓣10~15cm处做回肠造口，造口处位于右下腹。肠内容物通过造口排出，相当于把肠内容物不经过大肠直接从小肠末端的造口处排出，因为肠内容物的水分没有经过结肠吸收，此时排出的都是稀便。回肠造口排便次数较多，且没有规律。

互助式教学法

主持人： 什么情况下做预防性的回肠造口呢？

结直肠科医生： 一般是中低位直肠癌手术，尤其是术前做过放化疗的患者，结直肠吻合口愈合能力较差，患者术前肠道准备不好，肠道内有残存大便的话，如果术后短时间内大便经过吻合口，容易出现吻合口漏，继而出现盆腹腔感染，呈现发热、腹痛等症状，处理起来比较麻烦，患者也痛苦。一旦出现这种情况，往往需要再次手术，术中冲洗盆、腹腔内污染物，而做预防性回肠造口，临时改道，术后直肠吻合口就不会被大便污染，降低了吻合口瘘的风险。一般术后3~6月，将回肠造口还纳，恢复肠道连续性。

主持人： 什么情况下做乙状结肠造口呢？也就是永久性造口。

结直肠科医生： 直肠肿瘤位置低，为根治性手术切除肿瘤及转移淋巴结，切除肛门后需进行乙状结肠造口（永久性造口），也就是Miles手术，术后大便直接从造口处排出。

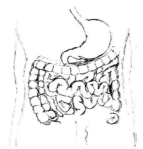 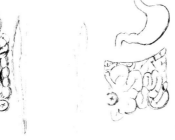

图 4-17-9 预防性造口　　图 4-17-10 永久性造口

这个造口不同于回肠造口，由于大便经过大部分结肠后，水分被吸收，排出的大便和正常经肛门排出一样，可以是成形大便。还有一种情况就是患者直肠或乙状结肠下段肿瘤巨大，导致完全性结肠梗阻，患者症状较重，不能行直肠肿瘤切除，先期行乙状结肠造口，缓解肠梗阻，待患者全身症状减轻后再考虑行肿瘤切除手术，就是所谓的分期手术。

主持人： 下面请麻醉医生讲解该手术的关注点。

麻醉科医生： 直肠癌采用传统开腹手术进行治疗时，在腹部位置做一长切口，患者在术后会出现相应的疼痛；而采用腹腔镜对患者进行治疗后，患者无严重的疲劳感，同时有助于患者术后病情的恢复，患者的内环境可趋于稳定状态，因而更容易被患者接受。然而在腹腔镜手术中，CO_2气腹会致使腹腔高压，产生CO_2吸收现象，进而引发高碳酸血症。除此之外，经腹腔镜结直肠癌根治术的手术体位同样可影响机体，对机体内环境的稳定状态产生影响。

1.对呼吸系统的影响

人工气腹会使腹内压（IAP）升高，IAP升高会使膈肌上抬而降低肺的顺应性，降低潮气量，从而提升了呼气末二氧化碳分压（$PETCO_2$）和动脉血二氧化碳分压（$PaCO_2$），由此能够说明CO_2气腹后会产生高碳酸血症，而引发原因为CO_2通过腹膜进行吸收及气腹压力导致膈肌上抬降低通气量等。气腹导致膈肌上抬降低通气量表现在头低位时较为明显，因而患者仰卧位，头低足高15°~30°后对通气功能产生的影响更为明显，使得患者体内的

CO_2出现蓄积现象。

2.对心血管系统的影响

患者在建立气腹后中心静脉压（CVP）会呈现上升趋势，肺内的分流量则有所增加，缓解下腔静脉受压回流，降低患者自身的心排血量，致使血压有所下降，进而加重了患者的心脏负荷。引发因素为CO_2气腹提升腹内压，吸收CO_2后可出现高碳酸血症，而病情的程度和气腹的持续时间存在一定的关系。曾有学者对腹腔镜及开腹手术患者的血流动力学予以分析，研究结果证实：一定量的CO_2气体进入腹腔中，会提升患者自身的中心静脉压、平均动脉压及肺毛细血管楔压等，但是食管中的内压及心脏充盈压并无显著升高现象。如患者的心功能处于正常范围，CO_2气腹后如腹内压在2kPa以下时，机体能够进行代偿，如果患者的心功能不全，心脏功能指数则会显著降低。

3.对脑流量的影响

CO_2具有强烈的弥散力，且腹膜吸收面积较大，CO_2通过腹膜及内脏吸收后，极易产生高碳酸血症，从而增加了血流量，使得颅内压呈现上升趋势。而曾有学者经研究后指出，CO_2气腹会对脑血流（CBF）产生影响，并且CO_2气腹可加强CBF，延长气腹的时间致使CBF的增加现象更为显著。

4.肝肾功能

腹内压（IAP）出现上升趋势后会对内脏血管产生压迫，增加了胃肠血管、肝血管及门静脉的阻力，致使内脏动脉产生收缩现象，从而避免提升内脏毛细血管床的压力，以此来防止体液外渗，内脏血流减少。此外IAP的上升及腹膜张力的增加均会对垂体加压素自身的释放进行刺激，致使腹腔血管出现收缩现象；CO_2气腹产生的高碳酸血症会提升患者的门静脉压力。而肝功能出现的损伤现象是因为肝脏产生缺血、缺氧现象，降低了肝细胞中的三磷酸腺苷（ATP）合成，使得细胞外Na离子进入细胞中，从而导致细胞生物膜及细胞骨骼、线粒体功能障碍造成肝细胞损伤。为此，如患者患有肾病或者肾功能不全，应慎重选择CO_2气腹，并对其肾功能予以保护。

主持人： 谢谢麻醉医生的精彩讲解。这次查房我们还请到了结直肠病区护士长，请她为我们讲解快速康复在结直肠患者围手术期的管理。

结直肠病区护士长： 感谢手术室护理团队的邀请，我就结直肠癌患者围术期的加速康复外科（ERAS）措施做一下分享：

1.术前宣教：告知患者围手术期的预防措施、ERAS相关措施、手术方式、麻醉方式、术后可能出现的情况和恢复时间，以尽量减轻患者的恐惧和焦虑，帮助患者顺利度过围手术期并减少术后并发症。

2.术前无须常规肠道准备：ERAS强调肠道准备简化，以维持原有的肠道微环境，利于术后肠道功能快速恢复，以早期进食。

3.术前禁食禁水：ERAS理念术前6h禁食、2h禁水，术前3h口服10%葡萄糖500ml。术前口服葡萄糖可降低术后胰岛素抵抗的发生率，减轻分解代谢，缩短住院时间。

4.预防性使用术前抗生素：结直肠手术患者建议在术前30~60min预防性使用抗生素，手术＞3h时再重复使用1次，术后预防性使用抗生素的时间应控制在24~48h。

5.导管的管理：

（1）胃肠减压管：在结直肠肿瘤手术中，ERAS理念主张未见明显症状，如腹胀、胃潴留和肠梗阻等时，术前不放置胃管，去除胃管刺激引起的反射性干咳、恶心、呕吐、胃出血、胃液排空导致低钠血症和低钾血症。

（2）导尿管：留置导尿管与术后感染之间的关系研究发现，留置导尿管超过2天可能引起医院感染，建议尽量减少留置导尿管的天数，尽早拔除。

6.术后镇痛：充分缓解围手术期手术疼痛也是快速康复计划的重要组成部分，是减轻患者手术应激反应的重要途径，可根据患者情况，选择性地给予镇静剂。

7.术后活动：术后早期在排除吻合口瘘等相关风险后，尽量拔除各种导管以缓解疼痛，鼓励患者早期活动。

8.术后饮食：结直肠癌术后早期肠内营养可促进胃肠蠕动、减少肠道菌群紊乱可能，促进胃肠功能和生理功能的恢复，有效管理术后恶心、呕吐和肠麻痹。术后1~2天，30~50ml/h温开水+肠外营养。术后3~5天流质饮食+肠外营养，术后5~8天半流质饮食+肠外营养，术后8~11天软食+部分肠内营养+部分肠外营养，术后12~14天软食+部分肠内营养。

旁白：感谢结直肠科护士长带来的有关ERAS知识的分享，该患者于今日行经腹腔镜腹会阴联合直肠癌根治术。

主持人：作为巡回护士，你认为该手术的巡回关注点是什么？

巡回护士：患者进入手术室前提前打开加温设备，腔镜和超声刀设备摆放合适并处于备用状态。患者进入手术室后平卧于手术床上，由于患者平卧的位置靠近床尾，术前可将手术床的头板部分提前取下，方便麻醉医生行气管插管和中心静脉穿刺等操作。下面着重演示体位的摆放。

（灯光转于手术现场）

1.经腹腔镜腹会阴联合直肠癌根治术的体位摆放：

（1）患者仰卧于手术台上，臀部略超出手术床一拳，臀下垫软枕。

（2）左下肢截石位腿架略高出手术床平面10cm，放硅胶垫保护，将患者左侧小腿肌肉丰厚处放于腿架上，衬垫包裹保护，约束带固定。

（3）右下肢放于腿架上，略低于左下肢，使髂前上棘和膝关节基本处于同一水平位，方便手术医生操作；衬垫包裹保护，使用约束带固定。

（4）双下肢腘窝下垫软垫保护，两大腿间夹角≤90°。

（5）右上肢并于体侧用中单固定，左上肢置于托手板外展，衬垫包裹并固定（如图4-17-11、图4-17-12）。

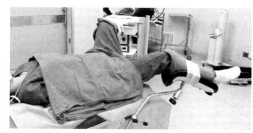 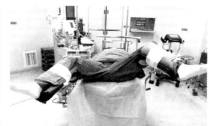

图 4-17-11 截石位侧面观　　　　　图 4-17-12 截石位正面观

体位摆放的注意事项:

（1）头部枕厚度3~4cm枕头可有效防止头低臀高位时头部充血。

（2）体位安置妥当后，用贴膜为患者保护眼角膜，使患者的双眼完全闭合。

（3）该手术术中需调整三次体位：①手术开始前患者右下肢低于左下肢；②手术开始建立气腹后调节手术床使其呈头低足高位，右倾15°~30°，便于小肠和大网膜利用重力作用向右上腹聚集，充分显露乙状结肠和直肠，便于术野的清晰暴露；③会阴部手术时，将双下肢抬高至标准截石位高度，方便手术医生进行会阴部操作。

（4）术中需经常观察患者头部、双腿、双上肢固定是否妥当，防止移位。

2.手术仪器摆放及人员站位（如图4-17-13）：麻醉医生站在患者头侧，时刻观察患者生命体征。术者、扶镜手及洗手护士站于患者右侧，第一助手站于患者左侧。腔镜仪器置于手术床左下方，超声刀置于手术床右上方。

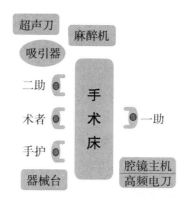

图 4-17-13 手术间布局图

巡回护士总结：

1.严格执行安全核查制度，评估患者基本情况。

2.建立静脉通道，保证液体、血液及麻醉药品输入通畅。

3.指导配合手术医生安置体位，注意受压部位皮肤保护，妥善约束。

4.保持负压吸引通畅。

5.与洗手护士共同清点器械及物品。

6.密切观察患者生命体征变化及手术进展情况，及时供应术中所需物品。

主持人：请洗手护士总结术中关注点。

洗手护士：今天的护理查房我主要从用物准备、手术步骤和无瘤技术这些方面给大家介绍。

1.用物准备：除常规准备手术用物外，另需准备：

（1）腔镜用物：腔镜器械、电子镜、气腹管、超声刀线、单极电勾线、保温杯和腹腔穿刺器等。

（2）高值耗材：A5消融电极、各种型号血管夹、各种型号可吸收线、荷包线、超声刀、吻合器、闭合器和钉仓。

（3）常规器械摆台（如图4-17-14）和腔镜器械摆台（如图4-17-15）。

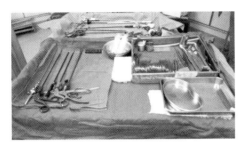 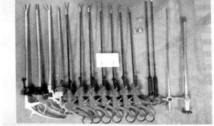

图4-17-14　常规器械摆台　　　　图4-17-15　腔镜器械摆台

2.手术步骤：

（1）建立5个腹腔穿刺孔：

①10mm穿刺器置于脐上3cm，置入30°镜头作为观察孔。

②取右髂前上棘连线右下腹直肌外侧放置12mm穿刺器为主操作孔。

③~⑤：脐旁左右腹直肌外侧缘、左下腹麦氏点分别放置2个5mm、1个10mm穿刺器为辅助操作孔和助手操作孔（如图4-17-16）。

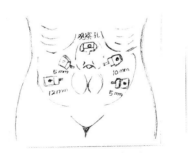

图4-17-16　建立操作孔

（2）探查盆腹腔：人工气腹压力维持在12~14mmHg，按照由远及近的原则循序探查，最后探查病灶。

（3）游离血管、切断肠管周围组织：调整手术床头低足高、右倾15°~30°后，游离直肠和乙状结肠。递无损伤钳、肠钳夹持肠管、系膜，递超声刀分离切断肠系膜下动、静脉；递血管夹，夹闭血管近端、远端，递超声刀，切断血管；游离直肠周围，显露骶前平面，打开腹膜反折，切断双侧直肠侧韧带；游离直肠至肿瘤下缘5cm，递直线型切割吻合器切断近端肠管。

（4）会阴部操作：调整患者体位为标准截石位，即双下肢抬高使大腿与小腿呈90°，大腿与躯干呈90°，充分暴露术野。建立会阴部操作台，上备弯钳4把、艾利斯两把、针持1把、剪刀1把、大皮针和大圆针各1个，以及4号丝线、7号丝线，操作台上的物品不得与无菌器械台混淆使用。缝闭肛门后梭形切除，离断盆底肌，切除直肠。

（5）左下腹做乙状结肠残端永久性造口。

3.无瘤技术：无瘤技术对于术中减少恶性肿瘤局部复发和远处转移有积极意义，无瘤意识应贯穿于肿瘤诊治全过程。

（1）洗手护士提前15min上台整理器械，划分出"隔离区"。

（2）术野中取出的纱布均放在隔离区内。

（3）及时清理腔镜器械和超声刀上的焦痂。

（4）手术医生切下的肿瘤标本及淋巴结，洗手护士不能用手直接接触，使用弯钳夹取放置弯盘中，及时装进标本袋内。

（5）取出标本时采用切口保护器、纱布垫隔离标本，防止取标本时沾染癌细胞污染切口。对于微小的标本如淋巴结等可用指套取出，标本取出后注意检查标本袋的完整性。

（6）使用固定器械整理、清点隔离区敷料，该器械不能清点无瘤区物品。

（7）手术结束时先通过穿刺器放尽余气后再拔除，以防从切口及腹壁穿刺孔放气体引起"烟囱效应"，避免肿瘤细胞在腹壁切口的种植。

洗手护士总结：

1.严格执行无菌原则。

2.器械清点，物品齐全。

3.仔细检查并正确安装腔镜器械，确保器械的完整性。

4.熟练掌握手术步骤，熟悉手术医生习惯，正确、主动、敏捷地传递术者所需器械，及时清除器械内的血渍或嵌入的组织碎片等杂物。

5.注意无菌、无瘤操作，将术中取下的标本、淋巴结等分开妥善保管。

6.与手术医生核对好术中所需的切割闭合器和吻合器类型，提前备用，核对型号无误后再使用。

主持人： 通过此次查房，现将重点总结如下（见图4-17-17）。

感谢大家带来精彩的讲解，今天的护理查房到此结束。手术室首次进行多学科联合查房，有助于为患者整个围术期制订个性化护理计划，提供更专业的护理措施，帮助患者更快地度过艰难时期，早日康复。护理工作任重而道远，我们将继续努力前行。

情景模拟式教学法

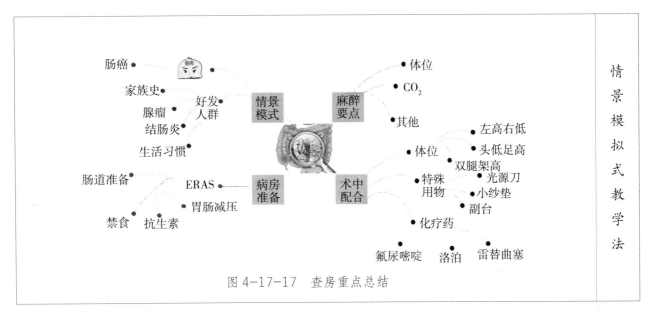

图 4-17-17　查房重点总结

【护理查房目标考核】

1.直肠癌手术的分型有哪些？

答：直肠癌手术分三型：

（1）腹会阴联合直肠癌根治术（Miles手术）：是Miles于1908年提出的直肠癌根治术，同时经腹部、会阴两个入路进行整块肿瘤切除和淋巴结清扫。会阴部需切除部分肛提肌、坐骨肛门窝内脂肪、肛管及肛门周围3~5cm的皮肤、皮下组织及全部肛门括约肌，于左下腹行永久性乙状结肠单腔造口。

（2）经腹直肠癌切除术（Dixon手术）：切除肿瘤后一期吻合、恢复肠管连续性，是目前应用最多的直肠癌根治术。根治原则要求远端切缘距癌肿下缘至少2cm，只要肛门外括约肌和肛提肌未受累，保证环周切缘阴性的前提下，均可行结肠-直肠低位吻合术或结肠-肛管超低位吻合。

（3）经腹直肠癌切除、近端造口、远端封闭手术（Hartmann手术）：Hartmann早在1879年提出的直肠癌术式，切除肿瘤后近端结肠造口，远端残腔封闭。由于避免了肛门部操作，手术时间缩短，适用于全身一般情况差不能耐受Miles手术或不宜进行Dixon手术的直肠癌患者。

2.经腹腔镜腹会阴直肠癌根治术体位摆放方法如何？术中需如何进行体位调整？

答：经腹腔镜腹会阴联合直肠癌根治术的体位摆放方法为：

（1）患者仰卧于手术台上，臀部略超出手术床一拳，臀下垫软枕。

（2）左下肢截石位腿架略高出手术床平面10cm，放硅胶垫保护，将患者左侧小腿肌肉丰厚处放于腿架上，衬垫包裹保护，使用约束带固定。

（3）右下肢放于腿架上，略低于左下肢，使髂前上棘和膝关节基本处于同一水平位，方便手术医生操作；衬垫包裹保护，使用约束带固定。

（4）双下肢腘窝下垫软垫保护，两大腿间夹角≤90°。

（5）右上肢并于体侧用中单固定，左上肢置于托手板外展，衬垫包裹并固定。

此手术中需调整三次体位：

（1）手术开始前患者右下肢低于左下肢。

（2）手术开始建立气腹后调节手术床使其成头低足高位，右倾15°~30°，便于小肠和大网膜利用重力作用向右上腹聚集，充分显露乙状结肠和直肠，便于术野的清晰暴露。

（3）会阴部手术时，将双下肢抬高同标准截石位，方便手术医生进行会阴部操作。

3.简述ERAS围术期的措施有哪些？

答：ERAS的围术期措施包括：

（1）术前宣教：告知患者围手术期的预防措施、ERAS相关措施、手术方式、麻醉方式、术后可能出现的情况和恢复时间，以尽量减轻患者的恐惧和焦虑，使患者顺利度过围手术期并减少术后并发症。

（2）术前无须常规肠道准备：ERAS强调肠道准备简化，以维持原有的肠道微环境，利于术后肠道功能快速恢复，以早期进食。

（3）术前禁食禁水：ERAS理念术前6h禁食、2h禁水，术前3h口服10%葡萄糖500ml。术前口服葡萄糖可降低术后胰岛素抵抗的发生率，减轻分解代谢，缩短住院时间。

（4）预防性使用术前抗生素：结直肠手术患者建议在术前30~60min预防性使用抗生素，手术>3h时再重复使用1次，术后预防性使用抗生素的时间应控制在24~48h。

（5）导管的管理：

①胃肠减压管：在结直肠肿瘤手术中，ERAS理念主张未见明显症状，如腹胀、胃潴留和肠梗阻等时，术前不放置胃管，去除胃管刺激引起的反射性干咳、恶心、呕吐、胃出血、胃液排空导致低钠血症和低钾血症。

②导尿管：留置导尿管与术后感染之间的关系研究发现，留置导尿管超过2天可能引起医院感染，建议尽量减少留置导尿管的天数，尽早拔除。

（6）术后镇痛：充分缓解围手术期手术疼痛也是快速康复计划的重要组成部分，是减轻患者手术应激反应的重要途径，可根据患者情况，选择性地给予镇静剂。

（7）术后活动：术后早期在排除吻合口漏等相关风险后，尽量拔除各种导管以缓解疼痛，鼓励患者早期活动。

（8）术后饮食：结直肠癌术后早期肠内营养可促进胃肠蠕动、减少肠道菌群紊乱可能，促进胃肠功能和生理功能的恢复，有效管理术后恶心、呕吐和肠麻痹。术后1~2天，30~50ml/h温开水+肠外营养，术后3-5天流质饮食+肠外营养，术后5~8天半流质饮食+肠外营养，术后8~11天软食+部分肠内营养+部分肠外营养，术后12~14天软食+部分肠内营养。

【护理查房回顾】

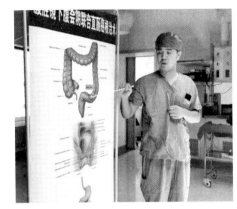 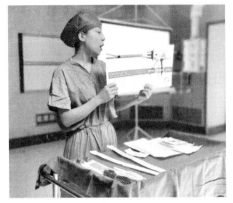

图 4-17-18　特邀医生讲解肿瘤病因病理　　图 4-17-19　组员讲解手术器械的使用方法

第十八节　吻合器痔上黏膜环切术

 查房目标

1.掌握痔的手术方式与护理配合。

2.熟悉痔的诊断分型、症状和治疗等的相关知识。

3.了解痔的预防。

内容重点

1.痔的病因、分类、临床表现、手术方式。

2.俯卧折刀位的摆放。

3.PPH手术的护理配合。

【专业组别】

结直肠科专业组。

【查房类型】

临床教学查房。

【教学查房方法】

PBL教学法、情景模拟式教学法、点拨教学法。

【参与人员】

结直肠科专业组成员、结直肠外科医生、麻醉医生。

人员设置：

　　特邀主持人：结直肠科专业组组长。

　　访谈主持人：结直肠科专业组副组长。

　　访谈记者：结直肠科专业组成员1人。

洗手护士：结直肠科专业组成员1人。

巡回护士：结直肠科专业组成员1人。

【教学对象】

手术室N0、N1层级护士，护理实习生。

【教具使用】

套扎枪模具，肛肠吻合器模具。

【方案设计】

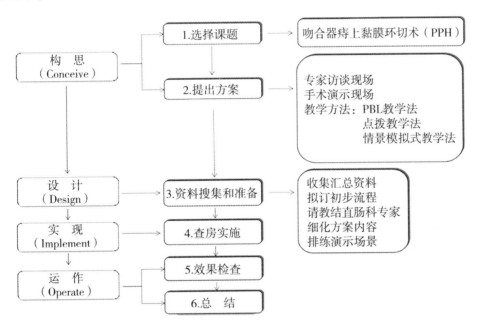

图4-18-1　手术室护理查房活动程序

专心致"痔"——吻合器痔上黏膜环切术（PPH）	
查房记录	方法
特邀主持人： 大家好，欢迎收看手术室护理查房专辑，我是结直肠专业组组长，本次由我们结直肠专业组为大家带来《专心致"痔"——吻合器痔上黏膜环切术（PPH）》。俗话说"十人九痔"，可以看出痔的发病率非常高，大部分人没有治疗，忽视了它，其实它会引起多种疾病，比如说贫血，甚至会掩盖直肠癌的症状。那么痔到底是怎么回事呢？接下来进入《"痔"说无妨》的节目现场。 **场景一　直播《"痔"说无妨》节目** **访谈主持人：** 专家来了！健康来了！这里是省医电视台每周与您相约的健康养生节目。说起痔疮大多数人避而不谈，今天就请大家和我们敞开心扉，"痔"说无妨。今天有幸邀请到了两位专家，分别是结直肠科医生和麻醉科医生，有请两位专家。	PBL教学法

访谈主持人：两位专家好，痔的发病率非常高，到底是什么原因导致的呢？

结直肠科医生：痔发生的因素有很多，主要与遗传、饮食及生活习惯、便秘、饮酒、久坐、久蹲、怀孕及一些疾病因素有关，痔的病因目前有两种学说：静脉曲张学说和肛垫下移学说。静脉曲张学说认为痔是直肠下端或肛管末梢静脉发生迂曲、扩张而形成的隆起静脉团；而近代医学研究以肛垫学说为主，即痔是指肛管上部正常肛垫病理性肥大。肛垫包括直肠黏膜和黏膜下血管、肛管皮肤和肛管皮下血管，以及纤维结缔组织。肛垫是人体的正常组织，只有当肛垫过度增生，出现症状时，才被认为是一种病理状态，即所谓的"痔"。

访谈主持人：大家都知道痔的分类有内痔、外痔和混合痔，它们的临床表现有哪些呢？

肛肠科医生：在临床上，痔疮分为内痔、外痔和混合痔。

1.内痔：是齿状线以上的肛垫下移或者说是血管迂曲，典型的症状就是便血、肛门内包块反复脱出，便血基本上为大便表面有血或者便后的滴血，或者便后手纸上有血，而且便血不伴有明显的疼痛。

内痔根据轻重的程度可分为四期：

Ⅰ期：便时出血，无内痔脱出，便后出血自行停止。

Ⅱ期：便时出血伴内痔脱出，便后可自行回纳。

Ⅲ期：便时出血伴内痔脱出，需手助回纳。

Ⅳ期：内痔永久脱出，无法回纳。

2.外痔：是齿状线远侧血管迂曲引起，典型的症状就是肛门口包块，并且引起瘙痒、潮湿、肿胀、疼痛，并且有异物感。

3.混合痔：是相同部位的内痔和外痔相互融合，临床症状既有内痔的临床表现，也有外痔的临床表现。

访谈主持人：有的人便血，以为是痔疮，不去治疗，再去看病时已经是直肠癌晚期，如何分辨痔疮和直肠癌呢？

结直肠科医生：第一，观察便血的情况和颜色：痔疮出血是由于大便擦破痔核导致的，一般是大便后滴下来或喷射出来，血液不会与大便混合在一起，颜色呈鲜红色。直肠癌出血一般呈暗红色，血液会与大便混合在一起，并常常伴有黏液和脓液，有时候还可在大便中看见脱落的肿瘤组织。

第二，观察排便情况：直肠癌患者在早期就会出现排便困难，以及排出的大便变细的症状，而且还会有腹部膨胀、阵发性腹痛等症状，上述症状一旦出现往往呈加重的趋势。痔疮患者一般不会出现排便困难、排出的大便变细等症状，只是有时因排便疼痛而不愿意解大便。

第三，直肠指诊和直肠镜检查：用手指戴上指套伸入肛门内检查是一种行之有效的方法，因为大部分痔疮和直肠癌都发生于手指可以触及的部位。如果手指触到肛门内部有一些凸起的小粒则为痔疮。如果感到肠内有菜花状硬块或边缘隆起、中央凹陷的溃疡，并发现肠腔狭窄得仅能容纳一根手指，检查后指套上沾有血液、脓液和黏液的，很有可能是直肠癌。

情景模拟式教学法

访谈主持人： 痔手术有哪些手术方式呢？

结直肠科医生： 主要有以下几种：

　　1.痔外剥内扎：最经典的手术方式，传承最久，适用于混合痔。

　　2.内痔硬化剂注射治疗：适用于Ⅰ期、Ⅱ期出血性内痔。

　　3.内痔套扎术：主要适用于Ⅱ期、Ⅲ期的内痔。

　　4.PPH（痔上黏膜环切术）：适用于严重Ⅲ期、Ⅳ期的内痔及以内痔为主的混合痔，尤其是环形痔还有直肠黏膜脱垂。

　　5.TST（选择性痔上黏膜环切术）：PPH的改良术式，适用于Ⅲ期以上的混合痔，可以选择性地切除痔。

访谈主持人： 说到做手术，人们都比较畏惧，怕疼。采用什么样的麻醉方式能解决疼痛的问题呢？有请麻醉医生为我们讲解。

麻醉科医生： 痔手术麻醉最终达到的效果是：第一，肛门括约肌松弛，利于医生做手术；第二，无痛、减少手术中的牵拉感。麻醉方式选择等比重腰硬联合麻醉，即盐酸罗哌卡因注射液1ml加等容量脑脊液稀释再注入1.5ml，就能达到很好的无痛效果。

　　腰硬联合麻醉是腰麻和硬膜外麻醉两种麻醉技术联合使用，属于椎管内麻醉，也就是我们常说的半身麻醉。按照局部麻醉药液的比重与脑脊液比重的差别，可将局部麻醉药液配成轻比重、等比重和重比重液。

　　轻比重是用灭菌注射用水将局部麻醉药稀释，等比重是添加0.9%氯化钠注射液或者脑脊液配制，重比重是添加5%~10%的葡萄糖注射液配制。

　　比重是影响局部麻醉药在蛛网膜下腔扩散的主要原因。药液注射时，促使重比重液沿脊柱生理弯曲向胸椎扩散，平面较广，但重比重液易使麻醉平面过高，导致患者血流动力学变化较大及运动阻滞程度较重，患者常出现恶心、头晕、下肢不适等。等比重液虽扩散慢，范围较窄，但血液动力学趋于稳定，运动阻滞恢复较快，低血压、恶心、尿潴留发生率低，采用这种麻醉方式，95%的患者术后都会自行排尿，不需留置尿管。罗哌卡因注射液和布比卡因注射液根据临床实验效果比较发现，使用罗哌卡因麻醉时循环稳定，肛周肌肉松弛、感觉舒适、不良反应少，手术医生更满意。所以，罗哌卡因注射液等比重腰硬联合麻醉是肛肠手术安全可靠的选择。

访谈主持人： 非常感谢两位医生，通过这次访谈，我们对痔有了更加广泛的认识，还掌握了麻醉关注点。现在我们连线到第二现场，跟随我们记者到手术室，来看看我们专家是如何让"痔"遇难而退的。

场景二　手术室

访谈记者： 大家好，我在结直肠外科区手术室，这里主要以结直肠手术为主，现在我们一起去看一看痔的手术现场，下面有请结直肠科专业组护士。

巡回护士： 大家好，今天我们主要给大家演示痔切除的其中一种术式——PPH术。

访谈记者： PPH手术需要准备哪些用物？

点拨教学法

洗手护士： 物品准备除常规用物外，特殊物品准备有：A2消融电极、2-0聚丙烯线、3-0可吸收线。

访谈记者： 手术要求摆什么体位呢？

巡回护士： 痔切除手术可以选择3种体位，分别是左侧卧位（如图4-18-2）、截石位（如图4-18-3）和俯卧折刀位（如图4-18-4）。手术体位的选择要根据患者的病情和手术方式来定，一般传统术式的痔外剥内扎采取左侧卧位，患者容易接受，同时满足手术医生的操作需要；当做PPH时需要摆放截石位或俯卧折刀位。

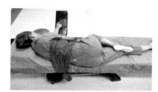 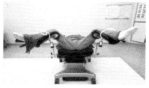 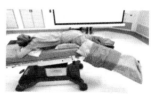

图4-18-2　左侧卧位　　　　图4-18-3　截石位　　　　图4-18-4　俯卧折刀位

访谈记者： 哪种体位是做PPH最佳的手术体位呢？

巡回护士： 我们对截石位和俯卧折刀位进行了对比：俯卧折刀位摆放时间短于截石位，治疗满意率高于截石位，术后不良反应低于截石位，术中血压、心率、血氧饱和度指标比较，无明显差异。所以，患者俯卧折刀位的应用效果优于截石位。从术野暴露、术者操作、患者感受上讲，俯卧折刀位是最佳体位。

访谈记者： 那俯卧折刀位是如何摆放的？

巡回护士： 手术体位摆放要由巡回护士、手术医生和麻醉医生共同完成。

需要准备的用物有：软枕3个、约束带两条、足跟垫两个、医用宽胶布两条（约5cm×40cm）。

1.麻醉后，协助患者俯卧于手术床上，耻骨平手术床中下1/3处，胸部垫一软枕，下腹部垫一软枕，头下垫软枕偏向一侧，双上肢屈曲放在头两侧，两腿分别放在两侧腿板上，并分开向下15°垂落，两腿板之间夹角在50°~60°，膝关节下放减压垫保护并使用约束带固定。

2.根据手术医生的要求将手术床整体升高到合适高度，然后将头部位置调低，与水平面之间的夹角在10°~15°，摆放为头低、脚低、臀高人形折刀位，最后用宽胶布一端粘于患者肛门周围皮肤，另一端牵拉到手术床床缘并粘紧，充分暴露术野。

3.特别注意男性患者要检查阴囊有无受压，术中患者处于清醒状态，应给予一定心理安抚，消除患者紧张情绪，同时要嘱咐患者不要触碰床缘金属部分，防止电灼伤。

访谈记者： 那么做PPH术会用到哪些特殊器械呢？我们来看一下现场演示。

洗手护士： 这是一次性使用肛门吻合器（现场实物展示），做PPH手术使用。

首先，我们了解下PPH术的治疗原理：

1."断流"：切断位于黏膜下层来自直肠上动脉的血供，使术后痔核趋于变小并萎缩。

2."悬吊"：齿状线上环形切除直肠黏膜和黏膜下层，向上悬吊脱垂的内痔，使其不再脱垂。

3."减体积"：切除病理性肥大肛垫的上半部分，此操作对肛门功能的影响不大。

具体操作方法如下：

1.先进行扩肛，容纳三指1~2min，用3把艾利斯钳在3、7、11点位置三点夹持肛缘皮肤，放入肛管扩张器，取出内芯，因器械是透明的，所以可以看到齿状线。

2.根据黏膜内脱垂情况，于齿线上方3.0~3.5cm脱垂黏膜明显处用2-0聚丙烯线在3点位置缝1个荷包，深达黏膜下，女性患者注意保护阴道后壁。并于对侧9点处缝1根10号丝线做牵引。

3.将PPH吻合器张开到最大限度，经肛门扩张器将其头端插入到荷包缝合线的上方，收紧缝线并打结。

4.用配套的持线器经痔吻合器侧孔将缝线拉出，向手柄方向用力牵引结扎线，使被缝合结扎的黏膜及黏膜下组织进入吻合器套管内，注意两线均匀牵引，并观察黏膜牵入情况。

5.收紧吻合器并击发，同时完成内痔上方黏膜及黏膜下层组织的切除和缝合。吻合器击发后，保持其在关闭状态约30s。

6.将吻合器完全旋开，轻轻拔出，认真检查吻合口部位是否有出血，对于活动性出血，局部用1号丝线缝合止血。术后通过肛镜检查吻合环。

PPH手术的优点是：肛垫不切除、不破坏，术后精细的控便能力不受影响；术后没有明显的疼痛，住院时间短，恢复工作和正常生活较早；皮肤无创面，患者满意度高；并发症少（如图4-18-5）。

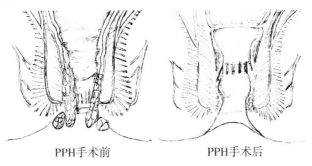

PPH手术前　　　　　　PPH手术后

图4-18-5　PPH手术效果图

访谈记者： 术后怎样止疼？能维持多长时间？

洗手护士： 术后可以配制两种麻药止疼：

1.2%盐酸利多卡因注射液5ml+盐酸罗哌卡因注射液3ml+亚甲蓝注射液2ml+0.9%氯化钠注射液10ml混合配制，在有创面的皮下做浸润注射，止痛效果可长达7~20天。

2.复方盐酸利多卡因注射液，主要成分有利多卡因和薄荷脑。止疼时间可维持7~10天。薄荷脑是一种中成药，相对比较安全，不良反应较小，术后创面小可以选择它。

大家可能会质疑第一种止疼药怎么会有这么长时间的止痛效果呢？因为亚甲蓝起到了绝对的作用。它不仅是一种染色剂，还作为长效止痛剂用于肛门手术后止痛。亚甲蓝具有可逆的神经毒性，与神经组织有很强的亲和力，当作用在神经末梢时，会损害末梢神经髓质产生止痛效果，新生的髓质需要15~30天的修复，感觉才能逐渐恢复。当注射亚甲蓝浓度过高或注射过深时，轻者会引起稀便失控，重者则局部组织坏死，所以要正确掌握它的用法。

情景模拟式教学法

访谈记者：痔的发病率那么高，在生活中我们应如何预防呢？

结直肠外科医生：在生活中一定要加强锻炼，注意保持健康的生活方式。

1.加强锻炼：体育锻炼有益于加速血液循环，改善盆腔充血，促进胃肠蠕动，防止便秘。另一方面可以有意识地向上收缩肛门，早晚各1次，每次做30次，锻炼肛门括约肌。

2.合理调配饮食：避免过于精细，可多食蔬菜、瓜果、豆类等含维生素和纤维素较多的粗粮食品，多饮水，使大便保持润滑、通畅；少吃辛辣刺激性的食物，如辣椒、大蒜、大葱和芥末等。

3.戒除排便时的不良习惯：久忍大便可以抑制生理反射，逐渐可引起习惯性便秘；排便时蹲厕时间过长，或看报纸或过分用力，都是不良的排便习惯，应予纠正。

4.定时排便：健康人直肠内通常没有大便，随晨间起床引起的直立反射，早餐引起的胃、结肠反射，使结肠可产生强烈的"集团蠕动"，将大便推入直肠，直肠内大便蓄积到一定量，便产生便意。所以最好能养成每天早晨定时排便的习惯，这对预防痔疮的发生，有着极其重要的作用。

5.保持肛门周围清洁：肛门、直肠、乙状结肠是贮存和排泄大便的地方，大便中含有许多细菌，肛门周围很容易受到这些细菌的污染，诱发肛门周围汗腺、皮脂腺感染而生疮疖、脓肿。女性阴道与肛门相邻，阴道分泌物较多，可刺激肛门皮肤，诱发痔疮。因此，应经常保持肛门周围的清洁，勤换内裤，可起到预防痔疮的作用。

6.注意孕期保健：妊娠后腹压增高，下腔静脉受膨大的子宫压迫，直接影响痔静脉的回流，容易诱发痔疮。而且孕期活动量少，会引起胃肠功能减弱，大便停留于肠腔，大便中的水分被吸收，引起大便干燥难排，诱发痔疮。孕期应适当活动，避免久站、久坐，保持大便通畅，大便后用温水熏洗肛门局部，改善肛门局部血液循环。

痔预防八大忌：忌饮酒、忌辛辣、忌紧腰、忌饱食、忌讳疾、忌久坐、忌憋便、忌忽视。

主持人：好，今天的查房就结束了，再次感谢各位医生及我们结直肠专业组的全体成员，希望通过本次查房让大家对痔高度重视，手术配合能够精准到位。

点拨教学法

【护理查房目标考核】

1.痔的分类有哪些？

答：在临床上，痔分为内痔、外痔和混合痔。

（1）内痔：是齿状线以上的肛垫下移或者说是血管迂曲，典型的症状是便血，肛门内包块反复脱出，便血基本上为大便表面有血或者便后的滴血，或者便后手纸上有血，而且便血不伴有明显的疼痛。内痔根据轻重的程度可分为四期。

Ⅰ期：便时出血，无内痔脱出，便后出血自行停止。

Ⅱ期：便时出血伴内痔脱出，便后可自行回纳。

Ⅲ期：便时出血伴内痔脱出，需手助回纳。

Ⅳ期：内痔永久脱出，无法回纳。

（2）外痔：是齿状线远侧血管迂曲引起，典型的症状是肛门口包块，并且引起瘙痒、潮湿、肿胀、疼痛，并且有异物感。

（3）混合痔：是相同部位的内痔和外痔相互融合，临床症状也是既有内痔的临床表现，也有外痔的临床表现。

2.手术后尿潴留的原因是什么？

答：引起术后尿潴留的原因主要包括：

（1）全身麻醉、腰硬联合麻醉、静脉麻醉后，排尿反射初级中枢受到抑制。

（2）手术直接刺激或损伤排尿反射的传出神经、盆腔神经。

（3）会阴部手术导致膀胱括约肌反射性痉挛或尿道炎症水肿，尿排出受阻。

（4）腹部手术切口疼痛，影响腹壁肌肉和膈肌收缩运动，不能产生较高的腹内压协助排尿。

（5）术前未行卧床排尿训练，术后不习惯。

（6）膀胱膨胀过度，失去收缩能力。

（7）某些药物抑制膀胱逼尿肌收缩。

3.PPH术俯卧折刀体位摆放的注意事项有哪些？

（1）体位摆放好后确认男性患者阴囊有无受压。

（2）术中患者处于清醒状态，应给予适当心理安抚，消除患者紧张情绪。

（3）嘱咐患者不要接触床缘金属部分，防止电灼伤。

【护理查房回顾】

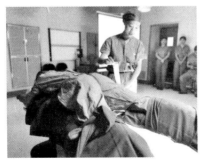
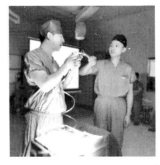

图4-18-6　演示折刀位固定方法　　图4-18-7　组员演示手术器械使用方法

第十九节 人工耳蜗植入术

 查房目标

1.掌握人工耳蜗植入术的手术步骤及相关护理配合。

2.熟悉人工耳蜗各个部件与组成。

3.熟悉耳蜗相关解剖知识与功能。

4.了解患儿手术后的功能训练。

 内容重点

1.小儿人工耳蜗植入术的围术期准备工作。

2.人工耳蜗植入术患儿体位的特殊安置方法和约束技巧。

3.手术重点步骤的巡回和洗手护士配合要点。

【专业组别】

口腔及耳鼻喉科专业组。

【查房类型】

示范性查房。

【教学查房方法】

PBL教学法、情景模拟式教学法、点拨教学法。

【参与人员】

口腔及耳鼻喉科专业组（下称"口耳专业组"）成员、耳鼻喉科医生、麻醉医生。

人员设置：

　　　　特邀主持人：口耳专业组组长。

　　　　访谈主持人：口耳专业组副组长。

手术医生：耳鼻喉科医生。

麻醉医生：麻醉医生。

洗手护士：口耳专业组成员1人。

巡回护士：口耳专业组成员1人。

【教学对象】

手术室全部层级护士。

【教具使用】

耳朵模具、婴儿模型。

【方案设计】

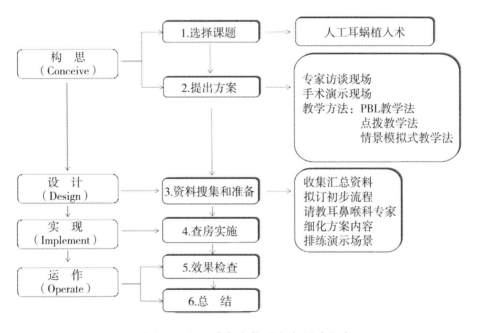

图 4-19-1 手术室护理查房活动程序

让爱再发声——人工耳蜗植入术	
查房记录	方法
特邀主持人： 大家好，欢迎收看手术室护理查房专辑，本次由口耳专业组为大家带来《让爱再发声——人工耳蜗植入术》。 **访谈主持人：** 大家好，我是口耳专业组组长。今天请大家跟随我们一起回顾人工耳蜗植入术的全过程，此次我们特别邀请了耳鼻喉科医生和麻醉医生两位嘉宾。首先我们来了解一下特殊群体的相关信息。 **场景一 天使在人间** **访谈主持人：** 同一片蓝天下，同一段时光里，在盎然的生机里，感受文字的旋律，他们本	PBL教学法

是无声的天使，听力重建让他们找见迷失的自己，他们就是折翼的天使，他们就是耳蜗宝宝。

耳鼻喉科医生： "牵手行动·听力重建——人工耳蜗救助计划"是由中国听力医学发展基金会发起的全国性大型公益活动。据了解，我国现有听力残疾人达2780万，平均每年新增2万~3万听障儿童。这是一个非常庞大，却少被关注的群体。听障是一堵墙，墙内是数以千万计的重度、极重度听障者，墙外是大千世界。但好在这堵墙并非不可逾越，人工耳蜗技术就是目前公认的，能使重度、极重度耳聋患者重新获得听力的有效方法。

访谈主持人： 现在请跟随我们的脚步走进这个从无声到有声的世界。

场景二　唤醒小耳朵

访谈主持人： 声音是如何产生的呢？为什么有的儿童听不到？

耳鼻喉科医生： 声音→外耳道→鼓膜→听骨链→耳蜗→淋巴液产生振动→毛细胞弯曲→产生电信号被听神经接受→听神经发送信号到大脑（如图4-19-2），我们就能听到声音了。听不到声音的原因主要有：毛细胞减少，动作电位减少或不能产生，听神经传输的信号减少或者没有信号。人工耳蜗植入术就是用人工耳蜗代替毛细胞。

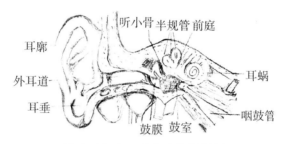

图4-19-2　听觉系统解剖图

访谈主持人： 人工耳蜗的组成部件有哪些？它是什么样的工作原理呢？

耳鼻喉科医生： 人工耳蜗是基于正常耳蜗的生理结构及感音原理，将声音信号转化为电脉冲信号，通过植入耳蜗内的电极序列兴奋耳蜗内的螺旋神经节细胞，重建耳蜗的听觉功能。人工耳蜗的组成有体内植入部分（接收线圈、内部芯片和电极）和体外部分——语言处理器（发射线圈、导线、外部芯片和电池盒）（如图4-19-3）。

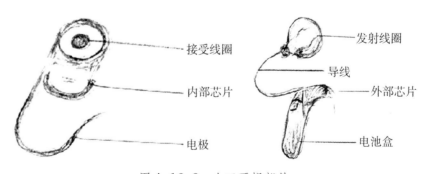

图4-19-3　人工耳蜗部件

工作原理是：言语处理器的麦克风接收声音，言语处理器将声音加以分析和数据编码，将编码的信号传送到发射线圈，发射线圈将编码信号通过皮肤传到植入体，植入体转换编码为电信号，信号被传送到电极并刺激螺旋神经节细胞（听神经），大脑将信号感知为声音从而产生听觉。

访谈主持人： 现在请还原我们的手术现场，看这个神奇的装备是怎样让我们的天使宝宝再发声的。

（术前访视）

巡回护士： 对这个特殊群体的儿童，术前1日，我们去病房与患儿的家属进行手术事宜的沟通并多与患儿接触，减少陌生感，缓解家属的焦虑情绪。

了解患儿的具体情况：

（1）身体状况。

（2）禁饮食情况：禁清饮2h、母乳4h、配方奶和牛奶6h、固体食物8h。

（3）静脉液路情况：评估患儿静脉的情况，穿刺困难的患儿术前1日请儿科会诊穿刺。

（4）衣着情况：穿着前开口或者肩上开口的衣服，方便监测生命体征，减少暴露，起到保暖作用。6岁以下的患儿建议穿纸尿裤。

巡回护士：

1.物品准备：

（1）手术当天早晨，擦拭手术间，将温度调至24℃，准备好静脉液路和22号留置针，高频电刀单极电切、电凝功率均为25~25w，双极功率16w，放置好脚踏；备吸引器、小枕、眼贴、儿童头圈、包布卷、棉被和约束带。

（2）核对患儿信息后，带患儿进入手术间。如有不配合的患儿，可与麻醉医生联系是否给予镇静药。头部垫小枕，抬高3~5cm，必要时垫头圈，麻醉前不约束患儿，必须由专人在床旁看护，减少患儿恐惧感。

（3）建立静脉通路，选择22号留置针，妥善固定。

（4）全身麻醉诱导时巡回护士站在患儿右侧人为固定保护肢体及静脉通路，防止躁动坠床。

（5）协助麻醉医生固定气管导管，由于术中可能进行床面的倾斜，会对气管导管产生左、右的牵拉，尤其是手术床向术者方向倾斜时，偏向对侧的气管导管受到拉力的作用，有脱出的危险。

（6）护眼贴安全有效地保护好眼睛。

2.体位的摆放：仰卧位，头偏向健侧。

（1）头下垫头圈并偏向健侧（包布卷成头圈形状，中空部位稍大，做双侧人工耳蜗时，包扎好的一侧耳部可置于其中）。

（2）颈下垫软包布卷，使头、颈、肩成一直线。

（3）双上肢自然放于身体两侧，用绷带打活结衬垫约束，床单包裹固定躯干，双下肢用约束带环绕分别约束（如图4-19-4）。

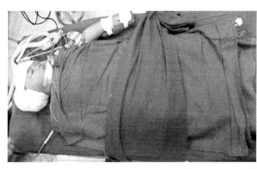
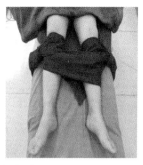

图4-19-4 体位摆放及约束方法

（4）用棉被或被单遮盖好患儿其他部位（如图4-19-5），预防患儿术中低体温。

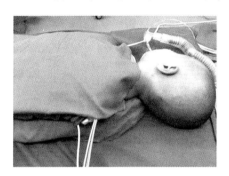

图4-19-5 被单遮盖

3.手术间布局图（如图4-19-6）：

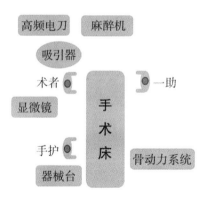

图4-19-6 手术间布局图

麻醉医生： 对于麻醉来说，儿童是一个特殊的群体，我们术前1日访视患儿应了解：

1.通过观察患儿与家属的沟通，了解患儿有没有感冒、咳嗽、分泌物增多。处于感冒期的患儿气道是水肿的，由于儿童气道本来就较成人狭窄，再加上这些因素更易引发窒息，因此感冒、咳嗽是麻醉的绝对禁忌。

2.增加跟患儿的熟悉感，减少患儿哭闹，若哭闹时间长，气道分泌物增多，水肿也会引起窒息，这一点也是巡回护士需要关注的。

3.大多患儿由于年龄较小无法配合静脉穿刺，因此未建立好静脉液路就进入手术室，应提前备好气管导管（气管导管型号参见表4-19-1）、吸引器、小儿吸痰管、吸入麻醉药

情景模拟式教学法

（七氟烷流量开到8%，预充整个管路）等。做好麻醉准备后再抱患儿入室，先实行吸入麻醉使患儿镇静后，立即建立静脉通路。

对于不适用于导管选择公式的婴儿，气管插管直径可以参考患儿末节手指的粗细。要牢记新生儿及婴儿气管导管的型号。

表4-19-1 气管导管型号选择

年龄	型号和套囊	年龄	型号和套囊
0~3个月	3.0~3.5无套囊	2岁	4.5有或无套囊
3~10个月	3.5~4.0无套囊	3岁	4.5~5.0有套囊
10~12个月	4.0有或无套囊	—	—

4.儿童围术期的输液包括术前缺水量、术中生理需要量和术野液体丢失量的补充。小儿每日液体需要量可通过"4-2-1法则"计算。术中严格控制液体的量，前10Kg是4ml/Kg，第二个10Kg是2ml/Kg，剩余的数是1ml/Kg。对于3岁以内的小儿，250ml的液体就足够了。

5.术中的出血量也需要控制好，出多少补多少，做好保暖。

6.观察患儿的心率变化，心率的变化可以反映血压波动。

洗手护士：

1.手术用物及高值耗材的准备：除常规用物外另备4-0可吸收线、3-0可吸收线、骨蜡、消融电极（A2和双极）。

2.消毒范围、铺单顺序和用物准备：

①消毒范围：以切口为中心环形消毒患侧头、面额及颈部。

②铺单顺序：小儿不需包裹头部，治疗巾3块内折1/3三角形铺于患儿及切口周围。骨科大、中单各1块展开并双侧围绕于头侧，骨科大单1块展开铺于脚侧，骨科中单1块铺于托盘上。

③用物准备：消毒铺单过后将显微镜套好（11号刀片和弯钳1把），固定连接好消融电极、吸引器，在切口周围注射盐酸肾上腺素止血水，配制方法：0.9%氯化钠注射液10ml+1mg盐酸肾上腺素注射液4~5滴。

注射盐酸肾上腺素止血水的目的：

a.减少术野出血。

b.为了解剖层次清晰。

3.切开皮肤及皮下组织：做耳后弧形切口，切口距耳后皱纹线约1.5cm。两个乳突牵开器撑开暴露切口（如图4-19-7）。

点拨教学法

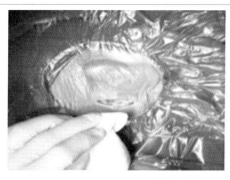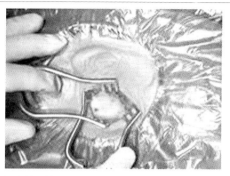

图 4-19-7　耳后弧形切口

4.磨开骨隧道（注意钻头大小的变化）：准备磨钻，将切割钻头和金刚砂钻头放入小药杯中，按大小依次排序，用磨钻开放乳突皮质及磨除其内气房，从后鼓室入路窥入鼓室，继续向下扩大，显露圆窗龛缘和大部分圆窗膜（如图4-19-8）。

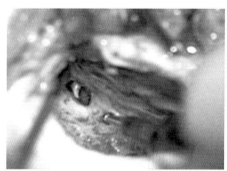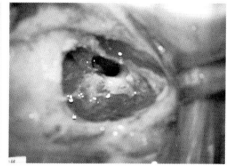

图 4-19-8　骨隧道

5.测量接收器安放位置并做标记：撤去乳突牵开器，用模具先进行初步定型，然后磨钻按模具大小取适当的骨槽，其深度约2mm（如图4-19-9）。

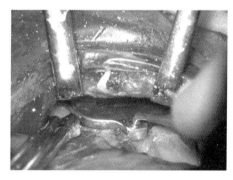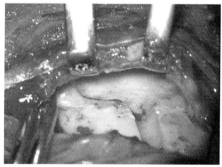

图 4-19-9　测量接收器位置

6.置入接收刺激器及电极导线：将植入物打开上台，内包装打开后在包装内添加少量盐水进行润滑，尽量不要用手接触内植入物，以免发生不必要的感染。术者先将接收线圈置入已磨好的骨槽，再将电极经圆窗置入鼓阶，备好浸泡地塞米松注射液的明胶海绵进行填塞（目的是为了固定电极，消除局部肿胀）（如图4-19-10）。

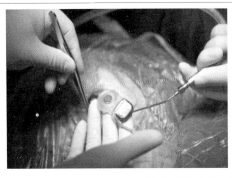
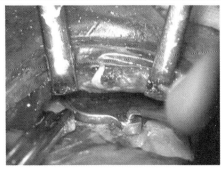

图 4-19-10　置入接收刺激器

7.植入物的检测：3-0可吸收线缝合皮下组织，4-0可吸收线缝合皮肤。缝合结束后将检测探头用8号手套套好并将探头置入手套的大拇指中，等待测试结果。检测方法如下：

①神经反应遥测（NRT）：人工耳蜗植入后会进行神经反应遥测，电极的阻抗正常与否，可判断蜗内电极有无开路或短路等破损情况。应用NRT技术可直接测量电诱发复合动作电位（ECAP），可反映听神经纤维受到电刺激后的状态，用于人工耳蜗植入术中检测是否已成功植入。对术后调试中刺激电极和编码策略的选择有指导意义，利于术后开机，调机，特别是对儿童植入者更加有用。因为儿童配合困难，不会像成人一样反馈是否听到声音或判断听到声音的大小，所以要根据这个结果给予初次的刺激量。

②电诱发的听性脑干反应（EABR）：成功的EABR检测可以准确、客观地反映听神经及脑干听觉传导通路的功能状态。

③传统术中检测方式：将声音处理器和线圈放入无菌袋中，放到植入体磁铁上。信号通过导线传送到位于植入者头皮外的发射线圈，发射线圈与体内的接收线圈通过磁铁相耦合。体内的接收线圈接收信息后，将其解码并以电刺激的形式传送到注入电极，采用越皮传输（即以射频传递，皮肤完整无损伤）的方法来传递信号。

8.包扎切口，手术结束：测试完成后撤去测试仪，将准备好的8块无钡线纱布覆盖切口，15cm长的两条胶布粘贴固定，绷带包扎，手术结束（如图4-19-11）。

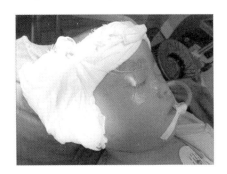

图 4-19-11　切口包扎

场景三　让爱再发声

主持人：自人工耳蜗问世以来，其术后康复教育的机理及方法就成为言语病理学、听力学、心理语言学、神经语言学和特殊教育学等多学科共同探索研究的一个热点课题。聋儿康复是指采取医学、教育、社会、工程等康复手段，充分发挥助听、学语设备的作用，开展科学的康复训练，以减轻耳聋给聋儿造成的听觉、言语障碍及其他不良影响，使其能听会说，与人进行正常的语言交流，达到回归主流社会的目的。聋儿的听觉言语康复包括听觉康复、言语矫治与语言教育三部分。

1.听觉康复：聋儿的听觉训练就是让小儿感觉声音是否存在，帮助聋儿充分利用残留听力，对各种声音进行反复的认识、辨别、记忆、理解，建立正确的听觉概念。在培养聆听的兴趣和习惯的同时，提高听觉的敏感度，即提高听觉能力，以达到与人进行听说交流的目的。听觉训练有以下四个阶段：

（1）察觉：察觉声音的存在，即有声、无声的训练。

（2）分辨：分辨两组声音是否相同，一样与不一样，包括分辨长短音、节奏、数字等。

（3）确认：在这一阶段，聋儿能复述出听到的音、词、句。

（4）理解：能明白确认的生字或句子的意思，并能进行交流。

听觉训练的内容包括：

（1）感知声音的有无：有意识地制造各种声音，让聋儿感受声音的存在，并学会用表情、手势动作等表达是否听到声音。

（2）聆听声音的能力：培养聋儿对声音的关注、聆听的能力，培养其倾听别人的交谈或问话的意识和技巧。聆听习惯的培养是听觉训练的重要内容。

（3）感受声音的差异：能够察觉声音后，很多孩子还不能体会个中声音之间的差异，通过各种手段培养聋儿各种声音的分辨能力，尤其是语言声及其代表的含义，如什么在发声、音量的大小、远近及代表的意义等。

（4）选择声音的能力：如何在多种声音中选择自己想要的信息，也是听觉训练的重要部分。在聋儿熟悉的声音中，让聋儿进行听取练习，分辨出自己需要找出的声音。

（5）反馈声音的能力：帮助聋儿逐步学会倾听自己的发音，判断语言的表达与运动是否正确，并对错误及时加以纠正。

2.言语矫治是在听力补偿或重建后，听障儿童仍会存在不同程度言语的功能性障碍。言语矫治通过发音训练，使聋儿呼吸、嗓音、共鸣系统协调统一，能够自然舒适地发音与准确地构音，促进语音清晰度的提高，为学说话奠定基础。

（1）呼吸训练：

呼吸功能的好坏，会在很大程度上影响发音质量。对聋儿进行呼吸训练，建立平静状态下的腹式呼吸方式及有效的言语呼吸运动。

（2）放松训练

放松训练的方法通常采用咀嚼哼鸣、喉部按摩、哈欠-叹息法练习。通过头、颈、肩部的放松运动，使呼吸肌群、发声肌群及构音肌群之间达成协调与平衡。

点拨教学法

（3）发声练习

针对长期失用或误用的口腔构音器官进行训练，增进其灵活性，为构音训练做好前期准备工作。发声练习的方法主要包括张大口伸舌发音和哈气发音练习。

3.语言教育：生活语言是丰富多彩的，聋儿与正常儿童一样对生活充满好奇和新鲜感。经过一定时间的听觉语言康复训练，聋儿虽然掌握了一些字、词，但不能把字、词运用到生活中去，所以要结合日常生活，使用通俗易懂的语言普及语言知识，包括词汇、语音、句式等，或引导聋儿表达看到的新鲜事物、描述正在进行的活动等，提高聋儿对语言知识的掌握能力。

聋儿学习语言，还要与周围的现实人、物、大自然等紧密联系。所以在对聋儿进行语言教育时，也可通过开展言语活动或情景模拟法，创造实际的交际环境，让儿童多说、多听，掌握交际的技巧和方法。开展不同的主题活动，让聋儿接触不同的言语应用。情景活动要结合儿童身心发展特点和规律，根据季节、年龄、主题进行活动安排，并定期更换，活动要有灵活性、趣味性和形象性。

主持人：（查房总结）

对于聋儿的听觉言语康复训练，要设立正确的期望值，确立合理的阶段目标，会很好地促进聋儿康复水平的提高。在康复训练过程中，要始终坚持鼓励的原则，要帮助聋儿接受这一新事物，喜欢他并帮助他树立信心。家长是儿童的第一任老师，家庭也是儿童最早、最自然的语言学习场所，所以家长一定要积极配合。另外，对于聋儿听觉言语康复定期评估，有助于清楚了解进步水平，将各阶段进行比较，找出薄弱环节。

到此为止，我们的护理查房已接近尾声。人工耳蜗技术是目前重建听力最有效的方法。手术植入耳蜗是基础，后续还要进行漫长而艰辛的语言功能训练阶段。最终助推听力残疾人群参与共建共享美好生活的美丽愿景。"重建听力，聆听世界"，我们一直在路上！

点拨教学法

【护理查房目标考核】

1.围术期的术前访视的关注点有哪些？

答：访视患儿，了解患儿的身体状况、禁饮食情况（禁清饮2h、母乳4h、配方奶和牛奶6h、固体食物8h）、静脉液路情况（评估患儿静脉情况，穿刺困难的患儿术前1日请儿科会诊穿刺）和衣着情况（穿前开口或者肩上开口的衣服）；6岁以下的患儿建议穿纸尿裤；多与患儿接触，减少陌生感，缓解家属的焦虑情绪。

2.人工耳蜗植入术体位如何摆放？

答：体位的摆放，我们遵循的原则是保持功能位，最大程度暴露术野，利于手术的操作。

准备包布卷和自制的头圈（包布卷成头圈形状，中空部位稍大，做双侧人工耳蜗时，包扎好的一侧耳部可置于其中）。

摆放方法：头下垫头圈并偏向健侧，颈下垫包布卷，使头、颈、肩成一直线，双上肢自然放于身体的两侧，床单包裹，约束带固定躯干，盖好盖被或被单，预防患儿术中低体温。

3.人工耳蜗植入术的关键步骤是什么？作为手术配合人员应该注意什么？

答：电极植入是整个手术中最关键的步骤。作为手术配合人员应注意：用生理盐水冲洗术腔，防止骨粉进入耳蜗；尽量避免徒手抓取植入部分；根据术者需要及时准确地传递器械，避免术者视野离开术野；电极植入前将单极电凝暂时关闭，防止误操作损坏植入体。

特别需要关注的是：如果患者行双侧耳蜗植入手术，植入一侧人工耳蜗后，进行另一侧耳蜗植入操作时，严禁使用单极电凝。因为单极电凝工作时产生的感生电流可能导致植入体永久损坏。双极电外科仪器可用于已植入电极的患者，但不可接触植入体，且应保持远离植入体或蜗外电极至少1cm。

【护理查房回顾】

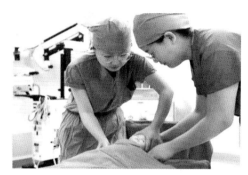 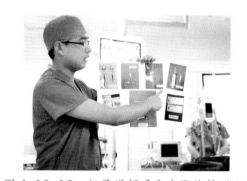

图 4-19-12 演示小儿手术体位的安置　　图 4-19-13 组员讲解手术步骤的护理配合

第二十节 小儿扁桃体切除术

查房目标

1.掌握扁桃体切除手术步骤及相关护理配合。

2.掌握小儿患者围术期护理要点及重点关注环节。

3.掌握等离子刀仪器的正确使用。

4.熟悉扁桃体的相关解剖知识。

5.了解慢性扁桃体炎的相关知识。

内容重点

1.等离子刀仪器的正确使用。

2.扁桃体切除术的适应证。

3.手术重点步骤的护理要点。

4.小儿患者围术期护理要点。

【专业组别】

口腔与耳鼻喉科专业组。

【查房类型】

临床教学查房。

【教学查房方法】

PBL教学法、情景模拟式教学法、点拨教学法。

【参与人员】

口腔与耳鼻喉科专业组（下称口耳专业组）成员、耳鼻喉科医生、麻醉医生。

人员设置：

　　主持人：口耳专业组组长。

　　旁白：口耳专业组副组长。

　　手术医生：耳鼻喉科医生。

　　麻醉医生：麻醉医生。

　　洗手护士：口耳专业组成员1人。

　　巡回护士：口耳专业组成员1人。

　　麻醉恢复室护士：口耳专业组成员1人。

　　指导老师：口耳专业组高年资护士1人。

　　辅助护士：口耳专业组成员2人。

【教学对象】

手术室N0、N1层级护士，护理实习生。

【教具使用】

教具名称：圈套器、扁桃体肿大示意图（如图4-20-1）、等离子刀头（如图4-20-2）。

制作材料：轻黏土，废弃管路。

用途：展示解剖位置及器械使用方法。

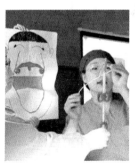
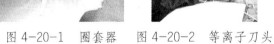

图 4-20-1　圈套器　　图 4-20-2　等离子刀头

【方案设计】

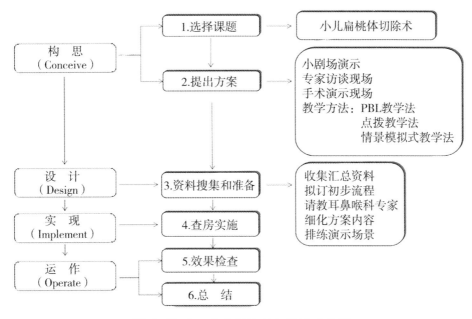

图 4-20-3　手术室护理查房活动程序

难"咽"之隐——小儿扁桃体切除术	
查房记录	**方法**
主持人：尊敬的各位老师、亲爱的同学们，大家上午好，今天我们查房的主题是：难"咽"之隐。看到这个题目大家会想到什么呢？是的，我们今天要说的就是小儿扁桃体，孩子扁桃体一旦出现病症该怎么办呢？让我们先看看接下来的这一幕： 　　（灯光聚焦于情景剧现场——幼儿园门口，等待接孩子放学的几个妈妈们聚在了一起，谈论来自家长的担忧） **晨晨妈妈：**乐乐妈妈，好几天没见你，孩子是不是休息了一段时间啊？ **乐乐妈妈：**是呢，我家乐乐前两天发烧，一看又是扁桃体发炎了，孩子难受了好几天，这不终于好点了才敢送来幼儿园，不然不放心。 **晨晨妈妈：**这扁桃体发炎除了吃药、输液，还有别的办法没啊？孩子反复生病也不是个事呀！ **甜心妈妈：**扁桃体发炎也能做手术，我邻居家孩子就是去年做的，也是反复生病，实在没办法了，就去医院耳鼻喉科看了，最后切了扁桃体，孩子现在挺好！ **乐乐妈妈：**我也找医生咨询过，可我又担心扁桃体切除后对孩子会不会有什么不好的影响呢？毕竟是做手术，术中会不会有什么问题？哎呀，愁死我了！ **主持人：**在座的各位老师不知道是否也有过这样的困扰和经历呢？今天我们有幸请来耳鼻喉科主任为我们讲讲关于扁桃体的那些事，解答一下妈妈们的疑惑。 **耳鼻喉外科医生：**大家上午好！我是耳鼻喉科医生。上述孩子妈妈们的疑问，也是在日常的出诊中经常会遇到的。关于扁桃体，当然有它自身的作用，所以家长们经常会问到切除扁	情 景 模 拟 式 教 学 法

桃体会不会造成不良影响？我想说的是，当扁桃体出现问题，而且还经常反复性发作，就跟一把撑不开的雨伞一样，它已经不能再为你遮风挡雨，这时它就失去了存在的意义，不丢弃它反而是一个负担，所以该切还得切！

主持人： 主任，那扁桃体一旦出现问题，是必须要手术治疗吗？

耳鼻喉外科医生： 首先，告诉大家这个不是必须的，那什么情况建议手术呢？我先为大家介绍一下相关知识。

1.咽的解剖结构包括鼻咽、口咽、喉咽三个部位。咽的功能主要是吞咽食物，产生共鸣作用，以及扁桃体对机体的免疫防御功能。

我们常说的扁桃体其实称作腭扁桃体，位于口咽部两侧，其前后两条弓形稍隆起处，前者称腭舌弓，后者称腭咽弓。扁桃体属于咽部最大的淋巴组织，对儿童与青少年具有重要的局部免疫功能。随着年龄的增长，人体的骨髓造血功能、系统免疫功能将逐渐增强，对扁桃体这种局部免疫功能的依赖性逐渐减少，因此，扁桃体也就逐渐萎缩，并最终失去它存在的价值。扁桃体表面有很多的隐窝口，通向扁桃体深部的隐窝。这些隐窝比较隐蔽，一旦发生急性扁桃体炎而不彻底治疗，细菌久留于内，就容易引起扁桃体炎反复急性发作并形成慢性扁桃体炎。常见的临床表现有：反复咽痛、感冒、口臭、小儿睡时打鼾、消化不良、乏力、低热、慢性充血、隐窝口有黄白色干酪样物、下颌角淋巴结肿大等，下图就是处于炎症期并伴肿大的扁桃体（如图4-20-4、图4-20-5）。

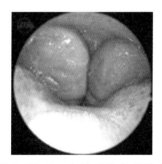 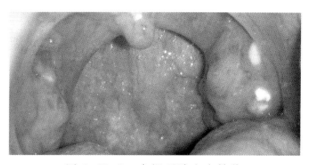

图4-20-4　内镜下肿大扁桃体　　　　图4-20-5　直视下肿大扁桃体

2.通常保守治疗方法有应用抗菌药物，抗变应性药物和增强免疫力的药物，局部涂药，隐窝灌洗，同时加强体育锻炼，手术治疗就是行扁桃体切除术。

3.手术治疗适应证：①慢性扁桃体炎反复急性发作或多次合并有扁周脓肿者；②扁桃体过度肥大，妨碍发声、呼吸、吞咽等功能（儿童多见）；③已成为引起其他脏器病变的病灶，或与邻近器官的病变有关联；④白喉带菌者，经保守治疗无效时；⑤各种扁桃体良性肿瘤，可连同扁桃体一并切除，对恶性肿瘤应慎重选择。

4.禁忌证有：①急性炎症时一般不施行手术，宜在炎症消退2~3周后切除扁桃体；②造血系统疾病及有凝血机制障碍者，一般不手术（如再障、过敏性紫癜等）；③严重全身性疾病，如活动性肺结核、先天性心脏病、高血压病等；④患者亲属中免疫球蛋白缺乏或自身免疫病的发病率高，白细胞计数特别低者，不宜手术。

PBL教学法

最后还是那句话，扁桃体有它自身的免疫防御功能，但如果它失去了自身功能，反而还有不好的影响，在保守治疗效果不佳的情况下，该切就得切！

主持人： 让我们用热烈的掌声感谢主任的讲解，再次感谢！看来扁桃体一旦出了问题，我们应该采取积极、正确的治疗方式。那么提到手术治疗，当然还离不开麻醉医生的保驾护航。很荣幸我们今天也请到了麻醉科医生，有多年小儿麻醉经验，接下来让我们掌声有请麻醉医生来为我们讲讲小儿麻醉的那些事儿。

麻醉医生： 大家上午好！扁桃体手术切除，由于特殊的手术部位及儿童的依从性差，该手术采用气管插管全身麻醉。通常我们把自出生至12岁的孩子称为小儿，年龄在1个月内的称为新生儿，小于1岁称为婴儿，2~3岁称为幼儿，4~12岁称为儿童。其年龄越小，解剖、生理与成人的差别越大。而且这个年龄段的孩子沟通能力和配合程度较成人差。所以基于这些原因，在麻醉过程中我们要考虑的问题会更多。

1.全身麻醉手术都需要术前有一定的禁饮食时间，我们可以根据所进食的食物种类不同而决定具体禁食时间。①术前8h时可以不受限制地进食，但不要太饱；②术前6h可以进半流质饮食（粥、蛋汤）；③术前4h可以母乳喂养；④术前2h可以喝水和清饮，但不能带气带渣。

2.尽量做到无哭声入手术室。多数患儿会因为进入一个陌生的环境，面对陌生穿着和陌生面孔，难免心生恐惧，所以我们应该在术前做好交流，进入手术室之前尽量让父母陪同在身边，准备儿童玩具等。如若遇到特别不配合的患儿，可以采用药物干预，丙泊酚注射液2mg/kg静脉注射后入室，但前提是保证液路通畅，手术间麻醉准备工作一切就绪方可给药。

3.在行气管插管时，应选择恰当尺寸的气管导管。对于大多数儿童，气管导管的尺寸和相对于上颌骨或下颌骨齿槽插入深度基本是恒定的。各种公式都是估算，需根据患儿实际体型来做适度调整，所以在插管前应该备好邻近不同型号的气管插管，做好困难插管的应急准备。插管后要妥善固定气管导管。

4.还需注意的一点就是术中液量的控制，我们可以根据公式，运用输液泵来控制滴速及总液量的输注（如表4-20-1）。

表 4-20-1　小儿维持液需要量 *

体重	每小时液体需要量（ml）
0~10kg	4ml/kg
10~20kg	40ml+（体重−10）×2ml/kg
≥20kg	60ml+（体重−20）×1ml/kg

注：数据引用自《最新版小儿围术期液体和输血管理指南（2017版）》

点拨教学法

最后，还想说的一点就是手术结束，由于麻醉药物及肌松剂的残留作用，气管导管、口腔血液及分泌物的刺激作用于患儿，使其在麻醉恢复期易发生躁动，甚至气管导管拔除后出现呼吸道梗阻或喉痉挛等并发症。因此，在此期间，我们应加强监测和严密观察，以免发生并发症。

从事麻醉工作多年，我对小儿麻醉总结如下：6个月以下小儿与其他年龄儿童处理应有区别，不能一概而论；镇痛尽量用代谢快的药物；用药应简单化、流程化；多用液体，少用血管活性药；关注麻醉苏醒期。以上就是我今天所分享的内容，谢谢大家。

主持人：一台完美的手术需要外科医生、麻醉医生精湛的技艺，同时也离不开我们护理团队精准、默契的配合，为了加强业务技能，接下来我们将通过现场手术演示来强化我们所学到的知识，更好地将所学知识运用到实际工作当中。

（灯光转于手术现场）

巡回护士：术前一日访视了解患儿情况，患儿今年7岁，可正常沟通，配合度尚可；评估静脉良好，告知患儿家属禁饮食时间，同时可以提前给予小朋友鼓励和肯定，拉近距离感的同时跟家属有效沟通，从而很好地配合医护人员。

术晨，提前将手术用物准备齐全；核对患儿病历、腕带信息，并与其家长确认禁饮食时间；信息无误后领患儿入手术间行术前常规护理操作，做好约束及保暖工作；左上肢建立外周静脉通路；手术安全核查无误，行全身麻醉，配合麻醉医生行气管插管；眼部角膜保护；摆放手术体位。

特殊注意事项有：

1.由于小儿患者群体特殊，他们对于护理的需求与成人有很多不同之处。由于他们年龄过小，对压力的承受能力较低，不能进行自我心理调节，医院里陌生的环境会使他们产生恐惧心理，尤其当小儿在手术室没有家人陪伴时，对陌生环境就更加恐惧。如果小儿患者在整个手术期间都沉浸在非常恐惧的心理中，极其不利于患者的术后康复。我们必须时刻关注患儿的情绪，给予他们鼓励和安慰，可采取如下措施：

（1）给小朋友送点小礼物，可以用手套做个气球送给小朋友，请小朋友在气球上画画、涂鸦。

（2）放点小朋友喜欢听的音乐或播放他们喜欢看的动画片，转移其注意力，这样小朋友就忘了手术这事，把我们当成了朋友。

（3）进入手术间时，我们还可以让小朋友尝试感应开关开手术间门，小朋友会觉得很好奇、很惊喜门能自动打开。

（4）进入到了手术间后，我们一边表扬小朋友很棒，一边让小朋友看看传说中的无影灯等能引起他兴趣的事物，麻醉医生同时开始麻醉，小朋友能安安静静地进入麻醉状态。

在整个手术过程中，我们时刻关注患儿的状态和手术室内的温度，提高患儿在手术中的舒适度。

2.用物准备齐全，各仪器处于完好备用状态。吸引器连接延长管，处于开启备用状态，等离子刀仪器提前放置于合适位置，检查仪器性能完好备用，避免突发情况的发生。

点拨教学法

3.根据实际静脉情况选择22号或24号留置针进行穿刺，穿刺好后妥善固定。术中严格按照体重调整患儿的液体滴速，控制速度，防止患儿心衰。

4.选择合适的约束带进行有效约束。因患儿身材较成人瘦小且配合程度较成人差，所以，我们采取上半身中单包裹后约束带约束，双下肢应分别包裹进行约束（如图4-20-6）。

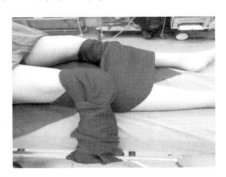

图4-20-6 下肢约束方法

巡回护士：

1.麻醉诱导时，巡回护士要站在患儿左侧，核对药名，剂量无误后给药，插管完毕协助麻醉医生固定气管导管。

2.体位摆放：头颈过伸仰卧位（如图4-20-7），提前备好小儿肩垫，注意放置肩垫时，应避免过度牵拉颈部。体位摆放完毕，再次检查患儿肢体均处于功能位，尤其是检查颈部不能悬空，必要时颈部下方垫包布卷。检查确定液路通畅，约束有效。

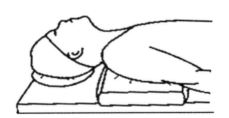

图4-20-7 头颈过伸仰卧位

洗手护士： 扁桃体切除手术需要准备的用物除常规用物外需另备：

1.一次性物品：12号刀片、棉球、5ml注射器、20ml注射器、扁桃体套针、1号丝线、0号丝线、2%盐酸利多卡因注射液5ml、盐酸肾上腺素注射液1mg备用。

2.高值耗材：消融电极（A5和双极）。

3.特殊用物：一次性使用等离子刀。

洗手护士： 所有用物准备齐全，唱读各类手术用物包装均完整、无潮湿及破损，在有效期范围内。

麻醉医生： 全身麻醉插管完毕，各生命体征正常。

巡回护士： 患者体位摆放完毕，仪器设备摆放妥当。

耳鼻喉外科医生： 再次检查体位安置良好，进行外科手消毒，常规消毒铺单。

1.消毒铺单：洗手护士递消毒物品于术者进行术野消毒。消毒范围：面唇，上及眼裂下，下及颈上，左右及耳前方，消毒结束常规铺单。

2.配制盐酸肾上腺素水：2%盐酸利多卡因注射液5ml+0.9%氯化钠注射液5ml+1mg盐酸肾上腺素2~3滴，巡回护士与洗手护士共同核对药名、有效期，剂量无误后准确配制。

3.暴露扁桃体：递压舌板（如图4-20-8），上开口器并轻挂于托盘上（如图4-20-9）。

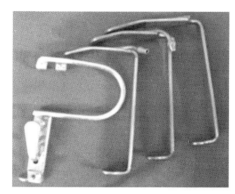
图 4-20-8 压舌板

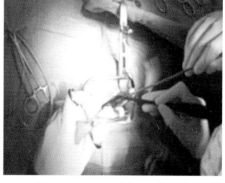
图 4-20-9 压舌板固定方式

4.注射盐酸肾上腺素水：5ml扁桃体针头注射器（如图4-20-10）注射配制好的盐酸肾上腺素水于扁桃体窝的疏松结缔组织（如图4-20-11），增加张力，便于切除。

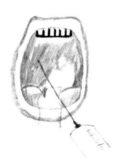
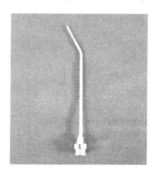
图 4-20-10 扁桃体针头　　图 4-20-11 注射位置

5.分离扁桃体（如图4-20-12）。

（1）递艾利斯钳夹住扁桃体。

（2）递扁桃体刀（如图4-20-13）自舌腭弓切开扁桃体包膜。

（3）递扁桃体剥离子（如图4-20-14）分离扁桃体。

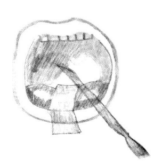
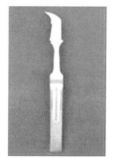
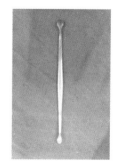
图 4-20-12 分离扁桃体　　图 4-20-13 扁桃体刀　　图 4-20-14 扁桃体剥离子

情景模拟式教学法

6.摘除扁桃体：递扁桃体圈套器（如图4-20-15），圈套摘除扁桃体。

7.止血：必要时用扁桃体针，1-0号或1号丝线结扎，也可选择电凝止血（消融电极、双极、等离子），条件允许的情况下，主刀医生更愿意选择等离子刀进行止血，因为它的止血效果优于其他，且并发症较少；观察无活动性出血后，扁桃体窝内填塞干棉球、纱布条等，进一步行压迫止血。特别强调的是术中一定彻底止血，因为扁桃体常见并发症之一就是术后出血。有文献报道，近年来的术后出血率为

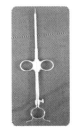

图4-20-15　圈套器

2%~15%，常发生在术后当天，甚至会在术后第7~10天，伪膜脱落的时候导致大出血。除了要在术中彻底止血外，我们还应在术后麻醉苏醒期严密观察伤口有无渗血，及时发现并处理。

旁白：清点用物无误，手术结束，及时浸泡标本。巡回护士携患者资料、用物与麻醉医生将患儿共同转运至麻醉恢复室，并与其进行认真全面的交接。那么，在麻醉苏醒期，针对小儿患者应重点观察哪些方面呢？

麻醉恢复室护士：全身麻醉恢复期常见的并发症包括苏醒期躁动、呼吸道梗阻、恶心、呕吐等。麻醉恢复室护士在麻醉恢复期间根据苏醒期常见的并发症实施预见性、针对性护理，主要包括：

1.保持呼吸道通畅：小儿术后苏醒期呼吸道梗阻是最常见的呼吸系统并发症，常见原因是舌后坠、分泌物和血液阻塞气道。

（1）舌后坠：从解剖角度讲，小儿相对舌大颈短，易发生舌后坠。护理人员应根据情况调整患儿体位，为平卧位患儿肩部垫好软垫，让呼吸道呈水平位，最大化开放气道，预防舌后坠。

（2）分泌物和血液阻塞气道：小儿扁桃体摘除术后麻醉苏醒期交感神经兴奋性增高，呼吸道分泌物增加，麻醉恢复室护士应严密观察呼吸道分泌物情况，及时对症处理，防止误吸、窒息等严重后果发生。患儿口腔中有分泌物或血液时，要尽早评估是否需要吸痰，避免浅麻醉下刺激呼吸道发生恶心、呕吐、喉痉挛等，在气管导管拔除前应在深麻醉下及时清理分泌物。所有动作都要轻柔，吸痰后及时供氧，预防缺氧，减少低氧血症、喉痉挛等的发生。一旦发生，立即托起下颌，辅以面罩加压给氧，必要时放置口咽通气道。

2.安全管理。

（1）带气管导管进入麻醉恢复室的患儿，要再次检查导管，固定牢固，防止导管扭曲、堵塞、脱落等。

（2）患儿在苏醒阶段容易因疼痛不适、苏醒不完全及棉球堵塞导致呼吸不畅等出现躁动、哭闹等情况，应及时有效加强安全保护，防止坠床、留置针脱落、手术创面渗血增多等的发生。

3.体温保护：提前调高恢复室的温度，减少手术间和麻醉恢复室的温差，视情况加盖棉被等。术中保持患儿体温稳定，尤其秋、冬季节，可减少体温过低对麻醉药物代谢速度的

点拨教学法

影响。

　　4.注重人文关怀：随时关注患儿感知、意识变化情况，一旦苏醒，给予轻拍安抚，防止躁动、坠床、针管脱落等。在患儿苏醒前将观察床周围放置软垫，苏醒后告知其不要害怕，多进行心理安抚与安慰，当患儿清醒后可用一些小玩具或者给予"抱抱"等行为以减少患儿的不安，防止生命体征波动。

旁白：专业认真的麻醉恢复室护理，可保障患儿平稳度过苏醒期。

旁白：在扁桃体切除手术过程中，低温等离子刀的运用越来越广泛，有文献指出，运用低温等离子刀行扁桃体切除术可减少慢性扁桃体炎患者出血量，缩短操作时间、伪膜脱落时间，减少疼痛，控制机体炎症，且并发症较少，安全性高。既然它有这么多的好处，那大家知道低温等离子刀是怎样工作的吗？接下来有请指导老师为我们着重讲解等离子刀仪器的使用方法及注意事项。

指导老师：各位老师大家好，低温等离子刀仪器由主机、脚踏、工作泵和一次性等离子刀头组成，其工作原理是应用变频技术，使输出功率达到最佳状态，在低功率下即可实现大功率的切割、凝固等功能，既保证了高质量的切割功能，又能达到低温切割（40~70℃）的效果——切口精细而无碳化。

　　使用前应检查主机的完好性，另外还需准备输液吊架和0.9%氯化钠注射液500ml。具体操作流程如下：

　　1.将主机推至合适位置（患者左侧手术床边），连接电源，脚踏置于术者脚下，开机自检。

　　2.检查一次性刀头包装及有效期，合格后打开外包装递于洗手护士；洗手护士将台上所需管路长度留足后妥善固定，连接主机及液路的管路部分递于巡回护士。

　　3.巡回护士将等离子刀电路导线与主机连接，关闭冲洗液管道调节器并将其与冲洗液连接；打开工作泵卡槽开关，将冲洗液管路置于卡槽内，关闭卡槽；打开冲洗液管路调节器，术中可使用脚踏控制冲洗液。

　　4.手术结束，先关闭调节器，再关闭工作泵，将液体管路从卡槽内取出，拔出与主机连接的电源线。

　　（灯光转于主持人）

旁白：本次护理查房即将结束，今天查房要求掌握的主体内容为：

　　1.术前：①用物准备齐全；②小儿患者安全、有效约束；③注重人文关怀。

　　2.术中：①控制液量；②观察出血量；③注意清点物品数量。

　　3.术后：①术后防止患儿躁动，有效约束；②苏醒期观察口腔有无渗血，防止意外发生。

主持人：围术期我们给予细致、优质的护理，在治疗疾病的同时，还应该关注患儿的心理健康，我们的宗旨就是让患者既安全又舒适。感谢各位专家及口耳专业组的全体成员，本次护理查房到此结束，感谢各位老师的积极参与。

点拨教学法

【护理查房目标考核】

1.等离子刀的工作原理是什么?

答:等离子刀应用变频技术,使输出功率达到最佳状态,在低功率下即可实现大功率的切割、凝固等功能,既保证了高质量的切割功能,又能达到低温切割(40~70℃)的效果——切口精细而无碳化。

2.手术后患儿苏醒期的护理要点有哪些?

答:(1)术后将患儿平移至手术推车上,移动时整理好管路,防止液体、引流管脱出。

(2)做好交接:带好患儿的用物、病历送至恢复室,提前告知恢复室患者是患儿,提醒恢复室护士准备小儿呼吸管路,设置相应呼吸机参数。

(3)合理约束:将患儿双上肢和双下肢进行约束,防止患儿即将清醒时躁动发生坠床的危险。

(4)控制液量:恢复期也应该注意液体的滴速,控制好液量,防止发生患儿心衰。

(5)注意保暖。患儿苏醒后易翻身躁动,恢复室护士应守在推车旁边,及时为患儿保暖。

(6)密切观察患儿生命体征,保证患儿有效吸氧。

3.患儿拔除气管导管的指征?

答:(1)意识清醒,能实现指令性动作。

(2)自主呼吸恢复,呼吸频率、节律、潮气量、分钟通气量恢复正常值。

(3)呼吸空气5min以上,能保持血氧饱和度>95%或达到术前水平。

(4)循环稳定;咳嗽反射、吞咽反射恢复正常。

(5)肌力恢复,前臂抬离床面10s以上,持续抬头5s,握手有力。

【护理查房回顾】

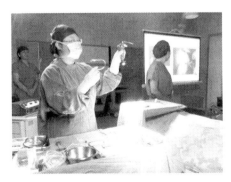 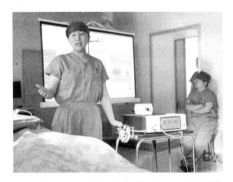

图4-20-16　组员讲解手术器械的使用方法　　图4-20-17　组员讲解激光等离子设备的使用流程

参考文献

[1] 胡华琼，胡学华. 专科主任授课联合小组查房用于手术室护理人员培训 [J]. 护理学杂志，2011，26（20）:50-51.

[2] Smyth W, Abernethy G.Sustaining Nursing and Midwifery Grand Rounds in a Regional Australian Health Service[J].J Contin Educ Nurs. 2016 Jul 1;47（7）:316-320.

[3] 胡娟娟，罗健，高兴莲. 以护生为主体的情景模拟护理教学查房在护理临床教学中的应用 [J]. 齐鲁护理杂志，2018，24（3）: 29-31.

[4] 巢丽红，王秀霞，赵惠英. 我国医护合作查房工作模式应用研究进展 [J]. 中西医结合护理（中英文），2018，4（5）: 166-168.

[5] 张方捷，王葵儿，项爱斋，等. 微课在普通外科 PBL 教学查房中的应用研究 [J]. 中国高等医学教育，2020，（3）: 91-92.

[6] 易先丽，王晓艳. 任务驱动教学法联合教学查房整合模式在本科护理学课间实习中的实践 [J]. 中国中医药现代远程教育，2020，18（18）: 31-35.

[7] 沙莉，张慧，李向玲. 情景模拟法在护理教学查房中的应用效果 [J]. 护士进修杂志，2011，26（21）: 1943-1944.

[8] Furlong KM, D'Luna-O'Grady L, Macari-Hinson M, et al.Implementing nursing grand rounds in a community hospital[J].Clin Nurse Spec. 2007 Nov-Dec;21（6）:287-291.

[9] 张源慧，唐龙，王凤艳，等. 焦点解决模式在 ICU 护理实习生床边教学查房中的应用 [J]. 中国卫生产业，2020，17（5）: 122-124.

[10] 张建娟，陈月秀，杜丽萍，等. 计算机多媒体辅助教学模式在专业组长手术室护理教学中的应用 [J]. 齐鲁护理杂志，2013，19（20）：148-149.

[11] 颜小挺，曹舸，杨美滋. 基于微信平台的视频查房在手术室低年资护士培养中的应用 [J]. 中华现代护理杂志，2017，23（33）：4300-4302.

[12] 陈淳，陈红宇，张凤勤，等. 基于情景模拟形式的护理查房应用研究 [J]. 护士进修杂志，2016，31（12）：1097-1099.

[13] 毕娜，韩旭，王晓燕，等. 骨科护理责任组长查房流程的设计及应用 [J]. 中华现代护理杂志，2016，22（25）：3647-3651.

[14] 孔会芳，王云芳，王娜娜. 概念图在妊娠期合并嗜铬细胞瘤患者护理查房中的应用 [J]. 全科护理，2020，18（28）：3815-3818.

[15] 梁赫. 多种教学方法在手术室护理实习带教中的联合应用体会 [J]. 中国卫生产业，2019，16（6）：137-138.

[16] 宋丽丽. PBL 与对比性护理查房方法在创伤骨科护理教学中的质量对比观察 [J]. 国际护理学杂志，2020，39（3）：401-403.

[17] 李慧，付勤. PBL教学法在骨科护理教学查房中的应用 [J]. 中华现代护理杂志，2012，18(21)：2565-2567.

[18] 李艳丽，徐一格，何卫芳，等. CDIO教育模式在结直肠肛门外科护理查房中的应用 [J]. 中国临床护理，2020，12（1）：50-52.

[19] 李国芹，邢雪梅. 各级护士在手术室护理查房中的角色探讨 [J]. 中国临床保健杂志，2012，15（3）：305-306.

[20] 徐微微，邓慧. 护理业务查房在提高手术室护士业务水平中的作用 [J]. 护士进修杂志，2008，23（2）：122-123.

[21] Crow GL, Nguyen T, DeBourgh GA.Virtual nursing grand rounds and shared governance: how innovation and empowerment are transforming nursing practice at Thanh Nhan Hospital, Hanoi, Vietnam[J].Nurs Adm Q. 2014 Jan-Mar;38（1）:55-61.

[22] 张秀芹，肖珍玲，许晓桃，等. 手术室护理查房对提高护理人员综合能力的影响 [J]. 齐齐哈尔医学院学报，2010，31（11）：1820-1821.

[23] 窦红梅，任震晴. 手术室护理查房对围术期保温措施执行的影响 [J]. 国际护理学杂志，2016，35（23）：3293-3295.

[24] 高兴莲. 手术室护理业务查房的新思路 [C]. 中华护理学会第 2 届国际手术室护理学术交流会议论文集. 2009：291-292.

[25] 郭莉. 手术室护理实践指南 [M]. 北京：人民卫生出版社，2021.

[26] 李脊，程华. 图解神经外科手术配合 [M]. 北京：科学出版社，2015.

[27] 郭莉，徐梅. 手术室专科护理 [M]. 北京：人民卫生出版社，2019.

[28] 谢小华，钮敏红. 专科手术配合流程及指引 [M]. 长沙：湖南科学技术出版社，2021.

[29] 中国医师协会内镜医师分会神经内镜专业委员会，中国医师协会神经外科医师分层神经内镜专业委员会，中国医师协会神经修复学专业委员会，等. 神经内镜手术治疗鞍上蛛网膜囊肿专家共识 [J]. 中华神经外科杂志，2021，37（2）：109-112.

[30] 石祥恩，钱海. 显微神经外科解剖与手术技术 [M]. 北京：中国科学技术出版社，2009.

[31] 孙卫进. ROSA 机器人辅助系统引导下的颅内电极植入术在癫痫外科的应用 [D]. 大连：大连医科大学，2017，3.

[32] 胡耀华，王惠娟，遇涛，等. 颞叶癫痫患者的围手术期护理 [J]. 中国医药导刊，2009，11（11）：1932-1933.

[33] 徐德宝，唐云红. 神经外科护理查房手册 [M]. 北京：化学工业出版社，2020.

[34] 刘庆良. 神经外科手术入路解剖与临床 [M]. 北京：中国科学技术出版社，2007.

[35] 张晓欣. 显微镜下颅内前交通动脉瘤夹闭术的手术配合及护理 [J]. 内蒙古医学杂志，2018，50（1）：104-106.

[36] 杨小蓉，裴福兴，黄俊华. 图解骨科手术配合 [M]. 北京：科学出版社，2015.

[37] 周阳，彭伶丽. 骨科护理查房 [M]. 北京：化学工业出版社，2020.

[38] Robert L.Barrack,Robert E. Booth,Jess H.Lonner,et al. 人工髋膝关节置换(第 3 版)[M]. 周勇刚，

王岩，译．北京：人民军医出版社，2009．

[39] 黄辉，姜志连. 102 例高龄患者全髋关节置换术的术中护理 [J]. 中华护理杂志，2009，44（9）：796-797.

[40] Frederick M.Azar, James H.Beaty,S.Terry Canale,et al. 坎贝尔骨科手术学第 4 卷：脊柱外科 [M].13 版 . 唐佩福，王岩，卢世璧，译．北京：北京大学医学出版社，2018.

[41] 廖春来，王培信，姚琳. 颈椎病前路手术方案的选择与预后的关系 [J]. 实用骨科杂志，2006（2）：97-99.

[42] 严越茂，艾福志，李世平，等．三种颈椎前路内固定手术方式治疗颈椎外伤和疾病的疗效比较 [J]. 广州医科大学学报，2018，46（1）：31-36.

[43] 吴新民．麻醉学高级教程 [M]．北京：人民军医出版社，2014：278-282.

[44] 袁琦，周俊英．图解妇科手术配合 [M]．北京：科学出版社，2015.

[45] 黄琼．LEEP 术后病理检查与阴道镜宫颈活检对宫颈癌前病变的诊断准确性及宫颈癌漏诊相关因素分析 [J]．中国妇幼保健，2020，35（5）：960-963.

[46] 王佳佳．阴道前后壁修补术联合阴式子宫全切术治疗中重度子宫脱垂的疗效 [J]．中华疝和腹壁外科杂志（电子版），2020，14（1）：67-70.

[47] 韦天全，欧连春，邓新琼．缩短紧急剖宫产术 DDI 的临床研究 [J]．中国卫生标准管理，2017，8（8）：27-29.

[48] 杨慧霞．产科诊治指南：解读病案分析 [M]．北京：人民卫生出版社，2015.

[49] 卢正嘉，时建文，陈爽，等．改良乳腺癌根治术对乳腺癌患者的影响 [J]．中国继续医学教育，2020，12（9）：98-99.

[50] 赖力，卢一平，莫宏．图解泌尿外科手术配合 [M]．北京：科学出版社，2015：93-134.

[51] 陈凌武，高新，梅骅．泌尿外科手术学 [M]．北京：人民卫生出版社，2008：411.

[52] 董晶晶，单葵顺，赖立婷．腹腔镜辅助经肛门全直肠系膜切除术的护理配合体会 [J]．腹腔镜外科杂志，2019，24（11）：874-875.

[53] 李春雨，汪建平．肛肠外科手术学 [M]．北京：人民卫生出版社，2015.

[54] 聂敏，李春雨. 肛肠外科护理 [M]. 北京：人民卫生出版社，2018.

[55] Frank H. Netter. 奈特人体解剖学彩色图谱（第 7 版）[M]. 张卫光，译. 北京：人民卫生出版社，2019.

[56] Ronald D.Miller. 米勒麻醉学（第 7 版）[M]. 邓小明，曾因明，译. 北京：北京大学医学出版社. 2013：2539-2728.

[57] 钟玲，陈吉，刘世喜. 图解耳鼻咽喉 - 头颈外科手术配合 [M]. 北京：北京科学出版社，2015：33-38，144-150.

图书在版编目（CIP）数据

手术室护理查房实战案例/吴春梅主编. — 太原：
山西科学技术出版社，2023.5
ISBN 978-7-5377-6254-0

Ⅰ.①手… Ⅱ.①吴… Ⅲ.①手术室－护理 Ⅳ.
①R473.2

中国国家版本馆 CIP 数据核字（2023）第 039307 号

手术室护理查房实战案例
SHOUSHUSHI HULI CHAFANG SHIZHAN ANLI

出 版 人　阎文凯
主　　 编　吴春梅
责 任 编 辑　翟　昕
封 面 设 计　杨宇光

出 版 发 行　山西出版传媒集团·山西科学技术出版社
　　　　　　地址：太原市建设南路 21 号　邮编　030012
编辑部电话　0351-4922078
发行部电话　0351-4922121
经　　 销　各地新华书店
印　　 刷　山西基因包装印刷科技股份有限公司

开　　 本　787mm×1092mm　　1/16
印　　 张　15.5
字　　 数　367 千字
版　　 次　2023 年 5 月第 1 版
印　　 次　2023 年 5 月山西第 1 次印刷
书　　 号　ISBN 978-7-5377-6254-0
定　　 价　98.00 元